Sabine Mehne

WINTERFELL

Roman

Wiesenburg Verlag

Ein Titeldatensatz für diese Publikation ist bei
Der Deutschen Bibliothek erhältlich.

Wiesenburg Verlag, Postfach 4410, 97412 Schweinfurt
www.wiesenburgverlag.de
Wiesenburg Verlag, Erste Auflage 2005
Druck: AALEXX-Druck GmbH, Großburgwedel
Lektorat und Layout: Dorothee Schmitz
Foto und Cover: Beata Stubenrauch

ISBN 3-937101-69-1

*"Hoffnung ist eben nicht Optimismus.
Es ist nicht die Überzeugung,
dass etwas gut ausgeht,
sondern die Gewissheit,
dass etwas Sinn macht -
ohne Rücksicht darauf, wie es ausgeht."*

Václav Havel

Für meine Eltern

Für Suzanne, Claudia, Ilona und Thomas

TEIL I

„Zugegeben, ein komischer Name, aber ich heiße nur so, ich habe keinen.“ Mit diesem Spruch hatte er meist die Lacher auf seiner Seite. Was konnte er für seinen Namen? Manchmal allerdings ging es ihm gehörig auf den Wecker und er wäre froh gewesen, sich mal mit Fritz Müller oder Eduard Kraft vorstellen zu können. Aber nein, er hieß nun mal Heribert Krebs und dazu musste er stehen!

An diesem Freitagnachmittag jedoch war ihm egal, wie er hieß. Er hatte auch keine Lust mehr auf seine Sprüche. Sein Leben bekam einen Sprung, denn er wurde mit einer Tatsache konfrontiert, die ihm fast den Boden unter den Füßen wegzog. Seine Frau, seine geliebte Sophie hatte Krebs.

Was nutzten ihm alle Gedanken, die er in der Vergangenheit so oft angestellt hatte? Nicht zuletzt wegen seines Namens hatte er als junger Mann von einem Medizinstudium Abstand genommen, obwohl es mit seinem guten Abitur ein Leichtes gewesen wäre. Nicht auszudenken, wenn er als Herr Dr. Krebs seinen Patienten hätte mitteilen müssen, ihre Krankheit hieße so wie er. Er entschied sich für Elektrotechnik und schaffte es bis in den Vorstand einer amerikanischen Firma, die ausgefeilte medizinische Geräte zur Untersuchung und Therapie von Schlafapnoe herstellte.

Seit er ganz oben war, hatte er nicht mehr so oft mit Medizinern zu tun, was er sehr begrüßte. In diesen Kreisen überspielte er seine Unsicherheit gerne mit der ausführlichen Variante, indem er Hippokrates für seinen Namen verantwortlich machte. Manche titulierten Letzteren auch als den

Göttlichen Alten, der damals auf der griechischen Insel Kos gelebt und die Geschwüre seiner Patienten vom Aussehen her mit den Krebsen der Fischer am Hafen verglichen hatte. Deshalb der Name Karzinom, vom griechischen *karkinos*.

Damals, bei seiner Heirat mit Sophie, hatte er die Chance gehabt, seinen Namen zu ändern, dann wäre er Herr Schmitt geworden. Aber dieser Schritt passte nicht zu seiner Vorstellung von Tradition; die Familie war für ihn etwas Gewachsenes, zu dem ein Familienoberhaupt gehörte. Er war überzeugt von seiner Rolle als Ernährer und Beschützer der Familie, obwohl er sich keineswegs als altmodischen Patriarchen sah.

An jenem Freitagnachmittag veränderte sich sein Leben völlig. Heribert wurde das Gefühl nicht los, dass sie für heute der letzte Fall waren, denn außer der Sekretärin war kein Mensch zu sehen. Sie hatte sie auffallend freundlich in das Sprechzimmer von Herrn Prof. Dr. F. W. Merlenburg geführt, wo sie nun vor dem wuchtigen Schreibtisch saßen und warteten. Heribert starrte auf die hohe Rückenlehne des schwarzen Ledersessels und die aufgeräumte Tischplatte. Die Tischuhr neben den Familienfotos auf dem Sideboard zeigte sechzehn Uhr dreißig. Es gelang Heribert kaum, seine Nervosität zu verbergen. Seine Finger fanden keine Ruhe und die Handinnenflächen waren feucht. Er blickte immer wieder zu Sophie, die völlig gefasst neben ihm saß.

Die Tür ging auf. Mit wehendem weißem Kittel trat der Professor herein und begrüßte die beiden. Heribert, durch seinen Beruf gewohnt sofort herauszufinden, mit welcher Sorte Mediziner er es zu tun hatte, entschied sich für „harte Schale, weicher Kern“: nach außen absolut sicher und fachlich souverän, zugleich in den Augenwinkeln ein sichtbares Mitgefühl für den Patienten. Bei der Begrüßung verneigte er sich vor Sophie und hielt ihre Hand etwas länger. Heribert beobachtete, wie Sophie tief Luft holte. So schnaufte sie immer, wenn sie angespannt war.

Professor Merlenburg setzte sich hinter den Schreibtisch, klappte die Krankenakte auf, sah hinein, faltete seine Hände und blickte über den Rand seiner Lesebrille direkt auf ihn. Das irritierte Heribert. Es ging doch um seine Frau! Professor Merlenburg kam sofort zur Sache. Er tat so, als handle es sich hier um das Normalste der Welt.

„Ja, ich muss Ihnen mitteilen, dass die Untersuchungen, die wir in den letzten Wochen durchgeführt haben, nun endlich ein klares Bild ergeben und uns die Möglichkeit einer adäquaten Behandlung erlauben. Heute gibt es ja viele neue Therapieansätze und die Medizin ist so weit, dass es, abgesehen von den Nebenwirkungen, Heilungschancen gibt. Ihre Frau hat Krebs. Es handelt sich um eine nicht ganz einfache Sorte, aber die Chancen stehen gut. Sie ist ja eine tapfere Patientin."

Den nachfolgenden Teil des Gesprächs nahm er nicht mehr richtig wahr. Was er da eben gehört hatte, traf ihn wie ein Schlag ins Gesicht. Er war sonst nicht zimperlich und hatte immer die passende Idee für unerwartete Momente, wie neulich, da hatte er Zivilcourage gezeigt, als wieder so ein Spinner einer alten Frau die Tasche hatte klauen wollen. Jetzt saß er da wie betäubt. Er versank in einem Strudel von Gedanken, die ihm ununterbrochen Sophies Beerdigung vor Augen führten. Er als Witwer mit den Kindern hinter dem Sarg herlaufend, um seinem Glück ein für alle Mal ade zu sagen? So hatte er nicht gewettet, so nicht!

Das Leben stand doch immer auf seiner Seite, und jetzt das: Seine Sophie hatte Krebs!

Nachdem sie das Zimmer des Arztes verlassen hatten, begleitete Heribert seine Frau noch einen Stock tiefer zur Station, auf der sie nun schon seit Wochen lag. Er hatte den Eindruck, dass alle Schwestern plötzlich einen anderen Gesichtsausdruck hatten, so, als wüssten sie schon lange Bescheid.

Jetzt endlich wissen wir es auch! Jetzt endlich brauchen sie nicht mehr so zu tun, als ob nichts wäre.

Sophie legte ihren Kopf zärtlich an seine Schulter, als sie sich im Aufenthaltsraum gegenüberstanden und sich sicher waren, von niemandem beobachtet zu werden. Die Sehnsucht nach ihr und ihrem Körper durchfuhr ihn wie ein Blitz, was in dieser Situation völlig absurd erschien. Trotzdem drückte er sie an sich und wollte ihr mit aller Deutlichkeit zeigen, dass er zu ihr halten würde, was auch kommen möge. Sie lachte ihn an mit diesem Ausdruck im Gesicht, den er so an ihr liebte.

„Komm, wir schaffen das schon! Du hast doch die Karten für die Kabarettvorstellung heute Abend, auf die du dich so gefreut hast. Sag unseren Freunden noch nichts davon. Ich bitte dich: Tue so, als ob alles ganz normal wäre. Genieß den Abend mit den anderen und lach mit ihnen. Morgen können wir immer noch heulen, aber heute möchte ich es noch nicht."

Draußen auf dem Flur ratterte der Wagen mit den Essenstabletts heran; es war gerade siebzehn Uhr, hier schon Abendbrotzeit. Fast jeden Abend war Heribert in den letzten Wochen hier gewesen, fast vertraut war dieses Geräusch, der ewig gleiche Geruch nach Pfefferminztee und der Anblick der Schinken- und Wurstscheiben, garniert mit einer glitschigen sauren Gurke oder einer Silberzwiebel und zwei Streifen roter Paprika. Dazu Tütenbrot, Butter und einen Joghurt oder einen grünen harten Apfel. Jedes Mal hätte er sich darüber aufregen können, dass man kranken Menschen solchen Fraß vorsetzte. Aber er verkaufte nun mal keine Krankenhauskost.

Er half seiner Frau beim Essen. Sophie hatte überhaupt keinen Appetit. Heribert konnte sich gut vorstellen, wie das Essen sie anekelte, doch wenn er bei ihr saß, hatte er den Eindruck, es würde ihr etwas besser schmecken.

Sie war schon so dünn geworden, dass die Knochen an ihrem hübschen Dekolletee hervorstanden. Die Kette, die er ihr zum letzten Geburtstag geschenkt hatte, erschien an ihrem schmalen Hals zu wuchtig. Wenn er sie so sah in ihrem Nachthemd, mit zerzausten Haaren und dem traurigen Blick, dann hätte er schreien können. Aber heute sollte er ja noch lachen.

Heribert verabschiedete sich von Sophie mit einem innigen Kuss. Er fand es schrecklich, dass im Krankenbett nebenan die alte Dame mit der Leberzirrhose und den quittegelben Augen genau auf diesen Moment wartete, um sich dann stöhnend im Bett umzudrehen und so zu tun, als würde sie schlafen. Dabei hatte er sie schon beobachtet, wie sie lüstern blinzelte und ihnen zusah. Sophie war um diese Zeit zu erschöpft und konnte ihn nicht mehr bis zur Kliniktür begleiten, wo sich in einem Eckchen neben der Glastür zu abendlicher Stunde oft junge Pärchen küssend voneinander verabschiedeten.

Er musste sich einen Ruck geben und daran denken, dass er sich hier nicht in einem Hotel befand, sondern in der Abteilung für Innere Medizin der städtischen Krankenanstalten. Ein Altbau, sanierungsbedürftig und vom heutigen Krankenhausstandard weit entfernt. Seine Sophie war hier die Ausnahme neben den zahllosen alten Menschen, die schlurfend, wenn sie noch gehen konnten, über den Flur die Kreise ihres Lebensabends zogen. Sie war für diese Abteilung entschieden zu jung.

Damals, vor sechs Wochen, als er sie hier abgeliefert hatte, mit all ihren komischen Symptomen, wusste keiner, auf welche Station sie gehörte. Jetzt war allen klar, wo sie hingehörte und auch bald hinkäme: auf die Krebsstation!

Vornehm ausgedrückt hieß es onkologische Station, und bei diesem Wort dachte er unwillkürlich an einen Onkel, was in ihm ein Gefühl von Vertrauen und Freundlichkeit weckte.

Als er Sophie in ihrer sonderbaren Klinikwelt zurückließ und in Gedanken vertieft durch die Hauptpforte zum Parkplatz schlich, dachte er an die Kinder, die zu Hause voller

Übermut auf ihn warteten und ihn ganz schnell in eine andere Dimension katapultieren würden. Er wusste, es handelte sich um getrocknete Ameisen, Pfeil und Bogen und ein bezauberndes „Baabbaaaa“ von seiner Jüngsten. Er spürte eine unbeschreibliche Portion Kraft in sich aufsteigen, die ihn ermutigte zum Kämpfer zu werden. Einer der Männer, wie sie früher zur Arbeit mit Lendenschurz und Speer in der Natur verschwunden waren.

Heribert wollte kämpfen! Kämpfen für seine Sophie, für sich und die drei Kinder!

Der erste Schritt bestand darin, mit den Freunden ins Kabarett zu gehen, weil die Karten schon seit einem halben Jahr für diesen Tag bestellt waren. Es war angeblich Kult, dieses Stück gesehen zu haben, und Sophies Karte würde er seinem Freund Jürgen schenken, der alleine zu Hause hockte, weil seine Frau ihn wegen eines Anderen verlassen hatte.

Es kam ihm komisch vor, als er bemerkte, dass er sich glücklicher wähnte als seinen Freund. Jürgen war ganz allein, seine Margit war auf und davon nach Italien. So verknallt wie die war, würde er sie wohl nie wiedersehen. Mit Kindern hatte es bei ihnen nicht geklappt und nun saß er allein in seinem Reihenhaus, mit Teich und Goldfischen, Marmorfußboden und Solarium.

Er, Heribert, hatte Sophie und die Kinder und ein Ziel, für das es sich zu kämpfen lohnte. Sein Feind hieß Krebs.

Allerdings musste er vorsichtig sein, denn der Kampf „Krebs gegen Krebs“ hatte noch ein offenes Ende. Bis jetzt aber hatte er alles unter Kontrolle.

Nachdem das Abendbrot abgeräumt war, nahm Sophie ihren Kopfhörer, ließ sich in die Kissen fallen und von einem von Mozarts Klavierkonzerten entführen. Das Schmerzmittel zeigte seine Wirkung, und sie wechselte zwischen den Tönen des Klaviers und kurzen Schlafphasen hin und her. Sie spürte ihren Körper, der sich in den letzten Wochen während der

Diagnosefindung so fremd angefühlt hatte und so scheußlich malträtiert worden war.

Der Himmel, der draußen an ihrem Fenster vorbeizog, färbte sich rosa und blau, und mit Wehmut dachte sie daran, dass der Sommer sich langsam dem Ende zuneigte. Neulich hatte sie sich noch einen Sommerrock mitbringen lassen. Sie hatte unbedingt mal wieder in normalen Kleidern draußen im Park sitzen und die Sonne genießen wollen! Aber es war keineswegs erfreulich gewesen. Sie hatte nicht lange ausgehalten, verlangte bald nach ihrem Bett, nach der kühlen Decke und dem Flachliegen.

Was ist nur aus mir geworden? Früher war ich fit und immer bereit für Neues. Jetzt, mit gerade mal 32 Jahren, fühle ich mich wie eine alte bettlägerige Frau, die noch nicht mal mehr auf der Parkbank sitzen kann!

Bisher hatte Sophie Krankenhäuser gehasst. „Keine Nacht zu viel!" war ihre Devise, sogar bei den Geburten der Kinder. Jetzt kannte sie jedes Geräusch, jede Nachtschwester, jeden Arzt, die Laborassistentinnen, die Putzfrauen, die blauen Damen und sogar den Krankenhauspfarrer. Ihre Bettnachbarin kannte sie in- und auswendig. Sie hatte Mitleid mit der alten Frau Hiller, hörte sich brav zum hundertsten Mal an, was diese ihr immer und immer wieder vom Krieg, der Flucht und ihren Krankheiten erzählte. Sie verstand dieses Zuhören als eine Art Dienst am Nächsten.

Sophie kannte den Weg zur Toilette bei Tag und bei Nacht, sie wusste, wann welche Visite auf dem Plan stand und was sie wen fragen konnte. Seit heute wusste sie nun auch, dass sie Krebs hatte und ihr eine lange Behandlung bevorstand. Durch das Gespräch mit Professor Merlenburg war sie erstaunlicherweise erleichtert. In ihrem Inneren hatte sie diese Vermutung seltsamerweise schon lange gehegt und im Moment war sie gefasst und ruhig.

Durch die kurzen Schlafphasen fühlte sie sich weniger matt als nach den Nächten und verspürte unvermittelt einen ungeheuren Drang, ihre Beine zu bewegen. Sie stand auf, schlüpfte in ihren zartgelben Morgenmantel und begann ihre Runden auf dem Flur, wie sie es fast jeden Abend tat, um besser einschlafen zu können.

Herr Mankowitz aus Zimmer 4 kam ihr mit seiner Urinflasche in der Hand entgegen. Die gestreifte Schlafanzughose hing ihm fast in den Kniekehlen, sein Blick war wie immer ratlos, verzweifelt, suchend. Sie lächelte ihm zu, aber das erreichte ihn nicht.

„Schwester, Schwester“, rief er dumpf, „alles is’ aus, es läuft über ... Wo is’ meine Frau? Ich muss nach Hause ...“

So werden sie, die Alten, wenn sie aus ihren gewohnten Lebenszusammenhängen heraus gerissen werden, ging es ihr durch den Kopf. Neben ihrem Zimmer lag ein ebenso armer Tropf. Er schrie die halbe Nacht. Die Schwestern machten sich manchmal über ihn lustig. Vermutlich konnten sie es nicht mehr hören, mussten aber seine Zimmertüre offen lassen, um sofort zur Stelle zu sein, wenn er anfing, sich die Infusionen herauszureißen. Manchmal wollte sie am liebsten mit ihm heulen und spürte eine leise Sympathie.

Diese Gedanken stimmten sie sehr traurig und ihre Schritte wurden immer langsamer. Was hatte sie Heribert mit auf den Weg gegeben? Den Auftrag, heute Abend noch fröhlich zu sein, denn morgen sei noch genug Zeit zum Heulen? Wahrscheinlich war er jetzt schon auf dem Weg ins Theater. Ein Stich jagte ihr durch die Brust. Was würde sie darum geben, mit ihren Freunden, an seiner Seite, im kleinen Schwarzen, elegant geschminkt und nach Parfum duftend, einen lustigen Abend zu genießen.

Plötzlich packte sie der Eifer! Sie wollte raus hier, weg, hinterherlaufen und wieder ganz die Alte sein. Sie rannte an das Flurende, die Treppen runter, raus durch die Glastür und vorbei an der rasengesäumten Auffahrt. Die Laternen gaben in der Dämmerung ein milchiges Licht von sich, es war gespenstisch hier draußen, das bunte Treiben des Klinikalltags war wie weggeblasen. Sie betrat die Eingangshalle eines anderen Klinikgebäudes, wo Männer in Rollstühlen, mit eingegipsten Beinen, fettigen Haaren, Bartstoppeln und schlabberigen Jogginganzügen Witze rissen und rauchten. Sie glotzten neugierig, aber das war ihr egal.

Sie hastete an ihnen und einer Tür vorbei mit der Aufschrift: *Eintritt verboten, Röntgen.* Leere Stühle und ein Tisch mit feinsäuberlich gestapelten Zeitschriften zeugten davon, dass hier keine Menschenseele mehr war, wo sich tagsüber die Massen sammelten. Sie rannte um ihr Leben und wollte nur weg, ihrem Eingesperrtsein entkommen. Endlich wieder ein freier Mensch sein!

Abrupt landete sie in einem kleinen Raum, der sich von den anderen unterschied, die sie bisher in der Klinik kennengelernt hatte. Hier war es still, erstaunlich freundlich, fast eine feierliche Stimmung – eine Stimmung, die sie bisher in keinem der Klinikräume gespürt hatte. Nein, schoss es ihr durch den Kopf, ich bin in der Leichenhalle! Sie holte Luft, um laut Hilfe! zu schreien, aber in diesem Moment fiel ihr Blick auf einen Tisch, der mit ein paar Blumen und einem Kreuz geschmückt war und ihr dämmerte, dass sie sich in einer Art Kapelle befand.

Sophie blieb ehrfürchtig stehen und lauschte in die Stille. Mit wackeligen Schritten bewegte sie sich langsam auf den kleinen Altar zu. Als sie davor stand und die kleinen Lichter sah, wich ihr urplötzlich jede Kraft aus den Beinen und sie sank zu Boden. Hemmungslos fing sie zu weinen an, krümmte sich von Schluchzern geschüttelt.

Die Minuten verstrichen wie eine Ewigkeit. Es fröstelte sie schließlich, und sie begann zu begreifen, dass sie an diesem Ort wie durch ein Wunder der ungeheuren inneren Anspannung entledigt wurde. Als sie den Kopf hob, erblickte sie abseits ein kleines Tischchen mit Heften und Papiertaschentüchern, von denen sie zaghaft eines nahm, um sich die Nase zu schnäuzen. Sie kniete auf dem Boden und fühlte sich innerlich wie geläutert. Ihrer Tränen schämte sie sich nicht. Hier war ein Ort, wo sie ohne jede Kontrolle sein durfte.

In den letzten Wochen war sie nie alleine gewesen. Immer war irgendwo ein Mensch in Weiß, Grün oder Blau um sie herum, oder sie sah überall geblümte oder gestreifte Stoffe und darin faltige Menschen, mit verstrubbelten Haaren und müden Gesichtern. Selbst beim Schlaf war sie nicht alleine. Das Schnarchen von Frau Hiller und der regelmäßige Kontrollgang der Nachtschwester ließen sie ständig die Präsenz anderer Menschen spüren.

Als ihr Blick auf das Kreuz fiel, erinnerte sie sich an die Taufe ihrer kleinen Julika, ihrer süßen kleinen Maus. Der Alltag mit den Kindern ließ zum Beten gar keine Zeit, und eine leidenschaftliche Kirchgängerin war sie nie gewesen. Ihr war das immer alles zu kopflastig und zu moralisch in den Gotteshäusern. Sie fand schon lange, dass dieses Gottesbild, das der Pfarrer von der Kanzel predigte, nicht das ihre war, aber aus der Kirche austreten, nein, das wollten Heribert und sie auch nicht. Sie fanden es wichtig, eine gewisse christliche Verwurzelung zu leben. Und Kinder, da waren sie sich einig, brauchen eine Religion.

Nun saß sie hier in ihrem Morgenmantel, mit kalten Füßen, und empfand eine ganz neue Nähe zu Gott, den sie bislang vernachlässigt hatte. Sie flehte ihn an, mit ihr gnädig zu sein und fand sich plötzlich mit gefalteten Händen sitzend.

„Lieber Gott, bitte, lass den Krebs, den verdammten Krebs wieder verschwinden! Hilf mir, dass ich durchhalte! Bitte sei bei meinen Kindern. Sie sind noch so klein und brauchen eine Mutter. Ach, bitte sei doch gnädig mit uns."

Dann saß sie ganz still, atmete ruhig und war gelöst. Als sie ihren Blick wieder dem Kreuz zuwandte, lief sogar ein zaghaftes Lächeln über ihr Gesicht. Sie fühlte eine tiefe Dankbarkeit. Gedankenverloren blieb sie sitzen, ließ ihren Blick ins Leere gleiten und empfand diesen Ort als eine Oase in der Wüste Krankenhaus.

Ein heftiges Zittern brachte sie wieder zu sich. Ihr war in der Zwischenzeit eiskalt geworden. In ihre Seligkeit mischten sich plötzlich heftige Zweifel. Sicher würde man auf der Station nach ihr suchen. Schließlich war es verboten, ohne Abmeldung bei der Schwester zu verschwinden, und sie hatte keine Ahnung, wie viel Zeit verstrichen war, seit sie hier saß. Sie fühlte sich körperlich völlig erschöpft und hatte keine Ahnung, wie sie den Rückweg in diesem Gängelabyrinth finden und wieder in ihr Bett gelangen sollte.

Mühsam erhob sie sich vom Boden und öffnete vorsichtig die Tür. Sie lugte nach links und rechts und schlich nach draußen. Der Flur war nun schon mit dem Nachtlicht versehen, alles schien bläulich und nebelig, nicht mehr so grell weiß wie am Tag. Mit ihren Händen hielt sie sich an der Wand fest, so wackelig war sie auf den Beinen. Mit schlafwandlerischer Sicherheit gelang ihr der Weg ins Freie, und so stand sie schließlich mutterseelenallein unter dem spätsommerlichen Sternenhimmel.

Im Dunkeln kam ihr eine Gestalt entgegen, die sie auf den ersten Blick für einen Penner hielt. Sie wollte schon anheben, über die Sicherheitsvorkehrungen zu schimpfen, und wie es denn möglich sei, dass solche Leute hier überhaupt hereinkämen, da bemerkte sie an seinem weißen Kittel, dass es sich wohl um einen Klinikmitarbeiter handeln musste. Verlegen blickte sie drein, als er näher kam.

„Was machen Sie noch so spät hier im Gelände? Alle Patienten liegen im Bett, die Nachtschwestern haben schon ihre Schicht angetreten."

„Ja, ich habe mich verlaufen", antwortete Sophie kleinlaut.

„Verlaufen? Das is' ja 'n Ding. Waren Sie noch zu einer Untersuchung unterwegs?"

„Jein, nicht so richtig ..." Es war ihr unangenehm und sie versuchte seinen Fragen zuvorzukommen. „Bitte, tun Sie mir den Gefallen und zeigen mir den Weg, ja? Das wäre wirklich nett von Ihnen."

„Wo müssen Sie denn hin?"

„Auf Station 6 der Inneren Abteilung, Medizinische Klinik II."

„Meinetwegen, kommen Sie mit. Sie sehen ja ganz erschöpft aus. Hier, haken Sie sich unter, ich bringe Sie hin."

Als sie seinen kräftigen Arm spürte, wurde ihr deutlich, wie schwach sie geworden war und wie wohltuend es war, einfach nur geführt zu werden. Sie kam sich vor wie eine alte Frau und fragte sich für einen kurzen Moment, ob sich so das Lebensende anfühlen musste. Nein, jetzt doch noch nicht, durchfuhr es sie. Im Nu waren sie bei der Glastüre angelangt, durch die sie vorhin gelaufen war. Der junge Mann führte sie zum Fahrstuhl und fragte sie mitfühlend: „Finden Sie den Rest des Weges jetzt alleine? Ich muss mich beeilen, ich bin im Dienst."

„Ja, natürlich, gehen Sie nur. Und vielen Dank."

„Gute Besserung noch, und machen Sie in Zukunft keine Ausflüge mehr um diese Zeit!"

„Versprochen."

Erleichtert, zurück zu sein, verspürte Sophie tief im Innern ein wenig Geborgenheit und erschrak zugleich, weil es sich anfühlte, wie nach Hause zu kommen. In Gedanken vertieft schlurfte sie zu ihrer Station und dachte an die Begegnung von eben. Muss wohl ein junger Arzt gewesen sein, ein „Halbgott in Weiß", wie es Heribert manches Mal etwas verächtlich formulierte. Sophie kam es allerdings so vor, als wäre sie einem Engel in der Nacht begegnet.

Nun galt es, ohne gesehen zu werden wieder ins Bett zu gelangen und sich eine passende Ausrede zurechtzulegen. Das Licht der Nachtschwester leuchtete über Zimmer 4, sie war also bei Herrn Mankowitz. Die Tür stand offen.

Im Vorbeigehen sah sie, wie der Arme nach Luft rang. Schwester Astrid hatte Dienst; sie war in Ordnung. Sie war in Sophies Alter und mit ihr konnte sie ab und zu mal ein Schwätzchen halten. Das war ihr wichtig, weil sie bisweilen den Eindruck hatte, langsam den Kontakt zur Wirklichkeit zu verlieren.

Als sie vorsichtig die Zimmertür öffnete, schnarchte Frau Hiller schon, und der Wecker zeigte die Ziffern 21:05. Eigentlich keine Uhrzeit, aber hier war das schon die beginnende Nachtruhe. Obwohl sie körperlich hundemüde und erschöpft war, fühlte sie sich innerlich ganz aufgekratzt. Ihr Kopf war hellwach und sie hätte in Gedanken Bäume ausreißen können. Sie nahm einen Schluck Tee. Wieder Kamille, der ihr schon langsam zu den Ohren rauskam, aber sie sollte ja viel trinken.

Anschließend widmete sie sich noch ihrer Abendtoilette, auf die sie nur ungern verzichtete. Sie liebte den Duft ihrer Seife und das frische Gefühl im Gesicht, wenn sie ihre Nachtcreme aufgetragen hatte. Beim Kämmen der Haare wanderten ihre Gedanken und ihre Sehnsucht zu Heribert, der jetzt mitten in der Vorstellung saß und sich hoffentlich ordentlich amüsierte. Oder blieb ihm das Lachen im Hals stecken? Hatte er sich womöglich den Freunden anvertraut und sie hockten jetzt mit mieser Laune herum?

„Ach nein, Geliebter, bitte nicht!“, flüsterte sie ihrem Spiegelbild entgegen. „Vielleicht stellt sich doch morgen raus, dass alles ganz anders ist. Die Proben vertauscht und alles nur Fehlanzeige.“

Nicht sie hatte Krebs, sondern irgendjemand anderes. Sie hatte etwas Einfaches, etwas nicht Tödliches.

Sie stand da, immer noch im Morgenmantel, ihr Kopf brummte und im Innern zog ihr Leben wie ein Film an ihr vorbei.

Da waren ihre Kindertage, als Einzelkind; sie hätte so gern Geschwister gehabt, es war ihr oft zu langweilig gewesen. Ihre ersten Verliebtheiten der Schulzeit, die innig geglaubten Freundschaften, heute nur noch blasse Erinnerung. Ihre Abiturfeier, dann ihr Jurastudium in der Stadt, nur wenige Kilometer von ihrem Elternhaus entfernt.

Im zweiten Semester lernte sie Heribert auf einer Party im Studentenwohnheim kennen. Liebe auf den ersten Blick, jedenfalls bei ihm. Er ließ sie nicht mehr aus den Augen. Sie musste vorher noch ihren Lover loswerden, der eigentlich nicht der Richtige war, doch das dämmerte ihr erst, nachdem sie Heribert getroffen hatte.

Es dauerte nicht lange und sie zog in seine Wohngemeinschaft, die er mit drei anderen Studenten teilte, von denen keiner gerne das Klo putzte. In der Miniküche stapelten sich regelmäßig Berge von schmutzigem Geschirr. Anfangs wollte sie die Herren der Schöpfung noch zur Ordnung erziehen, indem sie als gutes Vorbild spülte und sauber machte und bei den gemeinsamen Essen das Thema leidenschaftlich diskutierte. Nach einigen Wochen hatte sich ihr Eifer gelegt und sie gewöhnte sich daran, schließlich musste sie sich anstrengen, um ihre Prüfungen zu bestehen. Die Uni hatte sie sich leichter vorgestellt.

Heribert beendete sein Studium früher als sie, schließlich war er drei Jahre älter. Er verdiente sein erstes Geld, sie verlobten sich und zogen in eine kleine Wohnung. Heribert hätte sie auf der Stelle geheiratet, aber sie wollte erst ihr Studium beenden. Schließlich träumte Sophie seit sie denken konnte von einer großen Hochzeit mit allem Drum und Dran, und dafür wollte sie einfach alle Zeit der Welt haben.

Sie waren dann später in ihrem Heimatort das Brautpaar des Jahres, und dass sie seitdem Frau Krebs hieß, störte sie kein bisschen. Für sie war es ein Name wie jeder andere auch. Bei der Hochzeit dachte sie überhaupt nicht an diese Krankheit, im Gegenteil, sie wusste gar nicht, was das genau war, nur dass ihre Großmutter daran gestorben war. Aber an irgendwas sterben alte Leute ja immer.

Die ersten Jahre danach waren wie im Flug vergangen. Kaum hatte sie ihre erste Stelle, kündigte sich Friedrich an. Ihr Vater starb an einem Herzinfarkt, viel zu früh und unerwartet, und kurz darauf kam ihr erstes Kind zur Welt. Ihre Mutter stürzte sich auf den Enkel um sich abzulenken. Sophie war das sehr recht, weil sie so ohne schlechtes Gewissen wieder zu ihrer Arbeit in der Kanzlei zurückkehren konnte.

Überhaupt hatte sie mit ihrer Mutter ein Riesenglück! Was sie da von anderen Frauen hörte, die ewig mit ihrer Mutter im Clinch lagen, das kannte Sophie gar nicht. Ihre Mutter war eine lebenslustige, patente Frau, die rührend mit Friedrich umging und sich nicht in Sophies Ehe oder Berufstätigkeit einmischte. Was wollte sie mehr vom Leben? Das Glück stand auf ihrer Seite!

Auch bei der Familienplanung: Sie und Heribert waren sich einig, dass es mindestens zwei Kinder in nicht allzu großem Abstand sein sollten. Zwei Jahre nach Friedrich erblickte Justus das Licht der Welt. Trotz der familiären Unterstützung war das Leben nun anstrengender, zumal Heribert beschlossen hatte, ein wunderschönes Fachwerkhaus zu kaufen, das neue Aufgaben mit sich brachte. Auch ihre Arbeit machte Sophie weiterhin großen Spaß. Sie hatte sich als Rechtsanwältin auf Familienrecht spezialisiert und eine Weiterbildung in Mediation begonnen.

Für sie hätte es so weiter gehen können, nur Heribert hatte ihr keine Ruhe gelassen. Zu seinem Glück zählte noch eine Tochter, am liebsten zwei. Anfangs war Sophie von seinem Wunsch nicht so angetan, denn ihr war klar, dass jedes weitere Kind ihr berufliches Fortkommen verlangsamte, doch dann siegte der Wunsch, eine wirklich große Familie zu haben, und heute verzückte Julika, vier Jahre nach Justus geboren, die ganze Familie. Sophies Mutter hatte inzwischen den frühen Verlust ihres Mannes überwunden und einen neuen Partner gefunden. Hartmut, zweimal geschieden, fügte sich in dieses bunte Getümmel auf wundersame Weise ein, als wäre es seine eigene Familie.

Sophie dachte an ihre Kinder. Sie lagen um diese Uhrzeit wie kleine Engel schlafend in ihren Betten. Jeden Abend, bevor sie zu Bett ging, schlich sie leise durch die Kinderzimmer, um jedes Kind zart auf den Kopf zu küssen. Oftmals waren sie bei diesem Ritual auch zu zweit. Diese Momente am Ende ihres vollen Alltags liebte sie besonders, sie waren Balsam für ihre Seele. Mit einem Mal durchschoss sie ein heftiges Gefühl der Sehnsucht. Es war so stark, dass sie Schmerzen verspürte und ihr leise die Tränen über die Wangen liefen. Sie zwang sich, nicht weiter an ihre Lieben zu denken. Es tat zu weh.

Routiniert nahm sie noch einen Schluck Kamillentee und stieg endlich in das kalte Bett. Die Decke zog sie weit ins Gesicht und schlief völlig erledigt ein. Die Nachtschwester, die kurze Zeit darauf in das dunkle Zimmer trat, konnte nur regelmäßiges Atmen vernehmen.

Durch das Öffnen der Tür und den daraus entstehenden Luftzug wurde Sophie abrupt wach. Sie wusste nicht, wo sie sich befand. Ihr Kopf dröhnte, und erst als Nachtschwester Astrid ihr lächelnd das Fieberthermometer reichte, ordneten sich ihre Gedanken: ein neuer Tag begann. Das Ding wurde ins Ohr gesteckt und piepte nach kurzer Zeit. Kontrolle durch den fachlichen Blick, aha, 37,5°, ging ja heute. Dann das Fühlen des Pulses, zarte Fingerspitzen an ihrem Unterarm, leicht kühl, 56, auch gut. Schwester Astrid notierte alles auf einem kleinen Block, um es später im Stationszimmer feinsäuberlich in die Krankenakten zu übertragen. Danach ging sie zu Frau Hiller, und Sophie döste wieder ein.

An all den anderen Tagen war sie schon früher wach gewesen. Sie konnte oft nicht durchschlafen und sehnte sich dann nach Abwechslung, wozu schon die morgendliche

Temperaturkontrolle zählte. Heute allerdings wollte Sophie nur liegen bleiben, ihre Ruhe haben, abtauchen und das ewig hämmernde Wort aus ihrem Kopf verbannen: „Krebs, Krebs, Krebs". Unbekanntes würde auf sie zukommen, hatte doch Professor Merlenburg gestern angedeutet, dass sie in ein anderes Krankenhaus verlegt werden würde, wahrscheinlich eine Universitätsklinik.

Sie wurde aus ihren Gedanken gerissen durch die junge Ärztin im Praktikum, die ihr Blut abnehmen wollte und das absolut noch nicht beherrschte. Stümperhaft bohrte sie mehrere Male die Nadel in ihren Arm, traf aber keine Vene. Sophie versuchte sich abzulenken und blickte starr zur Decke, wobei sie einen Punkt fixierte, der aussah wie ein alter Blutfleck. Sie zwang sich an das Meer oder eine Wiese voller Blumen zu denken. Jammern war bei solchen Kleinigkeiten übertrieben, aber weh tat es trotzdem. Nebenbei drang das Parfum der Ärztin in ihre Nase, und es war das Einzige, was sie an ihr leiden konnte. Dann endlich füllten sich die Röhrchen mit ihrem purpurnen Lebenssaft, und sie war wie jedes Mal von der schönen Farbe überwältigt und heilfroh, die Übung der jungen Ärztin überstanden zu haben.

Kaum hatte sie es sich wieder einigermaßen bequem gemacht, wurde sie vom Bettenmopp aus dem Bett geworfen. So nannte sie das Zweierteam aus Lernschwester und gestandener Krankenschwester, welches das morgendliche Glattziehen der verknitterten Spannlaken, das Schütteln der Kissen und die Falttechnik für die Bettdecke erledigte.

Müde begann Sophie die immer gleiche Prozedur: Morgenmantel, Pantoffeln an die Füße, kurzer Blick in den Spiegel, oh Gott, oh Gott, und Schlurfen zur Toilette über den Gang. Strenger Geruch und offenes Fenster. Kalte Luft schlug ihr entgegen und sie konstatierte: wieder keine saubere Klobrille, also nicht hinsetzen, sondern mit zittrigen Beinen die Urwaldtechnik anwenden. Spülen, Hände waschen und desinfizieren, mit dem scharf riechenden grünen Zeug aus dem Spender neben dem Waschbecken. Ein „Guten Morgen“, beim Verlassen des Ortes der Notdurft, als sie fast mit einer grauhaarigen Frau zusammenstieß.

Dann die Morgentoilette, das Anlächeln ihres Spiegelbildes, obwohl ihr eher zum Heulen zu Mute war. Schon fünf Mal die Mundwinkel nach oben ziehen könne Glückshormone im Körper freisetzen und die Stimmung deutlich aufhellen, das hatte sie in einer der unzähligen Zeitschriften gelesen, die sie manchmal im Aufenthaltsraum durchblätterte. Davon spürte sie heute allerdings wenig, aber sie tat es trotzdem. Es folgte ein kurzer Gang zum Fenster, verbunden mit einem „Guten Morgen, Frau Hiller“, die warten musste, bis die Schwestern ihr beim Waschen zu Hilfe kamen.

Ein Blick in den trüben Spätsommertag, die schnell am Himmel vorbeiziehenden Wolken ließen lustige Gebilde entstehen, und ab und zu lugte ein klitzekleiner Sonnenstrahl über die Dächer. In der Ferne wurde das Rauschen des morgendlichen Verkehrs von einem Martinshorn durchdrungen; die Notaufnahme war gleich um die Ecke.

Ihr Magen meldete sich mit einem Knurren in Erwartung des Frühstückes, und sie begann sich auszumalen, was heute wohl auf dem Tablett sein könnte. Vermutlich wie immer die Kanne schwarzer Beuteltee, ein Brötchen, eine Scheibe Graubrot mit vereinzelten Sonnenblumenkernen, Butter, Marmelade und Nutella in abgepackten Einmaldöschen, je eine Scheibe Käse und Wurst und ein Schälchen Quark mit einem Fitzel Aprikose aus der Dose. Richtigen Appetit verspürte sie keinen, aber so dünn wie sie geworden war, musste sie ja schließlich irgendetwas zu sich nehmen.

Meistens schaffte sie nur das Brötchen und den Tee. Das Päckchen Nutella ließ sie in ihrer Nachttischschublade verschwinden, um es später Heribert für die Kinder mitzugeben, als Mitbringsel aus dem Krankenhaus und Gruß von Mama.

Nach dem Frühstück ging Sophie gemäß ihrer Gewohnheit zum Zähneputzen ans Waschbecken. Sie zog den klebrigen Plastikvorhang mit vergilbtem Blumenmuster mit einem Ruck zu. Er stellte den Versuch dar, eine winzige Portion Privatsphäre zu erzeugen. Gelangweilt fuhr sie sich mit der Zahnbürste über die Zähne und betrachtete sich dabei im Spiegel. Sie hatte heute keine Lust, sich mit ihrem Konterfei zu beschäftigen und verließ schnell die Plastikwaschecke.

Wie jeden Tag ging sie auf den Flur, um ihr Tablett auf das große Gestell zu verfrachten, welches später mit lautem Getöse an ihrer Tür vorbei in die Zentralküche gerollt werden würde. Wenn sie schon keine Lust hatte etwas für sich zu tun, dann wollte sie mit dieser Geste wenigstens den Schwestern einen Gefallen tun. Die waren froh über jede Unterstützung. Da sie sich nun schon auf dem Flur befand, verordnete sich Sophie noch einen Flurspaziergang und zählte, um der Monotonie zu entkommen, die leuchtenden Lämpchen über den Zimmertüren.

Sie war heute unkonzentriert und müde. Ihre Beine fühlten sich bleiern an. Gedankenfetzen rasten völlig ungeordnet durch ihren Kopf, und sie beendete ihren Spaziergang schon nach der zweiten Runde. Beim Betreten des Zimmers erkannte sie sofort am Geruch, dass Frau Hiller in ihrer Abwesenheit versorgt worden war. Ein Gefühl des Ekels durchzuckte sie, als ihr die Mischung aus Desinfektionsmittel, Salbe und Urin in die Nase stieg. Ob es an ihrer Krankheit lag, dass sie so fürchterlich empfindlich geworden war?

Bislang kannte sie eher die Wohlgerüche des schönen Lebens, wozu sie auch jene zählte, die beim Windeln ihrer Kinder auftraten. Sie grub in ihrem Gedächtnis nach dem Geruch neuer Ledertaschen, an denen sie gerne im Laden heimlich schnüffelte, um sie anschließend doch nicht zu kaufen. Genauso ging es ihr, wenn sie neue Schuhe erstanden hatte. Schon als Kind hatte sie das neue Paar am ersten Abend immer vor ihr Bett gestellt und beim Aufwachen an den glänzenden Schuhen geschnuppert, sie tagelang betrachtet, bevor sie sie das erste Mal trug. Diesen Tick hatte sie auch heute noch, und Schuhe waren ihre Leidenschaft.

Oder der Duft von frisch gewaschener Wäsche, die von der Sonne getrocknet wurde. Manches Mal schnupperte sie dabei voller Hingabe an den niedlichen Söckchen ihrer Tochter. Ihre Vorstellungen der Wohlgerüche wollten gar nicht aufhören, ja sie versank in eine Duftorgie und wanderte in Gedanken zu den vielfältigen Gerüchen, die in ihrer Küche entstanden, doch dabei wurde ihr unvermittelt übel. Zur Ablenkung blickte sie zu ihrer Bettnachbarin.

Frau Hiller döste leicht schnarchend vor sich hin, und Sophie starrte auf die Infusionsflasche. Sie beobachtete die Tropfen, die sich erst vorsichtig oben aus dem Loch lösten und dann unten in der Menge aller Tropfen landeten. Der Rhythmus entsprach einem Dreivierteltakt, der Sophie an die wunderschönen Tanzabende mit Heribert erinnerte. Sie wollte diese Erinnerung konservieren, stopfte sich schnell die winzigen Stöpsel des Kopfhörers in die Ohren und ließ sich wieder mal von Mozart entführen.

Dabei musste sie eingenickt sein. Sie hörte die eindringliche Stimme des Stationsarztes, der hartnäckig ihren Namen wiederholte: „Frau Krebs? Frau Kreeebs! Frau Krebs, ich möchte mit Ihnen sprechen. Es gibt Neuigkeiten für Sie."

Sophie riss sich die Kopfhörer aus den Ohren, saß plötzlich senkrecht im Bett und spürte, wie ihr Puls pochte.

„Ja, Herr Doktor Dankert, ich bin ganz Ohr. Es gibt Neuigkeiten für mich?"

Er würde ihr jetzt sicherlich mitteilen, dass die Diagnose ein Irrtum war. Sie war gar nicht an Krebs erkrankt, sondern ihr misslicher Zustand war die Folge einer simplen Infektion, die bald verschwinden würde.

„Frau Krebs, vor der Visite muss ich offen mit Ihnen sprechen und Ihnen das weitere medizinische Prozedere erläutern.“ Während er das sagte, hatte er die Arme sachlich vor der Brust verschränkt. Rhythmisch schwankend wechselte er von einem Bein auf das andere. Er dehnte die Worte, sprach betont langsam und klar, zugleich mit einfühlsamem Unterton.

„Frau Krebs, Professor Merlenburg hatte gestern mit Ihnen und Ihrem Mann ein längeres Gespräch, in dem er Ihnen mitteilte, dass Sie ernsthaft erkrankt sind und Ihnen eine lange Phase der Therapie bevorsteht. Wir werden Sie Anfang nächster Woche in ein anderes Krankenhaus verlegen, wo Ihnen besser geholfen werden kann.“

Sophie sank zurück und ihre Aufmerksamkeit wurde schlagartig geringer. Also stimmte die Diagnose, raste es durch ihren Schädel, ich hab' ihn doch, den Krebs! Jeder dritte Deutsche hat Karies und jeder dritte hat auch Krebs, fiel ihr plötzlich ein, das hatte sie mal irgendwo gehört, oder war es ein Witz?

‚Sophie', ermahnte sie plötzlich eine Stimme tief in ihrem Inneren: ‚Jetzt hör zu, was dir gesagt wird! Los, es geht hier schließlich um Leben und Tod. Sie haben gesagt, dass du gute Chancen hast! Also, nun reiß dich gefälligst zusammen!'

Was war denn das? Da sprach es in ihr! Irritiert bemühte sie sich, den nächsten Sätzen von Dr. Dankert zu folgen.

„Sie werden verlegt, weil in der anderen Klinik ein völlig neues Verfahren praktiziert wird, für das Ihre Gewebsmerkmale genau passen und das Ihnen gute Chancen gibt, langfristig gesund zu werden. Sie bekommen mehrere Chemotherapien. Dadurch werden Ihnen die Haare ausfallen. Sie brauchen aber keine Angst zu haben, Ihre Haare wachsen sehr schnell wieder, wenn alles überstanden ist.“

Wieder konnte Sophie nicht weiter zuhören; die eben gehörten Worte rauschten wie auf einer Achterbahn durch ihr Gehirn. Sie würde ihr schönes langes kastanienbraunes Haar verlieren, auf das sie so stolz war und welches sich Heribert immer genießerisch um den Finger wickelte, wenn er neben ihr auf dem Sofa saß? Nein, wollte sie schreien, nein, Herr Doktor Dankert, das mache ich nicht mit! Dann sterbe ich lieber. Ich kann doch keine Glatze tragen!

Durch die erschreckende Vorstellung wach gerüttelt begriff sie, dass sie höllisch aufpassen musste, was ihr hier erzählt wurde. Heulen und Selbstmitleid waren absolut nicht angesagt. Sachlichkeit lautete die Devise! Erst Fakten sammeln, dann vergleichen und abwägen, welcher Schritt der nächste sein könnte, um am leichtesten und sichersten zum Ziel zu gelangen. Das Ziel, ihre Heilung vom Krebs, hatte absoluten Vorrang vor jeglicher Eitelkeit.

Diese Gedanken wirkten wie eine Vitaminspritze: Sophie setzte sich wieder kerzengrade in ihrem Bett auf und blickte dem Stationsarzt genau ins Gesicht.

Blickkontakt, dachte sie, jetzt erst recht!

Dr. Dankert bemerkte ihren Sinneswandel und hörte auf sein Körpergewicht hin und her zu verlagern. Abrupt ging er einen Schritt zurück und wandte seinen Oberkörper zur Seite. Jetzt stand er da wie eine Säule und musste Sophie nicht mehr ins Gesicht sehen. Er fixierte einen Punkt oberhalb des Kreuzes, das auf der Wand gegenüber ihrem Bett in Augenhöhe angebracht war und ihr jeden Tag ins Auge stach, wenn sie geradeaus blickte. Dieser Blickwinkel schien dem jungen Stationsarzt die Kraft zu verleihen, das Gespräch in sachlicher Atmosphäre fortzusetzen.

„Sie brauchen sich wirklich nicht zu ängstigen. Die Medizin ist heute so weit, das selbst die Übelkeit, unter der früher viele Patienten furchtbar gelitten haben, dank neuer Medikamente kaum noch auftritt. Ich verspreche Ihnen, dass es Ihnen nach der ersten Chemo schon besser gehen wird."

„Und wann genau verliere ich dann meine Haare?", wollte Sophie wissen.

„Bei den meisten Patienten ist das nach etwa zehn Tagen der Fall. Aber Sie müssen nicht besorgt sein, denn Sie erhalten selbstverständlich ein Rezept, um sich eine Perücke anfertigen zu lassen, die zu Ihnen passt. Heute ist das doch alles kein Problem mehr."

„Und mit welchen sonstigen Nebenwirkungen muss ich bei der Chemotherapie rechnen?", fragte Sophie gerade heraus, und Dr. Dankert hüstelte. Seine Stimme klang trocken.

„Ja, also das ist so: Ihr gesamtes Blut bildendes System wird beeinträchtigt, Ihre Blutwerte werden absinken, Sie werden müde und schlapp sein. Gelegentlich stellt sich auch Fieber ein. Die ganze Zeit über werden regelmäßige Blutbildkontrollen durchgeführt. Das normalisiert sich in der Regel wieder, jedenfalls bei den meisten Patienten. Sie werden auch Verdauungsstörungen davon tragen, aber das gibt sich auch, ja und das mit den Haaren eben." Er räusperte sich und fuhr in seinem kleinen Vortrag fort: „Alle Zellen Ihres Körpers, die sich schnell teilen, dazu gehören eben die Haarzellen, die Zellen der Schleimhäute, dabei vor allem die des Verdauungstrakts, werden übergangsweise geschädigt. Und die Eizellen kriegen auch einen ordentlichen Dämpfer."

Sophie wurde wieder hellhörig und runzelte fragend die Stirn. Was sollte das denn heißen, die Eizellen kriegen einen Dämpfer? Was waren das für Worte aus dem Mund eines Mediziners? Wollte er ihr das Schlimmste witzig verpacken?

Dr. Dankert hüstelte erneut und korrigierte seine Äußerung: „Ihre Eierstöcke werden irreversibel geschädigt, jedenfalls zeigt sich das bei den meisten Patientinnen."

Sophie musste schlucken. „Meine Eierstöcke werden was?"
„Die meisten Frauen kommen danach ins Klimakterium".

Jetzt wurde Sophie langsam wütend, weil sie nur noch Bahnhof verstand. Die Sachlichkeit des Arztes hatte ihr bis jetzt gut geholfen, aber eben kam sie bei diesen Wörtern nicht mehr ganz mit. Außerdem nervte sie, dass Dr. Dankert auf einmal so wachsweich wurde. Bei den meisten Patientinnen und in den meisten Fällen, was sollte das denn bedeuten? Sie wollte nichts mehr davon hören! Sie wollte wissen, was mit ihr, Sophie Krebs, war und welche

Beschwerden sie persönlich zu befürchten hatte. War das denn zuviel verlangt?

Mit leicht belegter Stimme fuhr der Stationsarzt mit seinen Ausführungen fort: „Verstehen Sie mich nicht falsch, aber ich kann im Moment keine hundertprozentigen Aussagen machen, sondern nur Anhaltspunkte geben. Jeder Mensch ist anders veranlagt und nicht jede Nebenwirkung trifft bei jedem zu."

„Ja, aber Sie sagten doch eben, ich käme dann ins Klimakterium. Was bitte ist das denn? Ich habe dieses Wort zwar schon mal in irgendeiner Frauenzeitschrift gelesen, aber was es bedeutet habe ich eigentlich nie richtig verstanden."

Etwas verlegen dreinblickend versuchte sich Dr. Dankert mit diesem Thema der Frauenheilkunde zu befassen und es war ihm offensichtlich unangenehm. Er gab sich einen Ruck.

„Ich drücke es jetzt mal einfach aus. Nach der Chemotherapie sind Sie mit aller Wahrscheinlichkeit nicht mehr fruchtbar, aber das ist ja nicht so schlimm. Sie haben doch, soviel ich weiß, drei niedliche Kinder, nicht wahr?"

Jetzt hatte Sophie seine Botschaft kapiert. Sie konnte keine Kinder mehr kriegen! Das war also das mit dem Klimakterium. Aber Heribert wollte immer noch ein zweites Mädchen, und sie war diesem Gedanken doch auch nicht abgeneigt. Auf einmal fühlte sich Sophie richtig krank. Ihr wurde übel und sie ließ sich wieder zurück in ihre Kissen fallen und holte stöhnend Luft.

Das interpretierte Dr. Dankert als Zeichen, dem Gespräch ein Ende zu setzen, obwohl für Sophie längst nicht alle Fragen geklärt waren. Im Gegenteil, für sie fingen die Fragen ja erst an. Dummerweise fiel ihr in diesem Moment nichts Konkretes ein, was sie als Nächstes hätte fragen können.

„Tja, Frau Krebs, ich denke, Sie ruhen sich jetzt erst mal aus. Wenn Sie noch Fragen haben, können Sie mich jederzeit ansprechen. Ich komme nachher während der Visite noch mal vorbei. Und denken Sie daran", meinte er und legte seine Hand vertrauensvoll und aufmunternd auf ihre Schulter, „es ist vielleicht alles gar nicht so schlimm, wie es sich jetzt anhört. Sie sind doch eine starke Frau, Sie werden das schaffen! Also, bis später!"

Als er die Türe öffnete, wurde sein weißer Kittel durch den Luftzug nach hinten geweht, und er verließ mit dynamischen Schritten das Zimmer, um womöglich der nächsten Patientin zu erzählen, dass ihr bald alle Haare ausfallen würden und es mit der Fruchtbarkeit ein für alle Mal vorbei sei. Was für ein Job, dachte Sophie völlig erschlagen und rutschte noch etwas tiefer in die Kissen.

Frau Hiller schnarchte immer noch. Sophie war froh, dass sie von diesem Gespräch nichts mitbekommen hatte. So musste sie keine neugierigen Fragen befürchten. Es reichte ja schon, dass sie alles Heribert, den Kindern und ihren Freunden und Bekannten würde erklären müssen. Aber erst mal musste sie es selbst begreifen.

Ihr Blick blieb wieder bei den Infusionstropfen von Frau Hiller hängen. Die kleinen Tropfen fielen mit unbestechlicher Regelmäßigkeit aus der Flasche, und Sophie zählte im Dreivierteltakt. Komisch, dass ihr ausgerechnet der dabei einfiel. Im Takt formierten sich in ihr die Silben: Haa-re-weg – 1, 2, 3 – Haa-re-weg – 1, 2, 3 – Haa-re-weg. Dabei sah sie sich in Heriberts Armen liegen, im Takt drehen, ihre langen Haare wehten nach hinten und folgten ihrer Tanzbewegung.

Wieder stiegen ihr Tränen in die Augen. Sie konnte sich absolut nicht vorstellen, bald einem Glatzengesicht im Spiegel gegenüber zu stehen. Die in Wellen in sie hineinströmende Melancholie erfüllte ihren ganzen Körper. Sie versank förmlich darin und dachte tatsächlich daran, lieber sterben zu wollen als schamerfüllt ohne Haare leben zu müssen. Eine ganze Weile überließ sie sich dem Gefühl des Verlorenseins.

Aus heiterem Himmel erwachte ihre Vernunft. Ohne lange nachzudenken wählte sie die Telefonnummer ihrer Friseurin und hatte Glück, diese nahm sofort ab. „Schneider, ja bitte?"

„Du Moni, ich bin's, Sophie."
„Sophie, du? Mensch, das is' ja 'ne Überraschung! Isch hab schon jehört, du bis' im Krankenhaus. Wie jehtet dir denn?"

„Ach Moni, wenn ich ehrlich sein darf, es geht mir ziemlich mies, deshalb ruf ich dich auch an. Stell dir mal vor, ich muss bald mit einer Glatze rumlaufen."

„Wie bitte? Mit 'ner was?"
„Ja, du hast richtig gehört, mit einer Glatze! Mir fallen alle Haare aus, weil ich eine Chemotherapie kriege. Moni, ich hab doch Krebs!"

Am anderen Ende der Leitung war nun für eine Weile nichts mehr zu hören. Moni atmete nur und als sie wieder antwortete, hatte sie ein Kratzen in der Stimme. „Sophie, das is' ja furschbar!"

„Ja, das stimmt", entfuhr es Sophie, „jetzt sag mir doch lieber, was ich machen soll. Ich will doch auch mit Glatze gut aussehen. Aber was mache ich denn bis dahin?"

„Weißte was? Isch hab 'ne super Idee. Isch hab grad Zeit vorbei zu kommen und bring mein janzes Zeusch mit und dann mach isch dir 'ne total schicke Krankenhausfrisur. Was hälste davon?"

Sophie konnte sich zwar unter dem Begriff Krankenhausfrisur nichts Genaues vorstellen, aber die Aussicht, eine bekannte Person um sich zu haben, die Abwechslung versprach, heiterte sie spürbar auf. „Oh ja, Moni. Das ist eine super Idee! Ich freu mich auf dich. Bis später!", trällerte sie fast in den Telefonhörer.

Sophie erwartete voller Spannung ihre Friseurin, denn sie wollte gewappnet sein, wenn es nun tatsächlich ihr Schicksal sein sollte, ihre gesamte Haarpracht zu verlieren. Von Pracht konnte genau genommen keine Rede mehr sein. Die langen Haare waren dünn und glanzlos geworden und Sophie fühlte sich ungepflegt. An manchen Tagen empfand sie die pflegebedürftigen Haare als eine Last. Aber jetzt stand das Thema Haarwechsel an, da wollte sie tapfer und mutig sein.

Sie war noch mal eingenickt, als Monika Schneider endlich an ihrem Bett auftauchte und sie leise ansprach: „Hey, Sophie, hier bin isch, Moni."

Sie blinzelte, war aber sofort erwacht und richtete sich auf. „Ach Moni, wie schön, dich endlich bei mir zu wissen."

„Mensch, du machst ja Sachen! Ein' Riesenschreck hab' isch jekrischt, als isch das vorhin jehört hab. Wir müssen uns 'n bisschen sputen, weil isch nachher zu Hause noch Jäste kriege. Weißte, was isch dir vorschlagen würde?"

„Nein, überhaupt nicht. Ich habe schon die ganze Zeit gegrübelt, was du wohl unter einer Krankenhausfrisur versteht."

„Also pass auf: Isch hatte vor zwei drei Jahren 'ne Kundin, der jing's ähnlisch, die hatte auch so schöne lange Haare. Der hab isch vor der ersten Chemotherapie 'nen Bubikopf jeschnitten. Das sah total schick aus! Da hättse schon die erste Etappe vom Abschiednehmen hinter dir. Na? Was meinste?"

„Glaubst du, das steht mir? Was werden Heribert und die Kinder dazu sagen? Die Kinder werden ja ihre Mama nicht wieder erkennen."

„Doch! Die sind viel unkomplizierter. Mama is' Mama, ejal welsche Haare."

„Hm, könnte sein", sagte sie nachdenklich, „und wo sollen wir jetzt das Ganze veranstalten?"

„Hier gibt es doch sischer 'n Stationsbadezimmer, wo immer die alten Ömschen jebadet werden. Da schleischen wir uns jetzt rein. Du willst doch keine Zuschauer haben, oder?"

Sophie hatte vor lauter Aufregung eine gesunde Gesichtsfarbe bekommen. Sie stand auf, schlüpfte in Morgenmantel und Pantoffeln und öffnete leise die Zimmertür. Auf dem Flur war es gerade außergewöhnlich ruhig. Die Schwestern hatten Übergabe und alle anderen hielten wohl ihren Mittagsschlaf.

Moni verwandelte das Badezimmer im Handumdrehen in einen kleinen Friseursalon. Schnell zog sie eine Polaroidkamera aus der Tasche und sagte: „Jetzt stell disch ma' hin und lächle! Ich schieß' noch schnell 'n Foto von dir, als Andenken."

Sophie lachte übermütig in die Kamera und war froh über ihr Vorhaben. Für neue Ideen war sie ja eigentlich immer zu haben. In den Spiegel wollte sie allerdings erst wieder blicken, wenn alles fertig war. Ihr blutete das Herz, als sie die abgeschnittenen Haare auf den Boden fallen sah, aber zum Heulen war ihr nicht mehr zu Mute. Sie entschied sich, die ganze Sache mit Humor anzugehen, und betete, dass Heribert keinen Schock erleiden würde. Aber eigentlich kannte sie ihn so gut, dass sie sicher war, er würde alles mitmachen. Hauptsache, ihr ginge es damit besser. Und dieses Gefühl hatte sie jetzt allemal.

Der Moment der Wahrheit stand bevor, der erste Blick in den Spiegel. Langsam erhob sich Sophie von dem harten Stuhl und schaute. Einen Augenblick lang herrschte absolute Stille. Doch dann war sie von ihrem Gegenüber selbst überrascht und fand sich richtig hübsch mit den kurzen Haaren. So hatte sie zuletzt als achtjähriges Mädchen ausgesehen. Jetzt blickte ihr eine erwachsene Frau entgegen, die wusste, was sie wollte.

„Unglaublich toll, Moni. Wie du das immer machst!"

Moni zückte erneut die Kamera. „Komm, Sophie, machen wir noch 'n Nachher-Foto, wie in 'ner Illustrierten. ‚Machen Se das Beste aus ihrem Typ!' Auf die Plätze, fertig, los und ‚Cheese'!" und Sophie lächelte trotz Krebs ihr schönstes Lächeln in die Kamera. Sie sah verwandelt aus, und nur ein Kenner hätte in ihrem Gesicht die zarten Zeichen der Krankheit entdeckt. Ihr Blick war etwas durchsichtig, das Kinn sehr spitz und die Haut fahl.

Für einen Moment befürchtete sie, Frau Hiller würde sie nicht mehr erkennen und sie müsse nun jedem erklären, warum sie plötzlich kurze Haare hatte. Doch Sophie traute ihren Ohren kaum, als sie das Zimmer betrat.

„Ach, das sieht aber hübsch aus, Frau Krebs. Eine wundervolle Idee von Ihnen, den Klinikfrisör zu besuchen. Ja, mit einer Freundin an der Seite lässt sich solch eine Unternehmung hinkriegen. Sie haben ja eine richtig tolle Krankenhausfrisur. Ach, wär ich froh, wenn ich auch noch mal so jung aussehen könnte wie Sie."

„Danke, Frau Hiller. Es ist wirklich viel praktischer so." Glück gehabt, das wäre geschafft. Jetzt habe ich also eine praktische Krankenhausfrisur. Genau so kann ich es auch erst mal nennen, und wem ich die Wahrheit erzähle, das entscheide ich!

Monika verabschiedete sich schnell wegen der geplanten Einladung. Sie drückte Sophie die Fotos in die Hand, gab ihr noch einen freundschaftlichen Kuss auf die Wange und sagte beim Hinausgehen: „Wenn was is', rufste einfach an. Isch bin immer für disch da. Tschüss und mach's juut."

Der kurze Besuch ihrer Freundin tat gut und wirkte noch in ihr nach: Ich bin immer für dich da! Genau solche Worte brauchte sie jetzt, und sie war sich sicher, dass Moni es auch wirklich so meinte.

Sophie verstaute die Fotos in ihrer Nachttischschublade und strich mit den Händen auf ihrem Kopf herum. Ein völlig neues Feeling, das dämmerte ihr jetzt erst richtig. Um den Hals herum kam sie sich irgendwie nackt vor. Die langen Haare waren all die Jahre wie ein wärmendes Fell gewesen. Zugleich fühlte sich ihr Kopf verblüffend leicht an; so ein Paket Haare hatte schließlich auch sein Gewicht.

Kaum hatte sie sich wieder in das weiße, harte Bett verfrachtet und die Augen zum Ausruhen geschlossen, klingelte ihr Telefon. „Hallo?" So meldete sie sich seit heute. Sie hatte absolut keine Lust, sich mit ihrem Namen, der ja jetzt auch ihr

Leiden war, zu brandmarken. Und hier im Krankenhaus erwartete sie keine Anrufe aus der Kanzlei.

„Hallo, meine Liebste, hier ist Heribert. Wie geht's dir heute?"

Freude stieg in ihr auf. „Heribert, mein Schatz. Ist das schön, deine Stimme zu hören. Wie geht's dir denn? Und den Kindern? Wie war es gestern Abend im Kabarett?", sprudelte es aus ihr heraus.

„Sophie", mahnte Heribert etwas tadelnd, „ich habe dich zuerst gefragt, also kriege ich auch zuerst eine Antwort. Na, meine Kleine, alles soweit erträglich?"

„Ja, du hast ja Recht", kam es kleinlaut von Sophie, „willst du's wirklich ehrlich wissen?"

„Na klar, das weißt du doch! Sonst hätte ich dich doch nicht gefragt."

„Weißt du, es geht mir beides."

„Es geht dir beides?", kam es etwas verwundert vom anderen Ende der Telefonleitung.

„Ja, beides. Also, es geht mir schlecht und trotzdem gut. Ist das verrückt?"

„Nein, nichts ist verrückt. Aber kannst du mir das trotzdem etwas näher erklären?" Ach, was war ihr Mann so geduldig. Das hatte sie schon immer als seine beste Eigenschaft angesehen. So gut wie nichts konnte ihn aus der Ruhe bringen. Sie war oft schon auf hundertachtzig, da lächelte er noch und konnte in aller Ruhe schweigen und warten.

„Weißt du, einerseits bin ich erleichtert, den Grund meines schlechten Befindens endlich zu kennen, und irgendwie hat der Tag heute auch ganz gut angefangen, aber wenn ich daran denke, was mit mir in den nächsten Wochen passieren wird, dann würde ich am liebsten heulen und davonlaufen."

„Was wird denn sein?"

„In der nächsten Woche komme ich in ein anderes Krankenhaus und dann kriege ich mehrere Chemos, das hat mir der Stationsarzt heute erklärt."

Ihr wurde deutlich, dass sie schon wie selbstverständlich Chemo sagte. Wie Limo oder Kripo. Und dann erzählte sie alles, ohne eine Pause: „Und die hat tausend Nebenwirkungen. Weißt du, mir fallen alle Haare aus. Heribert, ich muss dann mit Glatze herumlaufen. Und das im Winter! Ist das nicht schrecklich? Und in die Wechseljahre komme ich vorzeitig. Und Durchfall werde ich haben, und schlecht wird mir sein. Du, Heribert, wenn ich ehrlich bin, hab' ich Angst! Komm, hol mich hier raus und wir machen uns noch eine schöne Zeit. Dann verzichte ich auf die ganze Chemie, und wenn es eben vorbei ist, dann ist es vorbei. Ist doch auch egal. Früher oder später muss eben jeder dran glauben."

„Moment, Moment. Also jetzt mal der Reihe nach, meine Liebe. Das ist sicher eine gute Idee, dich da rauszuholen. Du musst mal auf andere Gedanken kommen. Wir können ja Professor Merlenburg fragen, ob ich dich am Wochenende für ein paar Stunden holen darf. Aber dann bringe ich dich wieder zurück, weil ich nämlich will, dass du weiter lebst!"

Bei diesen Worten hätte sie schon wieder heulen können, denn ihr wurde schlagartig klar, dass Heribert Recht hatte. Bisher hatte sie nur an sich gedacht! Würde sie sterben, wäre ihr Mann Witwer und ihre Kinder Halbwaisen. Nicht auszudenken, wie sehr die kleinen Geschöpfe sie vermissen würden! Und wie sollte man einer noch nicht einmal Zweijährigen das erklären? Mama ist im Himmel, oder wie? Sophie schluckte und wurde ganz still.

„Bist du noch da? Sophie – hörst du mich?"

„Jaaaa, ich habe nur nachgedacht."

„Dann ist gut. Was gibt es sonst noch zu berichten?"

Sophie wurde wieder zuversichtlicher und ihre Stimme klang fester und entschlossener, was Heribert mit großer Freude durch das Telefon vernahm. Fast ein bisschen albern redete sie weiter: „Ja, mein Liebster, du musst dich daran gewöhnen, dass deine Frau jetzt schon anders aussieht."

„Wie meinst du das?"

„Ich habe jetzt ganz kurze Haare!"

„Nein!"

„Doch. Moni hat mir die Haare vorhin geschnitten, als Übergang. ‚Machen Sie das Beste aus ihrem Typ!'", sagte sie mutig, „Das sind die Fakten, Herr Krebs."

Heribert tat zwar so, als würde ihn das in keinster Weise erschrecken, aber komisch war ihm der Gedanke schon. Seine Sophie, mit ihren wundervollen fülligen braunen Haaren, sollte jetzt mit einem Kurzhaarschnitt und bald mit einer Platte herumlaufen? Das mit der Chemotherapie hatte er sich total einfach vorgestellt. Er wollte sich aber auf keinen Fall eine Blöße geben und riskieren, dass Sophies Stimmung wieder in den Keller ging, und daher versuchte er locker mit ihr weiter zu telefonieren.

„Ach, Sophie, das ist doch alles gar nicht so schlimm. Jetzt haben wir schon so viel miteinander erlebt, das packen wir auch noch. Du kriegst bestimmt von der Krankenkasse eine Perücke. Die gehen wir zusammen aussuchen, versprochen!"

Am anderen Ende hörte Heribert ein tiefes und erleichtertes Atmen. Offensichtlich hatte Sophie nicht gemerkt, wie er sich eben zusammengerissen hatte. Normalerweise war seine Frau in diesem Punkt absolut feinfühlig und merkte sofort, wenn er sich verstellte.

Sophie hingegen spürte, wie wertvoll diese Offenheit im Gespräch für sie war, jetzt mehr noch als zuvor. Es war wie eine Liebeserklärung, Heribert wollte weiterhin mit ihr durch dick und dünn gehen. Sie erinnerte sich an ihre Trauung, als der Pfarrer von den guten und den schlechten Tagen sprach. Dass dies hier ihre schlechten Tage werden würden, hätte sie im Traum nicht erwartet.

Eigentlich hatte sie sich darunter gar nichts Rechtes vorstellen wollen, weil sie fand, dass schlechte Tage nichts für sie und Heribert wären. Die wollte sie einfach auslassen, aber das schien nicht zu funktionieren.

Jede Ehe hatte wohl solche Prüfungen zu bestehen, und nun waren sie an der Reihe. Wie gut, dass sie schon einige Jahre hinter sich hatten. Nicht auszudenken, wenn sie dieser Schlag gleich nach der Hochzeit ereilt hätte!

Abschließend versprach Heribert ihr dafür zu sorgen, dass sie am Sonntag mit nach Hause gehen dürfe. Sie sollte wieder ein Stück zurückkehren zur familiären Normalität. Wenigstens ein Weilchen.

In der Zwischenzeit war der Samstagnachmittag angebrochen, die Zeit, in der in einer Klinik medizinisch absolut nichts los war, ausgenommen natürlich Notfälle und scharenweise Besucher, die Flure säumten und Zimmer füllten. Für Sophie bedeutete dies eher stille Stunden. Bei ihnen war es ruhig, denn Frau Hiller bekam fast keinen Besuch und schon gar nicht am Wochenende. Ihr Sohn kam eher selten und nur kurz mal nach der Arbeit vorbei. Das Wochenende, so Frau Hiller, verbringe er leider meistens in Köln bei seiner neuen Freundin. Dafür hatte Sophie Verständnis. Frau Hiller war einfach zu launisch und hatte an allem etwas auszusetzen. Obwohl, dachte Sophie, vielleicht wird man auch so, wenn man lange krank ist.

In den letzten Tagen war Frau Hiller erstaunlich still. Sie schlief viel, schien kaum Schmerzen zu haben und wurde offensichtlich künstlich ernährt. Sie teilten nun schon etliche Wochen ein Zimmer. Jede von ihnen wurde zwangsläufig zur Beobachterin der anderen und gewann in dieser unfreiwilligen Gemeinschaft Einblicke, die durch ihre unausgesprochenen Forderungen nach Diskretion einen Hauch von Vertrautheit und Gewohnheit, ein gegenseitiges Dulden der Wehleidigkeit mit sich brachten. Der Gedanke, bald in einer anderen Klinik aufs Neue mit völlig anderen Menschen in diese Lage versetzt zu werden, stimmte Sophie unruhig.

‚Sophie', hörte sie plötzlich wieder diese Stimme aus ihrem Inneren. Diesmal klang sie streng: ‚Bist du denn von allen guten Geistern verlassen? Da erzählt man dir, du hast Krebs, wirst in eine Spezialklinik verlegt, sollst hochgiftige Chemotherapien bekommen, die Haare werden dir ausfallen und was sonst noch alles passieren wird, und du liegst hier und hast noch nicht mal die Palette der Möglichkeiten gecheckt! Wenn du ein Haus bauen würdest, dann hättest du doch auch mindestens zwei Angebote, die du prüfen würdest, um die Vorteile und die Nachteile genau gegeneinander abzuwägen. Hier, wo es um deine Gesundheit geht, vertraust du einem Arzt, der dir heute Vormittag alles vorgetragen hat, als du völlig neben der Spur warst.'

Sophie war hin und her gerissen. Sie hätte zu gerne gewusst, was es mit dieser Stimme auf sich hatte, aber gleichzeitig verspürte sie ein unbändiges Bedürfnis, in die nächste Bibliothek zu rennen und erst mal eine ordentliche Recherche zum Thema anzustellen. Zum wiederholten Male wurde ihr klar, dass sie noch nicht richtig verstanden hatte, was ihr in den nächsten Wochen therapeutisch bevorstand. Sie konnte der Fülle an Informationen gar nicht folgen und hatte das Gefühl, dass man ihr die Wahrheit portionsweise servierte. Nach der Salamitaktik schienen die Ärzte hier vorzugehen, Scheibchen für Scheibchen, den vollen Überblick bekam sie so nicht. Aber sie wollte doch bitte schön die Möglichkeit bekommen, selbst zu überprüfen, ob und was sie nun als Therapie mitzumachen bereit wäre!

Ihr Blick blieb am Fenster hängen, jenem Rechteck, welches ihr einen kleinen Ausschnitt vom Leben draußen, vom richtigen Leben gönnte. Allerdings bestand dieser, wenn sie lag, lediglich aus einem kleinen Fetzen Himmel. Eben war er hellblau mit weißen Wolken, wie auf glänzenden Urlaubspostkarten. Sie war drauf und dran, sich in Gedanken aus der Realität zu stehlen und einfach nur den Wolken nachzuschauen, doch die Frage nach der richtigen Therapie drängte sich ihr immer wieder auf. Ihr dämmerte, dass sie diesbezüglich niemals alle Informationen würde kennen können und, selbst wenn das möglich wäre, dafür offensichtlich keine Zeit mehr hatte. Sie erinnerte sich an die letztes Jahr im Mediationsseminar angeratene Kunst der Umwandlung und entschied, sich nicht unter Druck zu setzen.

Leise sprach sie mit sich selbst: „Komm Sophie, mach mal langsam und einen Schritt nach dem anderen!" Sie versuchte, ihre beruflichen Strategien abzurufen. Wie machte sie das mit ihren Mandanten, wenn es einen kniffeligen Fall zu lösen galt? Brainstorming! Sie kramte aus der Schublade ihr Notizbuch, das sie immer bei sich trug, eben weil es ihr so oft so passierte, dass sie gute Ideen mitten im Supermarkt überkamen – diese parkte sie dann in diesem Heft, um sie später auf ihre Tauglichkeit hin zu überprüfen oder wieder fallen zu lassen.

Sie begann eine neue Seite mit der Überschrift „Sophies Krebs" und legte los:

Erfolgsaussichten?, Nebenwirkungen?, Therapiestrategien?
Zeit?
Was passiert, wenn alle Stricke reißen?
Testament?, Sorgerecht?, Beerdigung?
Ernährung?
Alternative Medizin?
Klimakterium?
Glatze?, Perücke?, Mode für krebskranke Frauen?
Versorgung der Kinder?, Haushaltshilfe?
Finanzen?
Vertretung in der Kanzlei?,
Berufsunfähigkeitsversicherung?
Krankentagegeld?
Seelische Unterstützung für mich und Heribert?

Erschöpft sank sie nach hinten. Dass ihr so viele Stichwörter in solcher Geschwindigkeit in den Sinn kamen, machte sie völlig mutlos. Es überkam sie ein Gefühl der Verzweiflung, das wie eine große Welle über ihr zusammen zu brechen drohte. Ihr wurde schwarz vor Augen.

Sie hatte den Eindruck, ihr ganzes Bett würde sich drehen und mit ihr einen steilen Hang hinunter rasen. Nach dem heftigen Aufprall wäre sie nur noch Mus.

Schwester Renate betrat das Krankenzimmer. Sie lief direkt zum Bett von Frau Hiller, um die Infusionsflasche umzustöpseln. Während sie die Flasche mit einem geschickten Handgriff wieder in der Halterung verstaute, fiel ihr Blick auf Sophie und sie fragte: „Frau Krebs, ist Ihnen nicht gut?“

Sophie antwortete nicht, weil ihr hundeelend war und sie sich völlig allein auf der ganzen Welt fühlte. Die Schwester kam zu ihr ans Bett und nahm vorsichtig ihre Hand. Dieses Zeichen der Hilfsbereitschaft ließ bei Sophie den Staudamm ihrer Gefühle aufbrechen. Obwohl sie sich schämte, ausgerechnet jetzt nicht tapfer zu sein, flossen ihr die Tränen in Rinnsalen die Wangen herab und sie schluchzte wie ein Kind. Renate hielt weiter ihre Hand und wartete ab. Sie sagte kein Wort.

So plötzlich wie die Tränen gekommen waren, so plötzlich versiegten sie zu Sophies eigener Verwunderung. Sie schlug die Augen auf und schaute Schwester Renate geradewegs ins Gesicht. Die lächelte verständnisvoll und streichelte ihr kurz den Arm: „Kann ich irgendetwas für Sie tun, Frau Krebs?“

„Sie haben eben schon alles getan. Danke. Es tat so gut. Ich war auf einmal so verzweifelt. Irgendwie ist alles zu viel im Moment. Und wissen Sie, ich bin so hin und her gerissen. Mal fühl ich mich stark und dann wieder hilflos wie ein Baby.“

„Ja, das höre ich auch von anderen Patienten ab und an.“

„Ach, Sie meinen, das ist völlig normal?“

„Ich denke schon.“

„Das beruhigt mich“, meinte Sophie und ein kleiner Seufzer machte sich Luft. „Wissen Sie, ich habe auf einmal noch so viele Fragen. Ich habe den Eindruck, dass ich überhaupt nicht begriffen habe, was genau mit mir los ist."

„Das kann ich gut verstehen. Würde mir sicher auch so gehen. Doktor Dankert hat das ganze Wochenende Dienst. Wenn Sie ihn noch mal sprechen möchten, würde er das bestimmt einrichten."

„Sie meinen, das würde er tun? Er hat doch immer so viel Arbeit."

„Sicher hat er viel Arbeit, aber zu seinen Aufgaben gehört auch, mit den Patienten zu sprechen. Und in Ihrem Fall ist es doch wichtig. Meinen Sie nicht?"

„Ja. Danke für den Vorschlag, ich hätte mich nicht getraut zu fragen."

„Überlegen Sie in aller Ruhe. Ich habe auch das Wochenende Dienst. Und wenn Sie möchten, dass ich ihm Bescheid gebe, können Sie es mir ruhig sagen."

Sophie fühlte sich auf einmal ganz ruhig.

„Übrigens, Ihre kurzen Haare sehen richtig toll aus. Ich musste vorhin zweimal hingucken, ob Sie's wirklich sind."

„Ja, ich bin auch ganz stolz. So habe ich einen Übergang, bis alles ausfällt, und ich glaube, es fällt mir dann nicht so schwer."

„Wissen Sie was? Ich glaube, Ihnen wird die Glatze richtig gut stehen. Warten Sie mal ab!"

„Meinen Sie wirklich?"

„Ja klar, das sieht man doch jetzt schon. Sie haben ein so hübsches Gesicht. Und jetzt muss ich weiter. Gleich kommt der Kaffee."

Sophie beschloss dem Grübeln ein Ende zu setzen. Sie hatte ja jetzt alles in ihrem Heft festgehalten und konnte jederzeit weiter darüber brüten. Sie verspürte auf einmal eine starke Müdigkeit, grub sich in ihre Decke und nickte sofort zu einem Mittagschlaf ein.

Heribert versuchte zu Hause das Chaos zu sortieren und sich in kürzester Zeit in all die Aufgaben einzufinden, die sich sonst Sophie mit ihrer Mutter teilte. Ständig musste er seine Konzentration unterbrechen, meist mit Dingen, die ihn überrumpelten. Er sehnte sich nach seinem Büro, der Gradlinigkeit, mit der er seine Aufgaben zu erledigen gewohnt war. Eine Teamsitzung fiel ihm zehnmal leichter als die Entscheidung, ob er Julika nun richtig angezogen hatte, oder als sich zu erinnern, ob Friedrich noch Fußball oder Leichtathletik hatte, dass die Hausaufgaben nachgesehen werden sollten und Justus bei einem Freund eingesammelt werden musste.

Ihm geisterte noch das Telefongespräch mit Sophie im Kopf herum und hinderte ihn daran, so richtig bei der Sache zu sein. Außerdem war es am Abend doch später geworden. Er hatte es tatsächlich geschafft, mit seinen Freunden einen total witzigen Abend zu verbringen und nicht über Sophies Krankheit zu reden. Natürlich hatten sie alle gefragt, aber er hatte nur den Kopf geschüttelt: „Wir wissen es immer noch nicht. Es geht ihr nicht gut." Die Freunde waren sehr einfühlsam und verstanden schnell, wie schwierig sich die Lage für die beiden gestaltete. Deshalb schien es ihnen angebracht, freundschaftlich Hilfe anzubieten und einfach zur Tagesordnung überzugehen.

Heribert versuchte sich an das Gespräch mit Professor Merlenburg zu erinnern und musste sich eingestehen, dass er offensichtlich eine Denksperre hatte. In diesem Moment klingelte das Telefon und Freundin Gaby war am anderen Ende der Leitung: „Hallo Heribert, stör ich grad?"

„Nein, Gaby, eigentlich nicht. Ich versuche nur hier Ordnung zu schaffen."

„Ich musst grad an euch denken und da dacht ich, wähl ich mal eure Nummer."

Gaby war die erste, die er um einen Gefallen bitten konnte. Sie kannte sich verdammt gut in medizinischen Fragen aus, schließlich war sie Sprechstundenhilfe bei einem Internisten und machte nebenberuflich noch eine Weiterbildung in Gesundheitsmanagement.

„Du, Gaby, darf ich mit der Tür ins Haus fallen?"
„Ja klar, schieß los. Was gibt's?"

„ Hör mal, du musst mir jetzt einen Gefallen tun und erst mal ganz ruhig reagieren. Versprichst du mir das?"

„Ja, logo, nun mach's nicht so spannend. Du weißt doch, ich bin hart im Nehmen."

„Also, seit gestern wissen wir, dass Sophie Krebs hat." So, peng. Er hatte es ausgesprochen. Zum ersten Mal. Es wirkte fast erleichternd.

„Was? Ich hör wohl nicht richtig, Heribert?"
Er hatte es ja geahnt. Nun hatte es ihr doch die Stimme verschlagen. Ach bitte, jetzt kein Mitleid, das kann ich im Moment nicht ertragen. Gaby erholte sich nach einer Schrecksekunde und war sofort wieder klar.

„Das tut mir leid, Heribert. Ausgerechnet Sophie! Sie ist doch noch so jung."

„Ja, eben." Er hatte einen Kloß im Hals. Auch ihm wurde mit einem Mal deutlich, wie jung Sophie noch war. Gerade mal 32 Jahre, kein Alter für Krebs.

„Aber hör mal, jetzt bleib mal ganz ruhig. Ich krieg das ja jeden Tag in der Praxis mit. Heutzutage ist Krebs wirklich kein Todesurteil mehr. Echt, die Medizin hat gigantisch was drauf."

„Ja, das hat der Professor auch gemeint."
„Na siehste. Du musst jetzt ganz systematisch 'ran gehen. Nimm deinen Verstand zu Hilfe und lass dich nicht von Gefühlen runterziehen. Sorry, wenn ich so knallhart bin. Wenn's dich stört, sag's mir. Okay?"

„Nee, Gaby, eigentlich finde ich das klasse. Ich hocke hier und überlege, wie's weitergehen soll. Ich hab' quasi nichts von dem verstanden, was der Professor gesagt hat. Mein Kopf ist wie tot. Ich weiß nur, dass Sophie demnächst in eine andere Klinik verlegt werden soll."

Ein ohrenbetäubendes Geschrei drang aus dem Kinderzimmer. Sofort sah Heribert Julika blutend am Boden liegen, irgendwo runtergefallen. Er hatte, was er sonst nie machte,

Friedrich dazu verdonnert, auf Julika aufzupassen. Aber der war ja selbst noch ein Kind.

„Du Gaby, ich ruf gleich zurück, ich muss mal schnell nach den Kindern sehen. Julika brüllt. Bis gleich."

Er stürmte ins Kinderzimmer. Seine Nerven fühlten sich zum Zerreißen gespannt an und er wollte schon schimpfen, was er sonst sehr selten tat, aber als er das Zimmer betrat, traute er seinen Augen nicht. Friedrich hatte Julika auf dem Schoss und hielt sie fest. Sie schrie nach Leibeskräften und wand sich wie ein Regenwurm, um sich aus dem Klammergriff des Bruders zu lösen. Friedrich sprach beruhigend auf sie ein, was ihr Geschrei jedoch nur verstärkte. Voller Verzweiflung, aber mit dem sicheren Blick des großen Bruders, verteidigte sich Friedrich: „Papa, ich kann wirklich nichts dazu. Die wollte meine Legoburg kaputt machen und da hab' ich ihr erklärt, dass sie das nicht tun darf. Das is' doch richtig so, oder?"

Ach, war er stolz auf seinen Ältesten! Die Ruhe in Person, obwohl die Legoburg in Gefahr war. In den letzten Wochen hatte er des Öfteren festgestellt, dass Friedrich erwachsener geworden war und Verantwortung für seine jüngeren Geschwister übernommen hatte. Allerdings musste er aufpassen, Friedrich damit nicht zu überfordern.

Als er da so mitten zwischen den Legosteinen stand und sich Julika langsam zu beruhigen begann, wurde ihm klar, dass es mit den Kindern so nicht weiter gehen konnte. Seit Wochen regelte er zusammen mit seinen Schwiegereltern den Alltag. Jetzt, wo er wusste, dass es noch Monate so gehen konnte, musste eine neue Lösung her. Julika rieb sich schon die Augen, Zeit für den Mittagsschlaf. Das bedeutet für ihn eine Stunde Pause, wenn er Glück hatte auch zwei. Aber vorher musste noch das Gartengemüse mit dem Löffel in diesen kleinen Mund transportiert werden. Auch das noch. Nein, er wollte doch Gaby zurückrufen. Die Jungs hatten auch noch nicht gegessen, und Justus war noch bei seinem Freund.

„Friedrich, hör zu, mein Großer: Was hältst du davon, wenn wir heute einen Döner beim Türken unten am Ende der Straße holen?"

„Au super, Papa! Darf ich alleine gehen?"

Noch besser, dachte Heribert.

„Ja sicher, und bitte hole auf dem Weg noch Justus ab, der spielt noch bei Marc nebenan." Hier handelte es sich um einen Ausnahmezustand, entschied Heribert und drückte seinem Sohn das nötige Kleingeld sowie den Haustürschlüssel in die Hand.

„Hör mal, wenn du mit Justus wiederkommst und ich noch am Telefon hänge, dann setzt euch in die Küche und fangt schon mal an. Ich muss noch was klären, okay?"

Stolz und voller Freude zog Friedrich los.

Die Unordnung im Haus störte ihn heute besonders. An anderen Tagen konnte er alles leichter ertragen. Jetzt fand er noch nicht einmal das Telefon wieder.

„Nein!", brüllte er und erschrak über sich selbst. Was war nur mit ihm los? Auf dem Wickeltisch entdeckte er endlich den Hörer. Just in dem Augenblick, als er das Telefon in die Hand nahm, klingelte es: „Hey, hier ist Gaby. Wollt mal hören, was aus dir geworden ist."

„Oh. Schön. Ja! Ähm ... irgendwie läuft's hier gerade nicht so, wie ich es mir vorstelle."

„Also gut, Heribert, mal der Reihe nach! Wo waren wir denn vorhin stehen geblieben?"

„Bei Sophie, und dass ich irgendwie keine genaue Vorstellung habe, was tatsächlich mit ihr los ist und mit ihr passieren soll. Und dass es eine Schande ist, obwohl ich beruflich, und überhaupt", sagte er entnervt.

„Also, jetzt hör mal zu. Eins nach dem Anderen: Weißt du denn die genaue Diagnose? Krebs ist ja nur ein Überbegriff. Heute bekommt jeder Patient eine genaue Beschreibung nach der Operation, bei der das betroffene Gewebe entnommen wurde."

„Moment, Moment. Da komm ich nicht mit. Von einer Operation war bisher nicht die Rede. Wir hatten echt ein langes Gespräch mit dem Professor, aber ich schwöre dir, ich weiß nichts mehr. Null und nichts."

„Hm, Heribert, das ist blöd. So kann ich dir auch nicht helfen. Ich kann dir höchstens allgemeinen Kram sagen oder wo du Hilfe kriegst, das muss ich ja unseren Patienten in der Praxis auch immer verklickern. Aber jetzt mach dich mal nicht verrückt. Du kannst davon ausgehen, dass die Ärzte alles tun, um Sophie zu helfen. Natürlich ist es gut, wenn ihr auch versteht, was geschieht, aber nur nichts überstürzen."

Heribert hätte sich am liebsten zu seiner kleinen Julika gelegt und mit ihr ein Mittagsschläfchen gehalten, so kaputt fühlte er sich auf einmal. Nach dem Kabarett war's einfach zu spät geworden, das konnte er sich in Zukunft nicht mehr so oft leisten. „Ich glaube, du hast völlig Recht, Gaby."

„Hast du denn jemanden für die Kinder, damit du heute Nachmittag zu Sophie in die Klinik kannst?"

„Hm. Ja, Julika darf nachher zur Oma. Aber die Jungs?"

„Pass auf. Ich komm in einer Stunde zu euch und nehm die beiden mit in den Tierpark. Wir machen einen Stadtausflug. Oliver kommt nachher dazu, und wir können ja schon mal üben, wie das so ist mit zwei Kindern."

Heribert fand diesen Vorschlag umwerfend, wollte es aber nicht gleich zeigen. Innerlich zierte er sich noch, dieses Angebot spontan anzunehmen.

„Was ist, gefällt dir der Vorschlag nicht?"

„Doch, Gaby, er ist super. Deine Hilfsbereitschaft hat mir nur die Sprache verschlagen."

„Ach was, das tu ich doch gern; dann bis später."

„Kopfkino" nannte Heribert die Bilder, die sich wie ein Film in den Vordergrund seiner Denkprozesse drängten. Sie tauchten wieder und wieder auf, wie ein transparentes Diapositiv vor seinen Augen. Diese Kinonummer war ihm vertraut; sie war bei beruflichen Aufgaben, die sich nicht im Handumdrehen lösen ließen, oft im Privatleben noch präsent. In den frühen Morgenstunden kamen ihm dann manchmal die besten Ideen, auch wenn er bisweilen nicht wieder in den Tiefschlaf fand.

Auf dem Weg in die Klinik führte das Chaos Regie in seinem Kopf. Besonders schlimm war sein Bedürfnis, als Mann diesen Zustand auf keinen Fall nach außen zu zeigen. „Ruhig und gelassen und stark wie ein Bär" war seine Devise.

Bei Sophie war es an manchen Tagen ähnlich. Sie legte dann eine energiegeladene und produktive Hektik an den Tag, als wolle sie ihm beweisen, dass Frauen zwei oder mehr Dinge gleichzeitig erledigen können. Bei ihrer Arbeit schaffte sie das meist souverän, aber zu Hause erlebte er sie auch mal heulend und verzweifelnd. Befand er sich in solchen Momenten in ihrer Nähe, war klar, er würde sofort zu Hilfe kommen. Frauen waren in diesem Punkt ja auch viel abhängiger von ihren ständig wechselnden Hormonen und sonstigen Gefühlslagen. Diesen Zusammenhang hatte er nun in all den Ehejahren lange genug studiert und fand ihn auch einleuchtend, eben die biologische Andersartigkeit der Geschlechter.

Wenn er ganz ehrlich war, fand er es gar nicht so schlecht, dass Sophie privat nicht immer so stark war wie beruflich und somit die Heldenrolle für ihn reserviert blieb. Nun aber kam ihm diese Rolle wie eine Last vor. Er sehnte sich nach Schutz! Es würde schon reichen, Sophie im Arm zu halten, weil er wusste, dass ihn das unglaublich stark machte. Als ein Auftanken von Energie empfand er die Umarmung seiner Frau, auf die er nun schon so lange verzichten musste. An guten Sex gar nicht zu denken, welcher diese Wirkung ums Hundertfache potenzierte.

Unvermittelt schoss ein Gedanke, der sich in seinem Gehirn in der Warteschleife formiert hatte, auf die Leinwand seiner inneren Kinowelt und konfrontierte ihn mit Bildern des Schreckens. Sophie würde es nicht schaffen und jämmerlich sterben. Alles umsonst. Keine noch so harte Therapie der Welt könnte ihren Krebs besiegen. Er lauerte gut getarnt in irgendwelchen Zellen und wartete nur darauf, zuzuschlagen und sich in einer irrsinnigen Geschwindigkeit durch ihren wunderbaren Körper zu fressen und vor nichts, aber auch gar nichts Halt zu machen. Heribert hatte wohl zu viele mikroskopische Zellbilder gesehen, die auf Computern in gigantischer Vergrößerung anzusehen waren. Dazu die Bewegungen der Zellen, die sonst für das menschliche Auge verborgen blieben. Die heutige Technik erlaubte ihm, mit monströser Deutlichkeit die Bewegung der erschlafften Schleimhäute eines Dauerschnarchers bei einer Präsentation über den Bildschirm laufen zu lassen. Jetzt fühlte er sich selbst wie das Opfer einer solch dramatischen Inszenierung. Wie Atompilze quollen Sophies Krebszellen durch seinen Kopf und er fürchtete plötzlich um seine eigene Gesundheit. Das würde ihm noch fehlen: Kopfkrebs. Auch er würde todkrank daniederliegen. Sein Immunsystem wäre völlig kaputt, Totalzusammenbruch, aus und vorbei.

Ein Knall befreite ihn unsanft von seinen Horrorvisionen und holte ihn in die Realität zurück. Heribert fand sich mit dem Kopf kurz vor der Windschutzscheibe wieder und mit der Motorhaube am Hinterteil eines grünen Opels. Die Ampel zeigte Rot. Kaum dass er sich versah, standen die Männer schon wild gestikulierend um ihn herum. Ein Blick in die Gesichter brachte ihm die Erkenntnis, dass der grüne Opel offensichtlich mit fünf Türken besetzt war, die ihrer Mentalität folgend ihren Gefühlen mit lautem Lamentieren und überdeutlichen Gebärden freien Lauf ließen.

Er stieg aus und war wieder ganz der Alte. Keine Verletzung, etwas weiche Knie, aber der Verstand voll da. Er ließ die Männer weiter gestikulieren und sicherte den Unfallplatz mit seinem Warndreieck ab. Es war ganz klar seine Schuld, also ging's auch ohne Polizei. Nach einer Verzögerung von rund dreißig Minuten setzte er seinen Weg ins Krankenhaus fort. Nur sein Stolz war etwas angenagt, denn bisher war er immer unfallfrei gefahren und hatte sich noch nie mit einem Wagen zeigen müssen, den eine verbeulte Motorhaube zierte.

Heute war ihm das egal. Es gab wichtigere Dinge. Er wollte nur schnell bei Sophie sein.

Das Zählen hatte er aufgegeben. Er wusste nicht mehr, wie oft er mittlerweile schon durch die Klinikpforte geschritten war, ja er nahm sie schon nicht mehr als solche wahr. Er winkte dem Pförtner kurz zu und schritt zielstrebig durch den Eingangsbereich. Auf dem Weg versuchte er sich einzustimmen. In welchem Zustand würde er Sophie antreffen?

Leider war es seit Beginn ihrer Krankheit vergebene Liebesmüh, sich das vorher zu überlegen. Hatte er sich innerlich auf einen Seelenzustand eingerichtet, befand sie sich mit hundertprozentiger Sicherheit in einem anderen. Hatte er sich an die aktuelle Stimmungslage gewöhnt und fand die passenden Worte, war Sophie schon wieder woanders. Dieser schnelle Wechsel der Gefühle und Befindlichkeiten musste mit der Krankheit zusammenhängen. Die Krebszellen breiteten sich unberechenbar in ihr aus und sonderbare Botenstoffe verwirrten ihre Gefühle. Er fragte sich, ob Männer sich genauso verhielten, wenn sie an Krebs erkrankten, und ihn überkamen Zweifel, ob er selbst bei der Diagnose Krebs stark bliebe. Sophie dagegen hatte so unerwartet tapfer gewirkt im Gespräch mit Professor Merlenburg. Ob Krebs eine völlige Veränderung im Verhaltensrepertoire eines Menschen auslösen konnte?

Mit diesen Gedanken schritt er durch die kahlen, neonbeleuchteten Gänge der Medizinischen Klinik, in deren Licht jeder Gesunde krank aussah, und betrat Station 6. Im Vorbeigehen sah er den Rest eines weißen Kittels in der Stationszimmertüre verschwinden, dann war kein Mensch mehr zu sehen. Ein Samstagnachmittag. Entweder waren schon alle Zimmer voll oder keiner wollte heute die alten Leutchen besuchen. Heribert spannte zur Stärkung seine Oberkörpermuskulatur an und drückte die Türklinke nach unten. Seine Annahmen über die Veränderung von Menschen mit der Diagnose Krebs schienen zuzutreffen. Er fragte sich im ersten Moment, ob er im falschen Zimmer gelandet sei. Hier saß eine Frau in Alltagskleidung adrett zurechtgemacht, mit streichholzkurzen Haaren, in sommerlichen Farben geschminkt und mit einer Laune, die einfach nicht zur Diagnose Krebs passte.

„Heribert, endlich! Wie schön, dass du da bist."

„Ja, Schatz." Mehr brachte er nicht heraus. Er musste sich erst sammeln. „Sophie, Liebste. Verzeih, dass ich dich so belämmert anstarre. Ich habe dich kaum erkannt. Warum hast du dich heute so schick gemacht?"

„Die ewigen Nachthemden kann ich nicht mehr sehen. Ich brauche ein positives Lebensgefühl. Weißt du, ich habe mir vorhin gesagt, die Zeit, die ich zur Verfügung habe, ist die gleiche, ob ich sie lachend oder weinend verbringe. Und geheult habe ich jetzt schon zweimal. Ich hatte plötzlich solche Sehnsucht mit der neuen Frisur auch ein bisschen was Neues zu probieren. Ich werde sonst blöd hier in dem Laden."

Das leuchtete Heribert völlig ein. Nur wäre er nie auf die Idee gekommen es so zu sehen.

Die nächste Stunde im Klinikcafé war eine der schönsten, die sie in den letzten Wochen miteinander verbracht hatten. Während Sophie ihren Kamillentee trank, erzählte sie amüsiert lächelnd von ihrer Frisurenaktion. Sie tuschelten und witzelten wie ein frisch verliebtes Pärchen, dabei machten sie Späße über ein Leben mit Glatze. Heribert gab seinen Zusammenstoß mit den Türken zum Besten und schilderte, wie er zu Hause klar kam. Er genoss es, die zarten Hände seiner Frau in den seinen zu halten und ihr ab und zu einen Kuss zu schenken.

Natürlich besprachen sie auch, wie alles weiter gehen sollte, aber keiner von beiden hatte Lust einen ernsten Ton anzustimmen. Plötzlich spürte Sophie, dass sie ihre Kräfte deutlich überstrapaziert hatte, und wurde von einem Moment auf den anderen müde und bleich im Gesicht.

„Komm, lass uns bitte schnell zurück gehen. Ich fühle mich wie Blei und habe Kopf- und Gliederschmerzen."

„Was? Habe ich etwas falsch gemacht?"

„Nein, nein, überhaupt nicht. Bitte bezahl und lass uns gehen."

Seit Neuestem dachte Heribert immer sofort daran, etwas falsch gemacht zu haben. Aber dann begriff er, dass er wirklich überhaupt nichts dafür konnte. Es musste der Krebs sein, der sie so schwächte. Er half Sophie in ihr Bett und ging zum Stationszimmer.

„Ach, Herr Krebs", hörte er plötzlich die tiefe Stimme von Professor Merlenburg hinter sich, „wie geht es Ihrer Frau?"

Er war überrascht, den Professor um diese Zeit noch anzutreffen, und hatte den Eindruck, dass dieser auf seine Frage gar keine Antwort erwartete. Es schien ihm vielmehr so, als wolle der Arzt herausfinden, wie er selbst die Lage von Sophie einschätzte. „Im Moment geht es ihr gerade gar nicht so gut. Schwester Renate ist bei ihr. Wir waren spazieren."

„Spazieren gehen ist gut, aber seien Sie vorsichtig mit ihr, sie darf sich nicht überanstrengen."

„Wie meinen Sie das?"

„Ach, haben Sie noch einen Moment Zeit?"

„Ja, wenn Sie meinen."

„Lassen Sie uns doch auf mein Zimmer gehen. Nicht hier auf dem Gang."

Heribert saß nun wieder im Zimmer des Chefarztes, jetzt wesentlich gefasster.

„Ich wollte Ihnen noch einiges erläutern, wofür gestern einfach keine Zeit mehr war."

Er erfuhr, dass Professor Merlenburg auf Sophie stolz war, weil sie so gefasst mit der Diagnose umgegangen sei. Im gleichen Atemzug kündigte er eine harte Zeit für sie an, da die Chemotherapie ihre ganze Kraft fordern würde. Bei der ersten Behandlung würde eine große Tumormasse zerstört werden, die ihr Körper verarbeiten müsse, was sehr anstrengend werde. Er hörte Details, die seine drängenden Fragen zum Teil beantworteten. Sophie würde verlegt werden, sobald in der Universitätsklinik ein Bett frei wäre.

Heribert tippte nervös auf seinem Knie herum, er wollte den richtigen Zeitpunkt erwischen, um den Ausflug nach Hause anzusprechen. Als der Professor Luft holte, setzte er an: „Ich würde meine Frau gerne morgen Nachmittag für einige Stunden mit nach Hause nehmen, damit sie die Kinder mal wieder sehen kann."

Der Chefarzt wurde nachdenklich. „Wenn ich ehrlich bin, würde ich es lieber lassen. Sie ist recht schwach."

„Hm, und nur für eine Stunde?"

„Aber unter einer Bedingung: Sie darf zu Hause nur liegen. Keine Hausarbeit oder sonstiges!"

„Dafür werde ich sorgen, Herr Professor."

Heribert überlegte, wie er es anstellen musste, um noch die genaue Diagnose zu erfahren. Er durfte nicht zögerlich sein, die Zeit des Professors war knapp. „Herr Professor, erlauben Sie mir noch eine Frage. Wie heißt die genaue Diagnose?"

„Oh, da muss ich auch in die Akte sehen. Einen Moment mal. Sie müssen entschuldigen, bei so vielen Patienten habe ich nicht alle sofort parat." Er verschwand ins Vorzimmer und kam mit einer unscheinbaren, aber recht dick gefüllten Mappe wieder. „Hier können Sie es selbst lesen", und er legte ihm den Befund des Pathologen vor.

In fetten Lettern prangte eine ganze Zeile vor seinen Augen, wie ein Mahnmal. „Ach, wäre es möglich, dass ich eine Kopie erhalte?"

„Selbstverständlich, aber muss das heute sein?"

„Ja, ich dachte schon. Was spricht dagegen?"

„Wissen Sie, meine Sekretärin, Frau Harzer, ist dafür zuständig, aber heute nicht hier, und ich müsste jetzt gehen. Sie verstehen, meine Frau hat Gäste eingeladen."

„Ja, selbstverständlich. Ich notiere es mir schnell. Vielen Dank, Herr Professor Merlenburg, und einen schönen Abend wünsche ich noch". Heribert verabschiedete sich mit einem festen Händedruck.

„Danke, Herr Krebs, Ihnen auch einen schönen Abend." Dieser Satz kam ihm irgendwie gemein vor, einen schönen Abend. Er konnte sich doch denken, dass er den gerade nicht haben würde. Aber so sagen das eben alle Professoren der Welt. Immer höflich, immer sachlich. Müssen sie auch, ging es ihm beim Hinuntergehen durch den Kopf. Sie können doch nicht mit all ihren Patienten mitleiden. Und mit den Ehepartnern noch weniger. Unmöglich. Aber ohne gute Ärzte war gar nicht daran zu denken, den Kampf gegen den Krebs gewinnen zu können. Er und Sophie brauchten sie. Er schmunzelte bei der Vorstellung, Professor Merlenburg in kurzen Hosen mit einem Bierkrug in der Hand auf der Veranda seines Hauses sitzen zu sehen.

Am Ausgang fiel sein Blick auf die große Digitaluhr. Heribert war erstaunt, dass es noch gar nicht so spät war, wie er vermutet hatte. Hinter den Klinikmauern schienen die Uhren anders zu laufen. Ihm kam es so vor, als habe er Stunden dort verbracht. Erleichtert stellte er fest, dass ihm nun eine Dreiviertelstunde Zeit blieb, bevor er wieder zu Hause gefragt war.

Ohne lange zu überlegen steuerte er seinen Wagen Richtung Innenstadt, geradewegs auf das kleine Bistro in der Fußgängerzone zu. Er stellte sich kurzerhand ins Parkverbot und fand einen schönen Sitzplatz im Außenbereich. Die Temperatur war für diesen Spätsommernachmittag noch ausreichend um draußen zu sitzen. Viel war nicht los. Heute war wohl langer Samstag gewesen, aber die meisten Leute waren jetzt auf dem Heimweg.

Heribert bestellte sich einen Cappuccino und ließ seinen Blick umherschweifen. Er genoss die Ruhe und das Gefühl von Weite und Freiheit. Die Kinowerbung von Marlboro kam ihm in den Sinn: Sonnenuntergang, Männer auf Pferden in der Prärie und dann das Aufleuchten einer Streichholzflamme, der erste Zug an der Zigarette. Dabei hatte er seine letzte Zigarette vor Jahren in der Wohngemeinschaft geraucht. Damals war er noch dem Gefühl erlegen, dass zur Freiheit auch das Rauchen gehörte wie der Topf auf den Deckel. Den warnenden Hinweis „Rauchen gefährdet ihre Gesundheit!" sah er jetzt in einem ganz anderen Licht. Sophie hatte nie geraucht und trotzdem hatte sie Krebs. Eine Ungerechtigkeit! Es wäre doch viel gerechter, wenn alle Raucher Krebs bekämen. Je nach Zigarettensorte könnte sich jeder auch gleich für eine Krebsart entscheiden. Ohne Filter und selbstgedreht wäre das sicherste Mittel für einen saftigen Lungenkrebs, na ja, und bei den eleganten langen Zigaretten vielleicht Magenkrebs oder ein Prostatakarzinom? Liebend gerne würde er der Tabakindustrie eines der Zellbilder, die in seinem Laptop schlummerten, in 1000facher Vergrößerung anbieten. Damit ließe sich, womöglich in unterschiedlichen Farben, das weiße Zigarettenpapier als Werbegag bedrucken. Ein neues Design hatte noch nie geschadet.

Schlagartig erschrak er über seinen Sarkasmus und musste an seine Kinder denken, die womöglich in wenigen Jahren, genau wie er damals als Teenager, munter und ohne jeden Hintergedanken an ihre Gesundheit heimlich die ersten Zigaretten auf der Klassenfahrt ausprobieren würden.

Die späten Sonnenstrahlen am Himmel brachten wieder die Pferde auf seine innere Leinwand. Er fühlte sich auf einmal wie ein Reiter, der gen Süden ritt, und dachte an seine Kindheit, in der er und seine Freunde jeden Baumstamm in Pferde umgewandelt und genau diese Fantasien ausgelebt hatten. Es gab da nahe seinem Elternhaus eine uralte Weide, die an einem kleinen Bächlein stand. Dort waren sie Goldsucher auf dem Rücken ihrer Pferde.

Fast jedes Mal kamen sie mit nassen Füßen und Schuhen nach Hause und es gab oft Ärger. Heute konnte er den Ärger seiner Mutter verstehen. Sie hatte mit ihm und seinen Geschwistern alle Hände voll zu tun gehabt. Als typischer Junge hatte er sich nie um nasse Füße geschert. Seine Jungs spielten dieselben Spiele, es musste einfach sein, auch wenn er und Sophie nicht begeistert waren, den Matsch von den Gummistiefeln abzukratzen.

Er erschrak heftig, als ihm unvermittelt jemand von hinten auf die Schulter schlug: „Hey, Heribert, lange nicht gesehen! Was machst du denn hier, so alleine und ganz in Gedanken?"

Da stand Robert vor ihm, Robert Ludewig, sein alter Studienfreund, der damals Bauingenieurwesen studiert hatte. Ausgerechnet er, sie hatten sich Jahre nicht mehr gesehen.

„Ach, ich genieße noch kurz den Ausklang des Tages, bevor ich zu Hause erwartet werde", wiegelte Heribert lässig ab. Es hatte ihn zu sehr überrascht, wie Robert da aus dem Nichts aufgetaucht war. „Schön, dich zu sehen! Was treibt dich hierher? Wohnst du nicht in Bonn?"

„Wohnte! Seit einem Monat bin ich wieder hier."

„Wie kommt's? Du bist doch damals nach dem Studium gleich in die U.S.A. und dann nach Bonn, stimmt's?"

„Stimmt genau. Mensch, du hast ja ein super Gedächtnis." Heribert überlegte kurz, was er weiter fragen wollte. Er wollte Robert nicht verprellen, musste aber nach Hause.

„Robert, hör mal, ich bin eigentlich schon auf dem Sprung. Was hältst du davon, wenn du heute Abend, wenn ich die Kinder im Bett habe, noch auf ein Bier bei uns vorbeikommst?"

„Das klingt gut! Ja, Heribert, das Angebot nehme ich gerne an."

„Hier, ich gebe dir meine Visitenkarte, so findest du es am besten.“ Er kam sich zwar etwas albern vor, seinem Freund eine Visitenkarte in die Hand zu drücken, aber es war einfach eine praktische Sache mit den Dingern und er hatte es jetzt auf einmal sehr eilig. „Alles klar? Dann bis später.“

Heribert fuhr mit einer Freude auf seine Kinder nach Hause, als wäre er Wochen auf Geschäftsreise gewesen.

Er hatte riesige Lust, mit seinen Jungs eine Kissenschlacht zu veranstalten und seiner kleinen Maus ein Wiegenlied zu singen. Ihre Unbeschwertheit übertrug sich oft auf ihn, für sie lief das Leben einfach weiter. Natürlich waren sie auch traurig, dass Sophie nicht bei ihnen war, aber sie stürzten sich mit allen Sinnen in den Tag, und Heribert hatte, wenn sie ihn mit ihren Kulleraugen anlachten, den Eindruck, für sie sei jeder Tag der schönste in ihrem Leben. Er wollte alles geben, damit es so blieb. Am liebsten hätte er sich ein halbes Jahr frei genommen, aber das ließ seine berufliche Position nicht zu.

Als er zu Hause eintraf, wurde er von einer johlenden Mannschaft erwartet und seine Sorgen um Sophie rutschten für eine Weile in den Hintergrund. Gaby und ihr Verlobter Oliver hatten schon den Tisch gedeckt und seine Schwiegermutter hatte Nudelsalat mitgebracht. Er war überwältigt, mit wie viel Hilfsbereitschaft ihn Familie und Freunde unterstützten. Alleine hätte er das niemals hingekriegt.

Die Großen schaufelten die Nudeln nur so in sich hinein. Beim Kauen erzählten sie wild durcheinander ihre Erlebnisse vom Nachmittag. Julika pickte mit den Fingern die einzelnen Nudeln heraus, schob sie in den Mund und untersuchte kritisch die anderen Zutaten. Zum Nachtisch gab es noch für jedes Kind ein Butterbrot und dazu fischte Heribert die Nutelladöschen aus seiner Sakkotasche. Als Julika diese erspähte, lief ihr ein Lächeln übers Gesicht und sie sagte verschmitzt: „Mama!“ Heribert wurde ganz weich ums Herz, darüber wie sie es mit ihren 18 Monaten schaffte, in Kürze das Wesentliche zu artikulieren.

Voller Andacht verspeisten sie die Nutellabrote und es wurde ruhiger am Tisch. Gleichzeitig bemühte sich Heribert, den Kindern nicht jede Ungezwungenheit zu nehmen durch seine Sorge, wie sie mit der Abwesenheit Sophies umgingen,. Er überlegte, wie er ihnen den morgigen Kurzbesuch von Sophie andeuten könnte, ohne die Erwartungen zu hoch zu hängen. Außerdem hatte er ihnen noch nicht erklärt, wie krank ihre Mutter wirklich war, und dass es noch lange dauern würde, bis sie endgültig wieder zu Hause wäre.

Am liebsten hätte er gar nichts gesagt, doch er befürchtete, dass er nicht umhin kam. Die Gerüchteküche würde mit Sicherheit die Kinder schneller erreichen, als ihm lieb war, und womöglich bekämen sie von einer Nachbarin Schokolade geschenkt, als Trost für den Krebs ihrer Mutter. Hier im Vorort waren die Menschen anders gestrickt und es gab wirklich kein Thema, das nicht an der Wursttheke im Supermarkt oder auf dem Schulhof durchgekaut wurde. Das hatte er erfahren, als seinem Freund Jürgen die Frau weggelaufen war. Der Arme. Dieses Gerede und die Blicke zu verkraften, war fast schlimmer als die ganze Angelegenheit an sich. Heribert entschied sich, den Kindern die Wahrheit in kleinen Häppchen zu servieren, und zwar so ehrlich wie möglich.

„Wisst ihr was?“, begann er.

„Nöö! Was denn?“, kam es von Justus.

„Morgen Nachmittag darf uns Mama besuchen.“

„Au klasse!“, sagte Friedrich. „Bleibt sie dann auch ganz hier?“

Auch Julika meinte selig lächelnd: „Mama tommt“.

Heribert stockte der Atem. Er ärgerte sich, dass er überhaupt am Abend damit angefangen hatte. Es hätte doch auch morgen früh noch gereicht. Womöglich würden die Kinder vor Freude und Aufregung nicht schlafen können.

„Mama bekommt morgen Krankenhausurlaub, um uns zu besuchen. Aber bis sie ganz gesund sein wird, wird es noch eine Weile dauern." So, dachte Heribert, so sachlich wie möglich. Auch Kinder kapieren das.

„Au, toll", sagte Justus, „dann zeig ich ihr meinen neuen Pfeil und Bogen, damit kann ich alle Bösen wegschießen, die meiner Mama was tun wollen."

„Das ist eine gute Idee, Justus."

Nun kam ihm Gaby zu Hilfe, indem sie vorschlug, als nächstes die Badewanne für die Kinder fertig zu machen. Wie gut, dass sie so praktisch mitdachte.

Heribert begann mit der abendlichen Gute-Nacht-Sag-Zeremonie. In den letzten Wochen hatte er sich dafür nach Möglichkeit viel Zeit reserviert, weil oft in diesen wenigen Minuten jedes Kind für sich erstaunliche Fragen stellte oder Äußerungen zum Besten gab, die in der Hektik des Alltags untergingen. Außerdem liebte er es, ihnen in dieser Zeit seine ganze Aufmerksamkeit zu schenken. Dann erzählte er ausgedachte Geschichten, was seine Jungs besonders schätzten.

„Papa", eröffnete Justus seine Fragenrunde, „ich hab' Angst um Mama! Manchmal träume ich davon, dass sie nie mehr zu uns kommt. Aber, gell, das stimmt gar nicht!"

„Hm?", entfuhr es Heribert. „Wie kommst du denn auf die Idee?"

„Ich hab gehört, wie die Mutter von Elisa im Kindergarten so komische Sachen zur Frau Voß gesagt hat."

Aha, hatte er die Lage also richtig eingeschätzt. Sogar im Kindergarten ging's schon los. Kein Wunder, ist ja auch klar, die machen sich dort Sorgen. Er musste dringend mit Frau Voß, der Erzieherin, sprechen.

„Was hast du denn gehört?"

„Ich weiß auch nicht mehr so genau, aber irgendwie so komisch eben."

Typisch, Justus, ein kleiner Taktiker. Legt sich selten fest und bleibt vage. Heribert durfte nicht den Fehler machen, seinen fünfjährigen Sohn wie einen Erwachsenen zu behandeln.

Vielleicht drückten sich Kinder in diesem Alter ja so aus. Vielleicht wollte Justus ja auch besonders vorsichtig sein.

„Hör mal, Justus, wenn die anderen Leute komische Sachen erzählen, dann frag in Zukunft mich. Ich kann dir vieles erklären. Versprichst du mir das?"

„Ja, Papa. Mach ich. Aber stimmt es denn wirklich, dass die Mama nicht mehr zu uns kommt?"

Heribert fing an zu schwitzen. Sein Sohn hatte es auf den Punkt gebracht. Es könnte tatsächlich passieren, dass Sophie es nicht schaffte, auch mit der besten Medizin nicht. Hier half jetzt nur eine gute Notlüge. So sagte er in einem festen väterlichen Ton: „Weißt du, Justus, Mama ist sehr krank, aber es gibt eine ganz tolle neue Medizin, die sie wieder gesund machen wird. Mama wird noch eine Weile im Krankenhaus bleiben, aber wir schaffen das zusammen."

Jetzt fing Justus doch zu weinen an. „Papa", schluchzte er, „ich will endlich meine Mama wieder haben. Sie fehlt mir so!"

Heribert entschied sich das Gespräch zu beenden. Er versuchte, den Jungen zu besänftigen.

„Justus, hör zu: Morgen darfst du deine Mama haben. Sie kommt uns doch besuchen. Du kannst dann bei ihr sein."

„Okay, Papa. Dann will ich aber die ganze Zeit auf ihrem Schoss sitzen!"

„Ist gut, Justus, wir schauen mal, wie's morgen wird."

Auf dem Esstisch fand er einen Zettel von Gaby.

> *Wir sind schon mal los. War schön mit euren beiden. Mach's gut. Kannst mir auch eine E-Mail schicken, wegen der Diagnose. Liebe Grüße Gaby und Oliver.*

Lieber hätte er mit ihr gesprochen und hämmerte nur noch schnell die Nachricht in die Tasten, denn vor Roberts Ankunft musste das Bier in den Kühlschrank. Beim Gang in den Keller fiel ihm auf, dass er in diesem Haus noch nie alleine einen Freund oder Bekannten eingeladen hatte. In den letzten Jahren hatte hier immer Trubel mit der Familie oder mit Freunden geherrscht. Sophie war eine sehr gute Gastgeberin und verstand es, überall Feststimmung zu zaubern. Jetzt entzündete Heribert Holz im Kamin und machte das Wohnzimmer gemütlich.

Eine halbe Stunde später saßen die beiden Männer vor dem Feuer und schwiegen. Das Gespräch kam nur zögerlich in Gang. Heribert war etwas enttäuscht von seinem Studienkollegen, denn so hatte er ihn nicht in Erinnerung.

Na, wenigstens trägt das Kaminfeuer etwas zur Stimmung bei, dachte er noch, doch auf einmal schien Robert lebendig zu werden und erzählte: „Weißt du, Heribert, was ich dir jetzt sage, habe ich noch kein einziges Mal ausgesprochen. Du wolltest doch vorhin wissen, warum ich wieder hier bin. Das hat einen ganz einfachen Grund. Auf diese Stelle hatte ich mich schon vor Ewigkeiten beworben, aber die Entscheidung ließ seitens der Geschäftsführung erstaunlich lange auf sich warten. Was mir auch ganz recht war. Vor einem halben Jahr habe ich meine Frau Ulrike verloren."

Heribert war auf einmal wieder hellwach. Ein Stück Holz fiel im Feuer lodernd in sich zusammen und Funken sprühten nach allen Seiten. Er schälte sich aus seinem gemütlichen Sessel und schob die Glutreste zusammen. Wie sollte er jetzt reagieren?

„Sie wurde verbrannt. Wenn ich ins Feuer schaue, sind alle Erinnerungen wieder präsent. Sie tun verdammt weh."

Ach du meine Güte! War das mit dem Feuer doch nicht das Richtige? Heribert war in Unruhe. Hatte die Frau seines Freundes einen Unfall gehabt oder war ihnen das Haus abgebrannt? Jetzt wurde er hier zum Psycho-Onkel! Das konnte er jetzt gar nicht gebrauchen. Er hätte eher selbst einen nötig gehabt. Aber er täuschte sich.

Ulrike hatte Krebs gehabt. Sieben Jahre hatten sie damit verbracht. Immer wieder gehofft und jede Möglichkeit ausprobiert.

Nach dem dritten Rückfall schlug keine Therapie mehr an und zum Schluss hatte Robert nur noch auf ihren Tod gewartet. Sie war in seinen Armen gestorben und hatte sich eine Feuerbestattung gewünscht.

Mit allem hatte Heribert gerechnet, aber nicht damit. Roberts Schilderungen trafen ihn bis ins Mark. Mit einem Mal dachte er an eine Art Verschwörung. Es konnte doch nicht mit rechten Dingen zugehen, dass er schon wieder mit diesem Thema konfrontiert wurde!

Beim Blick von der Seite entdeckte Heribert bei Robert an den Schläfen schon die ersten grauen Haare, dabei waren sie gleich alt und hatten noch rund fünf Jahre, bis sie die magische Zahl 40 feiern konnten. Roberts Statur verriet, dass er lange keinen Sport getrieben hatte, und die Linie seiner Wangenknochen, dass er mit Sicherheit auch nicht regelmäßig zum Essen gekommen war. Ob er Kinder hatte?

„Dann kam der Brief mit der Zusage für die Stelle bei der besagten Baufirma. Ich dachte mir, das ist ein Wink des Himmels. Ein neues Leben beginnen, ohne sie. Auch das Haus zu verlassen und völlig neu anzufangen. Jetzt bin ich wieder hier und werde ein Leben als Witwer führen. Schade, dass wir keine Kinder haben konnten, dann hätte ich etwas von ihr, was weiter lebt. Aber so ist da nur Leere."

Robert stützte seinen Kopf in die Hände und blieb eine ganze Zeit wie festgewachsen sitzen. Heribert drehte sein Glas zwischen den Händen und konnte keinen klaren Gedanken fassen. Er starrte wie gebannt auf das Feuer.

Plötzlich richtete sich Robert wieder auf und musste lächeln: „Weißt du noch, wie wir im Studium immer Witze mit deinem Nachnamen getrieben haben? Und jetzt hat's mich erwischt. So ist das Leben."

Heribert hielt es in seinem Sessel nicht mehr aus. Er hatte einen Kloß im Hals und fand keine Worte. Um irgendetwas zu tun, stand er auf und entschuldigte sich bei Robert, mit dem Vorwand nach den Kindern sehen zu müssen. Er schlich tatsächlich nach oben und spürte beim Blick auf die schlafenden Kinder, wie sich der Kloß in Tränen verwandelte.

Heribert erschrak über sich selbst. Hier stand er, ein erwachsener Mann, und heulte leise in sich hinein. Das letzte Mal hatte er geweint, als er bei der Geburt seiner Tochter Julika dabei gewesen war. Freudentränen kannte er, ja, aber diese Sorte jetzt war ihm völlig fremd. Trotzdem fühlte er eine innere Ruhe und Ehrfurcht in sich aufsteigen. Er hatte das starke Empfinden, als läge der Anfang des Lebens, den er bei den Geburten seiner Kinder hatte miterleben dürfen, ganz nahe beim Ende des Lebens.

Als er ins Wohnzimmer zurückging, hatte er dieses neue Gefühl immer noch in seiner Brust und empfand es als Trost. Er setzte sich wieder zu Robert und bot ihm ein weiteres Glas Bier an.

„Weißt du, wir haben nicht nur zusammen studiert, wir haben mehr gemeinsam. Meine Frau Sophie hat auch Krebs. Wir stehen noch ganz am Anfang und ich hoffe natürlich inständig, dass sie es schafft.“

Zwei Stunden später saßen die beiden immer noch vor dem Kaminfeuer und blickten in die Glut. Heribert wusste jetzt Bescheid. Robert war ein halber Spezialist in Sachen Krebs geworden und hatte ihm einige gute Tipps gegeben, zu denen er fähig war, weil man hinterher immer schlauer ist. Robert war mit allen Wassern gewaschen. Besonders die Rückschläge, die Robert und Ulrike hatten einstecken müssen, gaben Heribert zu denken.

Erstaunlich war auch die Offenheit seines Freundes. Er nahm kein Blatt vor den Mund, als er ihm von der medizinischen Behandlung erzählte, von der Berg- und Talfahrt und auch von manchem Detail aus der Zeit des Sterbens. Heribert war erstaunt, was man alles wissen und tun musste, bevor ein Mensch seinen letzten Atemzug macht.

Nach diesem Bericht hätte er Grund gehabt, in bodenlose Hoffnungslosigkeit zu versinken. Jedoch das Gegenteil war der Fall: Seit er Fakten sammeln konnte, und dazu zählte er auch die Erfahrungen seines Freundes, formierte sich in ihm ein Gefühl der Handlungsmacht und der Zuversicht.

Zu diesem Eindruck gesellte sich eine tiefe Bewunderung für Robert. Obwohl er untröstlich war, dass seine Frau den Kampf gegen den Krebs verloren hatte, strahlte er gleichzeitig eine unheimliche Stärke aus.

Als sich die beiden Männer gegen Mitternacht voneinander verabschiedeten, blieben dieser einen Moment unschlüssig voreinander stehen. Dann nahm Robert Heribert kurzerhand in den Arm. Ohne große Worte lief er zu seinem Wagen, hob winkend die Hand und fuhr davon.

Am Sonntagmorgen erwachte Heribert voller Tatendrang. Sein prüfender Blick durch das Haus war von ungetrübter Klarheit: Schnell und sicher unterschied er Wichtiges von Unwichtigem. Nach dem Frühstück scheuchte er seine Großen in die Zimmer und ordnete eine halbe Stunde Aufräumen an. Maulend zogen sie von dannen.

Er stellte den Plattenspieler an und legte eine seiner alten Platten auf den Teller. Dann fegte er durch das Wohnzimmer und räumte auf, als ginge es darum ins Guinness-Buch der Rekorde zu kommen. Er wollte sich nicht lumpen lassen, wenn Sophie schon kommen konnte, und er wusste, dass sie mit Adleraugen sofort alles erspähen würde, was nicht ihrem Ordnungssinn entsprach. Natürlich war ihm klar, dass er nie an ihre Routine heranreichen könnte, das wollte er auch nicht, aber er wusste, dass er entscheidend dazu beitragen konnte, mit welchem Gefühl Sophie wieder ins Krankenhaus zurück gehen würde. Sie sollte den Eindruck gewinnen, den Kindern und ihm gehe es gut, so dass sie sich nur um sich und ihre Gesundheit zu kümmern brauchte. Das alleine war ja schon genug.

Als er die Aschereste am Kamin zusammenschob, dachte er unwillkürlich an Roberts Frau. Wo mag sie jetzt sein? Was ist eigentlich mit den Toten? Gibt es ein Jenseits, ein Leben nach dem Tod oder nicht? Wann hatte er darüber überhaupt schon nachgedacht?

Die Kinder rissen ihn mit lautem Getöse aus seinen Gedanken. „Papa, wir sind fertig! Wir sind Erster!“, schrie Justus. „Genau, du kannst gucken. Wir haben es wirklich ordentlich gemacht“, fügte Friedrich hinzu.

Heribert traute seinen Augen nicht, als er die Zimmer betrat. „Pikobello!“, pfiff er durch die Zähne. „Ihr seid spitze. Da wird Mama aber staunen!“

Er setzte sich, nahm sich auf jedes Bein einen seiner Jungs und legte die Arme um sie. „Hört mir mal zu. Ich muss euch noch was Wichtiges erzählen.“

„Ja, wissen wir schon“, quatschte Justus dazwischen, „die Mama is' schwach, wenn sie heimkommt. Wir müssen ganz brav sein.“

„Genau! Aber da ist noch was: Mama hat sich ihre schönen Haare abschneiden lassen. Jetzt hat sie ganz kurze Haare, weil das praktischer ist.“

„Das find ich aber doof“, maulte Friedrich, „ich will meine Mama wie immer haben.“ „Ich auch“, zog Justus sofort nach.

„Das ist sie doch! Ihr geht doch auch zum Friseur. Das hat Mama eben jetzt auch gemacht.“

„Komisch“, sagte Friedrich, „aber is' mir auch egal. Können wir jetzt losfahren und sie abholen?“

„Nein, noch nicht. Erst nach dem Mittagessen.“

„Och, Mann“, maulte Friedrich, „das find ich aber blöd. Kinder müssen immer warten!“ Auf den Mund gefallen waren die beiden nicht.

Heribert erwog kurz, die Kinder noch ausführlicher und ernster vorzubereiten, doch dann entschied er, den Nachmittag auf sich zukommen zu lassen und sich so normal wie möglich zu verhalten.

„Stimmt doch gar nicht. Ihr könnt jetzt sofort nach unten kommen und mir beim Tischdecken helfen. Kommt, wir holen noch Julika."

Als sie in das Zimmer der Jüngsten traten, blieb Heribert gerührt vor dem Kinderbett stehen. Die Kleine war mitten im Spiel eingeschlafen.

Heribert wäre es am liebsten gewesen, Sophie ohne die Kinder abzuholen, und er grübelte, wen er um Hilfe bitten könnte. Bei diesem Gedanken klingelte es. Es war die Nachbarin, eine nette Frau um die Sechzig, immer hilfsbereit. Frau Möricke stand lächelnd vor der Türe und hielt einen Teller mit Kuchen in der Hand.

„Hallo, Herr Krebs. Ich habe gebacken und dachte, vielleicht freut es Sie, am Sonntag etwas frischen Kuchen zu haben."

Heribert überlegte kurz, ob er sie hereinbitten sollte, entschied sich dann aber für ein unverfängliches Türgespräch: „Ach, das ist aber nett! Vielen Dank."

„Ich weiß ja nicht, wie es Ihrer Frau geht und wie Sie mit allem zurechtkommen, aber wenn ich Ihnen mal was helfen kann, mach ich das gerne. Sprechen Sie mich einfach an."

Ja, sofort, wollte er schon sagen, fand es dann aber unhöflich gleich nachzufragen, obwohl Frau Möricke die Sorte Mensch zu sein schien, die so etwas nicht nur aus Höflichkeit sagte. Er gab sich einen Ruck: „Ich darf nachher meine Frau für eine Stunde aus der Klinik holen, damit sie die Kinder mal wieder sieht. Könnte ich Ihr Angebot gleich annehmen?"

„Ja freilich, Herr Krebs. Das ist ja schön, dass Ihre Frau mal wieder kommt. Klingeln Sie grad, wenn ich kommen soll."

„Ach, danke, Frau Möricke. Sie sind gerade zum richtigen Zeitpunkt gekommen. Sie schickt der Himmel!"

Beim Schließen der Haustüre war Heribert erleichtert, dass sich Frau Möricke nicht näher nach Sophies Zustand erkundigt hatte und nur ihre Hilfsbereitschaft ehrlich zeigte. Es gab wirklich Menschen, die ohne eigennützige Hintergedanken für ihn und die Kinder da waren, echte Hilfsbereitschaft eben.

Sophie fühlte sich nicht gerade in Hochform, als sie sich langsam aus ihrem Bett schälte, um sich für den Besuch zu Hause fertig zu machen. Ihre Knie waren weich, Übelkeit plagte sie, der Kopf dröhnte und die Knochen taten ihr weh. Sie überlegte sogar, ob sie nicht doch absagen sollte, aber nun war es zu spät. Heribert wollte in einer Viertelstunde bei ihr sein und sie hatte solche Sehnsucht nach den Kindern. Wahrscheinlich war es nur die Aufregung.

Sie versuchte es mit der Lächelübung vor dem Spiegel und grinste sich an, was das Zeug hielt. Dann zupfte sie ihre frechen kurzen Haare zurecht, sprühte sich noch ihren Lieblingsduft auf die Handgelenke und versuchte sich zu freuen.

Ihre Stimmung besserte sich und sie setzte sich an den kleinen Tisch mit dem netten Deckchen und dem Gesteck aus Trockenblumen. Frau Hiller redete ununterbrochen mit ihr, aber Sophie hörte nicht richtig hin. Sie war in Gedanken schon zu Hause und stellte sich die erste Begegnung mit den Kindern vor.

In einer Elternzeitschrift hatte sie mal gelesen, dass Kinder sich nach langer Abwesenheit der Mutter im ersten Kontakt ganz anders verhielten, als man es von ihnen gewohnt war. Manche, so erinnerte sich Sophie, würden die Mutter gar nicht beachten und jede Berührung ablehnen. Die zu Rate gezogene Psychologin empfahl, solch ein Verhalten nicht persönlich zu nehmen und auf keinen Fall das Kind dafür zu bestrafen. Ach, hoffentlich bleibt uns das erspart, dachte sie, ich bin mir nicht sicher, ob ich nicht doch verletzt wäre.

Schwester Renate betrat das Zimmer und lächelte freundlich: „Hier, Frau Krebs, ich soll Ihnen noch diese Tropfen für den Kreislauf geben."

„Das ist gut. Ich fühle mich so schlapp."

„Das glaube ich Ihnen. Und Sie versprechen, dass Sie keine Anstrengungen unternehmen und bis spätestens um 17 Uhr wieder zurück sind?"

„Großes Ehrenwort. Ich glaube, ich bin froh, wenn ich heute Abend wieder in mein Bett darf."

„Also, dann viel Spaß!"

Schon von weitem hörte sie Heriberts kräftigen Schritt auf dem Flur. Klopfen, die Tür ging auf und da stand er: ihr Mann. Breite Schultern, aufrechte Haltung und klarer Blick. Er beugte sich zu ihr, küsste sie kurz auf den Mund, begrüßte dann Frau Hiller und hielt Sophie die Jacke zum Reinschlüpfen hin, die er extra von zu Hause mitgebracht hatte; draußen schien es heute kühl zu sein.

Während der Fahrt waren beide ruhig wie öfters in der letzten Zeit. Bei einem bestimmten Pegel an beiderseitiger Aufregung schienen Worte unangebracht. Sophie kam die Fahrt im Wagen wie eine Begegnung der anderen Art vor. An ihrem Fenster zogen die ihr vertrauten Straßenzüge vorbei, trotzdem empfand sie die Welt draußen als fremdartig und überfüllt. Es kam ihr so vor, als hätte sie einen Teil von sich im Krankenhaus vergessen. All das, was sie in den letzten Wochen erlebt hatte und wie sie sich selbst empfand, passte hier nicht hin. Sie fühlte sich leer und ihre sehnlichste Hoffnung war, dass die Kinder ihr diesen Gedanken nicht anmerkten.

Kaum hatte Heribert den Wagen auf dem Grundstück geparkt, flog die Haustüre auf und zwei Indianer rannten auf sie zu. Die Jungs hatten Kriegsbemalung auf den Gesichtern und ihre Karnevalskostüme an. Justus hielt den Pfeil in seinem

Bogen auf Spannung und brüllte: „Alle in Deckung, ich schieße auf jeden, der meiner Mama was tut!"

Sophie erstarrte. So hatte sie sich ihre Ankunft nicht vorgestellt, vor allem hatte sie jetzt absolut keinen Sinn für kindliche Rollenspiele.

Frau Möricke erschien in der Haustür und pfiff die beiden in freundlichem Ton zurück: „Ihr zwei kommt mal schnell wieder her und lasst eure Eltern erst mal herein kommen."

„Nein!", brüllte Justus. „Ich muss Mama beschützen." Er schmiegte sich plötzlich an ihre Seite, fasste zärtlich ihre Hand. „Mama, ich bin so froh, dass du da bist. Kann ich jetzt mit dir spielen?"

Sophie brachte kein Wort heraus, als sie die kleine Hand in ihrer spürte, und hielt sie auf dem Weg zur Haustüre fest umschlossen. Neben Frau Möricke lugte Julika um die Ecke und starrte Sophie entgeistert an. Sie hielt sich vorsichtig am Bein von Frau Möricke fest und betrachtete Sophie mit großen fragenden Augen. Als Sophie näher kam, versteckte sie sich vor ihr. Diese Geste ging Sophie wie ein Messer durch die Brust. Sie fühlte sich so mies und verzweifelt. In ihren Vorstellungen hatte es sich ganz anders angefühlt und sie war so felsenfest überzeugt gewesen, sie würde ruhig und sicher auf alles reagieren können. Aber jetzt stand sie da und wäre am liebsten verschwunden. Ihr war schwer ums Herz und ihre Beine fühlten sich an wie Gummi.

Heribert kam ihr zu Hilfe. Er nahm sie, mit Justus im Schlepptau, an der Hand und sie betraten zusammen das Haus. Julika suchte auf dem Arm von Frau Möricke Zuflucht, und Friedrich mimte gönnerhaft den Großen.

„Mama, komm, ich pass schon auf, dass alles so läuft, wie du es vertragen kannst. Guck mal, wir haben zusammen mit Frau Möricke den Kaffeetisch gedeckt, und Kuchen gibt es auch."

Er hatte extra Blumen aus dem Garten gepflückt und um ihren Teller drapiert, so wie sie es immer an den Geburtstagen der Kinder tat. Frau Möricke wirkte mit ihrer freundlichen Anwesenheit aufmunternd und setzte sich mit Julika auf dem Schoß an den Tisch.

Sophie versuchte verzweifelt ihrer aufkommenden Traurigkeit Herr zu werden. Sie war wie gefangen in ihrer eigenen inneren Welt und ihr fehlte die Unbeschwertheit, sich voll auf die Kinder zu konzentrieren. Früher war sie immer diejenige gewesen, die unvermittelt Impulse gab oder die der Kinder lenkend aufgriff, um so der Fülle des kindlichen Eifers gerecht zu werden und auch die alltäglichen Dinge nebenher einzuflechten. Jetzt saß sie da und ließ alles an sich vorbeiziehen.

Auch Heribert wirkte irritiert, ja richtig steif. Frau Möricke schien dies zu spüren und brach das Eis: „Friedrich und Justus, was haltet ihr davon, wenn ihr der Reihe nach mal erzählt, was ihr alles in letzter Zeit erlebt habt."

Kaum hatte Frau Möricke diesen Satz beendet, ging es schon los. Natürlich war es ein buntes Durcheinander der Stimmen, und Sophie spürte, wie sich ihre Spannung allmählich löste. Auf ihrem Gesicht zeigte sich ein Lächeln und Freude stieg in ihr auf, weil sie begriff, dass es ihren Kindern gut ging.

Da streckte Julika die Ärmchen nach ihr aus und machte deutlich, dass sie jetzt auf ihren Schoss wollte. Sofort nahm Sophie ihr Küken in ihre Obhut und spürte ihr Mutterglück, dass sie schon fast vergessen hatte. Instinktiv wollte sie ihre Kinder beschützen, aber gleichzeitig war ihr klar, dass sie gerade diese Aufgabe nicht wie sonst ausfüllen konnte, ja sie selbst war absolut schutzbedürftig. Einer plötzlichen Eingebung folgend entschied sich Sophie nur zu genießen und lehnte sich entspannt zurück. Julika folgte der Bewegung ihres Körpers und ließ sich ebenso entspannt in ihren Schoß sinken. Voller Zufriedenheit brabbelte sie andächtig vor sich hin: „Mammaa. Mammaaa da. Mammaaaaaaaa."

Friedrich und Justus waren mit ihren Erzählungen zum Ende gekommen und es entstand eine Pause, in der Sophie nur das Ticken der Küchenuhr hörte.

„Mama, eigentlich finde ich deine kurzen Haare überhaupt nicht schön. Du siehst jetzt aus wie ein Mann, gar nicht mehr wie meine Mama“, konstatierte Friedrich.

Das tat weh, aber Sophie fing sich schnell wieder und war von der Ehrlichkeit ihres Sohnes beeindruckt.

„Ja, Friedrich, du hast ja Recht. Kurze Haare tragen eher Männer. Obwohl, deine Lehrerin hat doch auch kurze Haare!“

„Und die Mutter von Marc auch“, fügte Justus hinzu.

„Genau. Und weißt du, im Grunde ist es doch egal, wie ein Mensch aussieht, oder?“

„Hmm“, antwortete Friedrich zögerlich, „aber ich hab dich so gerne als meine Mama, so wie du immer warst.“

„Komm mal her zu mir“, sagte Sophie zu ihm, „komm, ich nehme dich mal in den Arm, da spürst du, dass ich dich ganz lieb habe und immer deine Mama bin, egal wie meine Haare aussehen.“

Friedrich ließ sich von ihr drücken. Ihre Hände spürten schnell, wie ein Scanner beim Abtasten des Strichcodes, dass er in den letzten Wochen kräftiger geworden war. Ihr stieg schlagartig der Schweiß auf die Stirn.

Frau Möricke merkte das sofort und gab den erlösenden Vorschlag in die Runde: „Wisst ihr was, wollt ihr nicht mit euren Eltern ins Spielzimmer gehen? Da kann sich die Mama aufs Sofa legen, ihr könnt spielen und erzählen, und ihr seid alle zusammen, ja?“

„Genau“, kam es von Heribert, „kommt, das machen wir.“

Frau Möricke verabschiedete sich und bot an, bei Bedarf sofort zur Stelle zu sein.

Beim Hinübergehen blieb Heriberts Blick an der Uhr hängen und er erschrak. Es blieb nicht mehr viel Zeit, bis er Sophie wieder zurückbringen musste. Jetzt wurde es doch erst richtig schön und schon musste er wieder an den Abschied denken. Er sah ihr blasses Gesicht und hoffte, sie würde nicht wie am Vortag im Café urplötzlich abbauen. Ihr war tatsächlich flau im Magen, als sie sich hinlegte. Sie schloss die Augen, was Julika liebevoll kommentierte. „Mama heia", und die Kleine legte ihr ein Kuscheltier in den Arm.

Sophie war über die Feinfühligkeit ihrer Tochter dermaßen gerührt, dass hinter ihren geschlossenen Lidern Tränen hervorquollen. Um ihre Gefühlsregung zu verbergen, stellte sie sich schlafend, was die Kinder sofort akzeptierten, brav vertieften sie sich in ein Spiel. Kaum hatte sie allerdings ein Auge leicht geöffnet, schlich Julika zu ihr und kuschelte sich neben sie. Sophie streichelte den kleinen Kinderkopf und ihre Fingerspitzen nahmen diese Berührung wie Nahrung auf, so hungrig fühlte sie sich plötzlich nach ihrem Kleinkind.

Keine zehn Sekunden konnte sie diese Zweisamkeit auskosten, da stürmten Friedrich und Justus auf das Sofa und ein heftiges Gerangel um den besten Platz wurde eröffnet.

„Halt! Stop! So dürft ihr nicht mit Mama umgehen", rief Heribert streng.

„Das is' gemein", schrie Justus, „ich war noch gar nicht alleine bei Mama. Ich will auch. Blöde Julika!"

Sophie war entsetzt, merkte aber, dass sie keinen Funken Kraft besaß, um schlichtend einzuschreiten. Sie richtete einen flehenden Blick zu Heribert, der die beiden Großen schnappte, in seine Arme schloss und ablenkte.

„Hört mal zu! Ich habe auch noch zwei Arme frei und vielleicht könnt ihr alle neben Mama auf dem Sofa Platz finden, wenn ihr ruhig liegt. Ihr dürft sie nicht so bedrängen! Mama ist doch krank!"

„Mama trank", meldete Julika und genoss mit triumphierendem Blick ihre bevorzugte Position. Heribert sortierte die Kinder liebevoll um Sophie herum und nach ein paar Knüffen und Schubsern gaben sich Friedrich und Justus mit ihrem Platz zufrieden. Sophie fühlte sich an Bilder von Löwenmüttern erinnert, die geduldig im Schatten dösten und deren Junge um sie herum tollten und gelegentlich auch über sie drüber fielen. Bei zu großem Übermut verpasste sie ihnen einen Klaps mit der Tatze. Zum Schlafen lagen sie wie ein großes Fellknäuel beieinander.

Ach wäre ich doch so kräftig wie eine Löwenmutter, sinnierte Sophie voller Wehmut, denn im selben Moment machte sich Verzweiflung breit, weil sie an die Verlegung in die Universitätsklinik dachte und sich keine Vorstellung machen konnte, wie lange sie wieder von ihren Kindern getrennt werden würde.

Da kam ihr wieder diese innere Stimme zu Hilfe: ‚Sophie, hör auf zu lamentieren! Genieße den Moment, den du hast, und stell dir vor, es würde immer so weitergehen.'

‚Wie bitte? Was soll ich denn noch alles?', empörte sie sich wie ein Kind.

‚Aber du hast gar keine andere Wahl!', kam es aus einem Teil von ihr. ‚Schalte dein Hirn ein und sei realistisch. Genieße das Schöne dieser Situation und nimm es mit in deine gottverdammte Klinik, als großen Schatz.'

Sophie erschrak über diese zweite Stimme in ihr. Solche Gedanken konnte sie produzieren, gleichzeitig in zwei Ebenen denken? Was war denn hier nur mit ihr los? War sie jetzt auch noch verrückt geworden? ‚Hilfe!', schrie sie innerlich. ‚Ich höre Stimmen! Helft mir doch! Ich halte es nicht aus. Es zerreißt mich, mein Kopf platzt!'

Die Kopfschmerzen hämmerten nur so in ihr. Sie atmete kurz und ihr war speiübel.

Heribert erschrak. Was sollte er jetzt machen? Die Kinder lagen wie angegossen neben seiner Frau, die ihr Gesicht vor Schmerzen verzog und seltsam atmete. Sein Kopfkino war sofort in vollem Gange und auf der Leinwand seines Horrorfilmes sah er, wie Sophie womöglich aufgrund eines Herzversagens röchelnd auf dem Sofa ihre letzten Atemzüge tat und die Kinder mit angstverzerrten Gesichtern daran teil hatten. Paralysiert malte er sich den Rückweg zur Klinik millimetergenau in den abscheulichsten Details aus.

Er würde Ärger kriegen. Er hatte Professor Merlenburg doch versprochen seine Frau wieder ordnungsgemäß abzuliefern. Auf eigene Verantwortung, das musste Sophie unterschreiben, hatte sie die Klinik verlassen. So bestimmte es die Regelung. Sein Film spulte weiter, jetzt vermischt mit dramatischen Bildern aus irgendwelchen Arztserien im Fernsehen, die er und Sophie gelegentlich zum abendlichen Abschalten angesehen hatten.

Eigentlich fand er solche Serien peinlich. Niemals würde er offen zugeben, dass auch er sich so etwas ab und zu ansah. Er fand es unmoralisch, sich am Elend anderer zu ergötzen, musste sich jedoch eingestehen, dass auch er innere Anteile von Sensationslust besaß. In diesen Filmen rannten sie bei der Einlieferung eines Notfalls im Eilschritt geschäftig neben der Trage her und das Ketschupblut quoll aus den Wunden. Die angestrengten und verzweifelten Gesichter sah der Zuschauer in Nahaufnahmen, um die Dramatik und die Einschaltquoten zu steigern.

Aber hier, hier handelte es sich nicht um einen Film, hier quoll kein Blut! Hier, bei ihm, Heribert Krebs, führte das echte Leben Regie, mit einer sich aufdrängenden Grausamkeit, die seine Standfestigkeit bedrohte. Seine Frau lag da und konnte nicht mehr. Die Krebszellen waren gerade wieder auf dem Vormarsch, hatten sich dramatisch schnell vermehrt und klemmten lebenswichtige Gefäße ab. Höchste Not! Er musste handeln, aber er fühlte sich wie gelähmt. Die Kinder rissen ihn aus seinem Film heraus.

„Papa, schau mal, der Mama is' schlecht", meldete Justus völlig selbstverständlich.

Heribert kam sich schäbig vor. Seine Kinder reagierten besser als er, der er die Verantwortung für die Familie trug.

„Komm, sei so lieb, lauf ins Badezimmer und hol einen kalten Waschlappen."

Justus flitzte und kam mit einem Knäuel von Waschlappen zurück, der nasstriefend eine Wasserspur vor seinen Füßen hinterließ.

„Mensch, Justus, den musst du doch auswringen! Mama wird ja ganz nass. Los, hol noch ein Handtuch!"

Nervös trocknete er ab, was zu trocknen war, und als wäre ein Wunder geschehen, lächelte ihn Sophie müde an. Er starrte sie an wie eine Fata Morgana. Sie lächelte weiter und auf einmal verzogen sich seine Sorgenfalten. Gerettet, dachte er. Doch als er zu seinen Kindern blickte, die in beklemmender Stille neben ihrer Mutter verharrten und mit ihren großen Kinderaugen jede ihrer Regungen verfolgten, dämmerte ihm, dass es auch hier Handlungsbedarf gab. Was tat er den kleinen Kinderseelen an? Hätte er Sophie nicht besser in der Klinik gelassen und ihnen diesen Anblick erspart? Sie mussten aus Angst um ihre Mutter doch halb vergehen!

Es klingelte an der Haustüre. Friedrich löste sich als Erster aus der Starre und rannte los. Zurück kam er mit Oma und Onkel Hartmut; so nannten die Kinder den neuen Lebenspartner ihrer Großmutter.

„Ja, Kinder", entfuhr es Sophies Mutter Rosmarie, „was habt ihr denn hier? Warum sagt denn keiner Bescheid! Heribert, wir übernehmen die Kinder und du kümmerst dich um Sophie!"

Jetzt war er wieder voll da! Endlich. Seine Gedanken funktionierten wieder wie am Schnürchen und seine gewohnte Selbstsicherheit kehrte zurück. Als er mit Sophie allein war, wollte er die Zweisamkeit noch einen Moment genießen. Er setzte sich neben sie, strich ihr über das Gesicht und wollte ihr sagen, dass alles gut werden würde, doch seine Finger spürten, dass ihre Stirn glühte.

Augenblicklich ließ er Vernunft walten und machte sich mit ihr auf den Weg zurück zur Klinik. Es war höchste Zeit. Ein Blick auf die Uhr sagte ihm, dass sie zu spät kommen würden.

Der Pförtner öffnete ihm die Schranke und ließ ihn mit dem Wagen bis zum Parkplatz direkt neben dem Gebäude für Innere Medizin vorfahren. Als er ausstieg, spürte er die frische Spätsommerluft. Weit und breit war keine Menschenseele. Sophie schälte sich umständlich mit seiner Hilfe vom Beifahrersitz und hatte Mühe gerade zu stehen. Heribert bugsierte sie in leichter Panik eilig ins Klinikgebäude. Sie ließ alles mit sich geschehen, fehlte ihr doch jegliche Kraft zur Gegenwehr.

Auf Station 6 angelangt, kam ihnen wie auf Bestellung Schwester Renate entgegen und übernahm die Regie. Willenlos ließ sich Sophie ausziehen und ins Bett legen. Ein heftiger Schüttelfrost ergriff ihren Körper und ihre Zähne klappten aufeinander. Ihr war so elend, dass sie noch nicht einmal heulen konnte. Heribert stand hilflos am Kopfende des Bettes und war heilfroh, dass die Schwester die Situation im Griff hatte.

Das Fieberthermometer zeigte 39,8° an. Kurze Zeit später betrat der Dienst habende Arzt das Zimmer und untersuchte Sophie. Sein Blick wirkte besorgt. Dann verließen der Arzt und die Schwester das Zimmer.

Heribert machte sich Vorwürfe, war aber auch froh, dass die Kinder ihre Mutter mal wieder für kurze Zeit hatten erleben und spüren können. Sophie zitterte immer noch unter ihrer Decke, Schweißtropfen waren auf ihrer Stirn sichtbar. Er ging zum Waschbecken, holte einen kalten Waschlappen und kühlte ihr behutsam das Gesicht.

Sophie reagierte nicht, sie schien eingeschlafen zu sein. Zärtlich strich er ihr über die Wangen und verabschiedete sich flüsternd von ihr: „Schlaf gut, meine Liebste.“

Sophie wurde lange von Schüttelfrost geplagt und die Kopfschmerzen raubten ihr fast den Verstand. Das Fieber verwandelte ihren Körper in eine heiße, schmerzende Masse.

Mitten in der Nacht erwachte sie. Es war gespenstisch still im Krankenzimmer. Sie hörte noch nicht einmal das vertraute Schnarchen von Frau Hiller und sah nur den Schein des weißlichen, neonkalten Nachtlichts über ihrem Kopfende.

Ihr rechtes Handgelenk war am Bett festgebunden und durch den durchsichtigen Schlauch lief eine Flüssigkeit direkt in ihre Vene am Handrücken. Ihre Beine fühlten sich feucht und warm an und über ihnen wölbte sich die Bettdecke wie ein riesiger Stoffberg, jedoch ohne ihre Beine zu berühren.

Im Innern ihres Schädels pulsierte es heftig. Ihr Rücken schmerzte fürchterlich und es war ihr, als würde sie in der Mitte durchbrechen. Dazu fühlte sich ihr Mund trocken und geschwollen an.

Wo war nur das Knöpfchen? Draußen durchdrang das fordernde Klingeln die Stille der Nacht. Sophie hasste dieses Geräusch, weil es ihr zu oft schon den Schlaf geraubt hatte und es bisweilen lange dauerte, bis Hilfe nahte. Frau Hiller drehte sich stöhnend im Bett um und schrie dabei im Schlaf.

Endlich trat Nachtschwester Annette mit gehetztem Gesicht an ihr Bett. Ihr Blick richtete sich routinemäßig zur Infusionsflasche, und ohne Sophie nach dem Grund ihres Läutens gefragt zu haben, wechselte sie die Flasche aus.

„Schwester, ich muss aufstehen! Ich muss ganz dringend zur Toilette!"

„Oh, nein, dass kann ich Ihnen nicht erlauben. Warten Sie mal, ich befreie Sie erst mal von den Wadenwickeln."

Nachtschwester Annette war heute wenig feinfühlig. Sie wirkte ungeduldig, riss die Bettdecke von Sophies Körper, rupfte die feuchtwarmen Tücher von ihren Beinen und verstaute umständlich das Drahtgestell auf dem Tisch. Ehe sich Sophie versah, klemmte sie ihr schon die kalte, harte Bettpfanne unter den Hintern, legte die Decke darüber und ging mit den Worten: „Ich komm' gleich wieder. Muss schnell auf Zimmer 4 zurück."

Wie Sophie diesen Moment verabscheute! Kein normaler Mensch kann im Liegen Wasser lassen. Sie hatte Angst, alles würde daneben gehen und sich ins Bett ergießen. Da spürte sie das ersehnte Rinnsaal an ihrem Oberschenkel vorbeilaufen und hoffte inständig, es würde die Mitte der Schüssel treffen. Langsam löste sich der Druck im Bauch und sie spürte, wie sich ihre Blase leerte. Jetzt nur nicht bewegen, sonst würde alles über den Rand schwappen.

Sophie verharrte in der Bettpfannenstarre und wartete sehnsüchtig auf die Rückkehr von Schwester Annette. In dieser bizarren Pose begann sie über das Wort Bettpfanne zu sinnieren und fragte sich, wer um alles in der Welt solch ein Gerät mit einer Pfanne gleichsetzte. Sie musste an Spiegeleier und Bratkartoffeln denken und ihr wurde heiß und kalt. Der Griff dieses Dings hier, so fand sie, war am ehesten zum Wegschmeißen geeignet, und hätte man sie gefragt, hätte sie Bettpfanne zum Unwort des Jahres gekürt.

Die Schwester ließ weiter auf sich warten, und Sophie überkam ein Anflug von Selbstmitleid. Was ist der Mensch, wenn er krank und abhängig danieder liegt? Alles wird überflüssig, wenn man nicht alleine pinkeln kann. Gucci, Chanel, das kleine Schwarze für die Oper. Wen interessierte das schon? Ein bisschen genierte sie sich für ihre sonstige Eitelkeit.

Da stand Annette an ihrer Seite und zog hektisch die Bettdecke weg. Sophie wollte schreien: Vorsichtig, bitte machen Sie langsam, sonst gibt es eine Überschwemmung! Tatkräftig hatte die Schwester schon die Bettpfanne unter ihrem Hintern hervorgezerrt und Sophie befreit. Mit einem Batzen Zellstoff zwischen den Beinen war die Prozedur abgeschlossen.

Annette reichte ihr noch ein Glas Wasser und strich ihr kurz über die Stirn. „Frau Krebs, entschuldigen Sie, heute Nacht ist die Hölle los. Ich muss gleich weiter. Hier ist die Klingel, wenn was ist, melden Sie sich. Und jetzt schlafen Sie weiter. Nachher schau ich wieder bei Ihnen rein."

Weg war sie und überließ Sophie dem Rest der Nacht. Die Worte der Nachtschwester hallten in ihr nach. Dem Begriff Hölle, zu der sie ja wohl auch gehörte, konnte sie innerlich nur zustimmen. Für sie war es hier die reinste Hölle und sie hätte alles darum gegeben, ihr sofort zu entkommen.

Sophie schloss die Augen und sehnte sich danach den Schlaf fortzusetzen. Eine seltsame Unruhe durchzuckte ständig ihre Beine, so als wollten sie sich auf einen Sprint vorbereiten. Eine Welle der Angst überfiel sie plötzlich und sie hatte den Eindruck, tief nach unten zu fallen. Dieses Gefühl erinnerte sie an einen Ausflug in ihrer Kindheit auf eine alte Burg. Damals hatte sie einen dicken Stein in den alten, stillgelegten Brunnen geschmissen und ihm beim Fallen zugesehen. Am Ende des sekundenlangen Falls hörte sie den dumpfen Aufprall aus der Tiefe.

Ihr Kopf glühte, sie atmete schnell und hatte den Eindruck, ihr letztes Stündchen habe geschlagen. Das Gefühl des Fallens wollte kein Ende nehmen und sie wartete auf den Knall, ihren Aufprall.

Da, sie hörte sie wieder! Es war die gleiche innere Stimme, die sie auch am Nachmittag zu Hause auf dem Sofa gehört hatte. Sophie war sich ganz sicher, obwohl die Stimme diesmal viel sanfter klang. Sie wurde noch verwirrter, weil sie nun gar nicht mehr wusste, was mit ihr los war! War sie womöglich doch in den Brunnen gefallen und das war ihr Echo?

‚Sophie, bleib ruhig! Entspann dich, ich bin bei dir. Es wird alles gut. Lass dich in dein Bett fallen und vertraue darauf, dass du getragen wirst und behütet bist.'

Also doch nicht der Brunnen. Ins Bett fallen lassen. Wie sollte sie das denn hinkriegen, wo sie doch froh war, nicht in einem Brunnen gelandet zu sein? Sie gähnte und spürte wieder jeden einzelnen Knochen.

‚Fallen lassen, locker lassen.' Das half ihr. Sie stellte sich vor, wie sie jeden einzelnen schmerzenden Knochen auf ihre Matratze legte, so ähnlich wie die Gebeine eines Hähnchens auf dem Schneidebrett. Eine erstaunlich makabere Vorstellung; sie war selbst erschrocken, dass ihr ausgerechnet so etwas in den Sinn kam, aber dafür, so stellte sie fest, war die Angst völlig verschwunden.

Konzentriert breitete sie jedes einzelne Körperteil auf der Matratze aus. Sollte diese Stimme Recht behalten, Hauptsache, ihr würde es schnell besser gehen. Wieder musste sie herzhaft gähnen und auf einmal fühlte sie einen starken Halt am Rücken. Sie glaubte große, breite Hände unter sich zu spüren, die ihr wie Flügel erschienen.

Kurz darauf war Sophie eingeschlafen, denn als wenig später die Nachtschwester erneut nach ihr sehen wollte, atmete diese erleichtert auf. Die Temperaturmessung ergab 38,2°, der Puls war regelmäßig und auch der Blutdruck machte keine Mätzchen. Die Infusion tropfte gleichmäßig und Annette verharrte einen Moment neben Sophie. Jetzt schliefen wieder alle ihre Patienten und sie schickte ein kurzes Dankgebet nach oben. Diese Nachtschicht war hart. Sie hatte ihr Bestes gegeben und sehnte sich nach dem Schichtwechsel, der in absehbare Nähe rückte.

Dieser Tag brachte die ersten Vorboten des Herbstes. Der Himmel war grau, Regentropfen liefen die Fensterscheibe herunter und Sophie musste heute zum ersten Mal am Morgen das Licht anlassen. Sie wusste, dass ihr heute ein aufregender Tag bevorstand und am liebsten hätte sie ein Veto eingelegt, aber das würde hier niemanden beeindrucken.

Da, es war ganz deutlich für sie zu hören: Die innere Stimme, die klar und aufrichtig mit ihr sprach. Heute hatte sie einen aufmunternden Unterton, ja fast scherzhaft versuchte diese Stimme ihre Aufmerksamkeit zu erhaschen.

‚Sophie, Kleines', vernahm sie, ‚du gehst heute auf große Reise. Ich wollte dir sagen, dass ich dich begleite. Ich bin deine Beraterin, dein Coach, deine persönliche Betreuung.'

Huch, meine Güte, was ist denn das?, wollte sie antworten, bis sie begriff, dass dies nur in Gedanken möglich war. Sie versuchte dieser Stimme gegenüber Stellung zu beziehen.

‚Hallo Stimme, hörst du mich? Ich nehme dein Angebot an. Ich freue mich, wenn du mitkommst.'

‚Ganz meinerseits', kam nach einer Pause, ‚dann bis später!' Es funktioniert, dachte Sophie aufgeregt, das ist ja unglaublich! Angestachelt von dieser Möglichkeit, mit sich selbst ins Gespräch zu kommen, vermutete sie, dass die Stimme ein Teil ihrer selbst sein musste. Etwas, das bisher in ihr geschlummert hatte und jetzt, in dieser ausweglosen Lage, erwacht war. Eine andere Erklärung fiel ihr nicht ein. Feierlich wählte sie den Namen Sophie die Zweite. Das hörte sich großartig an, schließlich empfand sie es als die bedeutendste Begegnung seit Bekanntwerden ihrer Erkrankung. Jeder Sportler, jeder Politiker hatte seinen persönlichen Berater. Was hier auf sie zuzukommen schien, würde wahrscheinlich mindestens so anstrengend werden wie Leistungssport.

Sophie die Zweite war mit Sicherheit die Richtige für sie. Sie allein würde sie wirklich verstehen können, ihr gegenüber müsste sie nicht lange nach den richtigen Worten suchen, um das auszudrücken, was sie bewegte. Sophie betrachtete diese Neuentdeckung mit Humor und gewann damit Oberhand über ihre trüben Gedanken und Gefühle. Realistisch gesehen blieb ihr nur die pure Verzweiflung. Wer hier von Hoffnung, Mut und Vertrauen in die Medizin sprach, der wusste nicht, wie es sich tatsächlich anfühlte, so krank zu sein, und welche Ängste einen plagten.

Natürlich mussten alle Zuversicht versprühen, um sie zu stärken, aber aus Sophies Perspektive waren Hoffnung und Zuversicht abstrakte Wünsche, die ihr nicht halfen, ihre elende Situation besser zu ertragen. Da war einfach nur noch der Impuls, weiter zu leben und sich auf das einzulassen, was ihre Ärzte für richtig hielten. Einerseits war sie erstaunt über die Vitalität ihrer inneren Stimme und andererseits fühlte sie sich erschlagen und ergab sich wehrlos den Abläufen der medizinischen Behandlung. Sie nickte erschöpft für einen Moment ein.

Ein Hüsteln ließ sie hochschrecken. Professor Merlenburg höchstpersönlich stand neben ihr.

„Guten Morgen, Frau Krebs“, begann er etwas verlegen das Gespräch, „es tut mir Leid, dass ich Ihren Schlaf stören muss. Ich habe endlich grünes Licht aus der Universitätsklinik erhalten und Ihrer Verlegung steht nichts mehr im Wege. Ihr Zustand wird sich schnell verbessern, wenn dort mit der Chemotherapie begonnen werden kann. Ich habe angeordnet, dass Sie mit einem Krankenwagen im Liegen transportiert werden. In diesem Umschlag sind alle notwendigen Unterlagen. Und dann ist hier noch das Rezept für Ihre Perücke.“

Er nahm Sophies Hand, blickte ihr väterlich ins Gesicht und wünschte ihr alles Gute. Jetzt wurde es ernst.

Festgezurrt auf einer Trage wurde Sophie wenig später von zwei jungen Sanitätern in den Krankenwagen verfrachtet. Sie kam sich vor wie eine Fleischwurst im Teig, alles an ihr fühlte sich so verpackt und taub an. Offensichtlich hatte sie vorhin ein Beruhigungsmittel bekommen, als man ihr noch eine Spritze verpasst hatte, denn sie war erstaunlich gelassen. Im Liegen Auto zu fahren und in den Kurven die Orientierung zu verlieren, war ein merkwürdiges Gefühl.

Wie schön, dass sich urplötzlich Sophie die Zweite zu Wort meldete und ihr, ähnlich wie letzte Nacht, den Rat gab, sich fallen zu lassen. Jetzt konnte sie damit schon mehr anfangen. Sie wehrte sich nicht gegen das Schaukeln und interpretierte das Fleischwurst-in-Teig-Gefühl als das einer Insektenpuppe, die in ihrem Kokon hin und her baumelte und aus der irgendwann ein wunderschöner Schmetterling schlüpfen würde. Sophie träumte vom Fliegen und döste mit dieser Vorstellung ein.

Als sie wieder wach wurde und das gleichmäßige Motorengeräusch des Krankenwagens im Ohr hatte, war ihr erster Gedanke, dass sie auf der Autobahn sein müssten. Der Sanitäter neben ihr fummelte an ihrem Arm herum, um ihren Blutdruck zu messen. Dabei kam er mit seinem Gesicht so nah an sie heran, dass sie nicht umhin kam, ausgiebig die Aknenarben und seine unreine Gesichtshaut anzustarren. Sein Atmen roch unangenehm und es ekelte sie furchtbar. Sie schloss schnell die Augen, was von ihm wohl als beginnende Ohnmacht interpretiert wurde. Streng forderte er sie auf ihn anzusehen. Er nahm eine Taschenlampe und leuchtete ihr in die Augen. Wichtigtuer, dachte Sophie, ich bin doch nicht bewusstlos, ich möchte mir nur einen anderen Anblick genehmigen. Endlich saß er wieder still, aber kurze Zeit darauf begann er mit ihr ein Gespräch.

Er fragte sie direkt nach ihrer Krankheit, woraufhin sie kurz und trocken antwortete: „Ich habe Krebs!" Sie hoffte, ihn damit in eine nachdenkliche Erstarrung zu versetzen, damit er sie in Ruhe ließe. Weit gefehlt! Er erzählte ihr nun alles über den Brustkrebs seiner Tante und, obwohl sie nach einer Weile so tat, als würde sie schlafen, hörte er nicht auf. Sie kam sich vor, als würde sie eine Beichte abnehmen und wollte sich schon beschweren, als ihr Sophie die Zweite kurz angebunden eine Mitteilung machte: ‚Lass ihn reden. In solchen Fällen hilft nur, die Ohren auf Durchzug zu stellen. Daran wirst du dich gewöhnen müssen. Es wird nicht mehr allzu lange dauern und du bist ihn los.'

In ihrer Situation blieb ihr wirklich nichts anderes übrig, als diesem Rat zu folgen, und sie gab weiter die Schlafende vor, bis ihr sein Gerede so monoton und nebensächlich vorkam wie das Motorengeräusch.

Als das Gerede verstummte, linste sie vorsichtig zu ihrem Gegenüber. Der starrte auf ein Stück Papier, das aussah wie ein Transportprotokoll. Nun wurde die Fahrt wieder kurvenreicher; ob sich damit das Ziel ankündigte? Aufregung stieg in ihr auf und sie empfand dieses völlig andere Bild der Welt aus der Perspektive des Liegens als irritierend. Sie sehnte sich danach, endlich wieder auf eigenen Beinen stehen zu dürfen und sich wieder so stark zu fühlen wie früher.

Unvermittelt kam der Krankenwagen zum Stehen. Die Türen wurden aufgerissen und sie wurde durch etliche Gänge in einen Fahrstuhl geschoben. Während der Fahrt nach oben machte sich ein Geruch in ihrer Nase breit, der bei ihr einen heftigen Brechreiz auslöste und sie musste an sich halten, dass es ihr nicht hochkam.

Der Fahrstuhl hielt im 10. Stockwerk. Mit einem heftigen Ruck wurde sie aus dem Aufzug herausgerollt. Ihrer Bitte, das Kopfteil zu erhöhen, kam der pickelige Sanitäter prompt nach und er hielt ihr dabei noch ein letztes Mal sein Gesicht direkt vor die Nase. Schnell wandte sie ihren Kopf von ihm weg und blickte sich aufmerksam um. Dabei stellte sie fest, dass ihr Hab und Gut zu ihren Füßen lag.

Auf einmal standen sie vor einer großen milchigen Glastür, auf der sie in blauen Lettern las: *Medizinische Klinik III, Station B, Onkologie, Prof. Dr. Heinrich Schöller.* Seitlich baumelte ein gelber Strick mit einem dicken Knoten am unteren Ende. Lässig zog der andere Sanitäter daran und wie auf ein Sesam-öffne-dich teilte sich die Türe mit einem Quietschen.

Plötzlich bremsten die Sanitäter ruckartig ab und sie standen vor einem metallenen Kasten auf Rollen, an dessen Ende ein bärtiger kleiner Mann mit dunkler Gesichtsfarbe stand. Sophie wurde starr vor Schreck. Nicht doch, wollte sie rufen. Sie war knapp dem Zusammenstoß mit einem Sarg entkommen. Sophie hatte Gänsehaut.

Ohne lange zu überlegen flehte sie Sophie die Zweite an: ‚Wo bin ich hier?', schrie sie panisch: ‚Ich denke, ich soll hier gesund werden!? Ist das hier die Station der hoffnungslosen Fälle? Womöglich komme ich hier nie mehr lebend raus!? Ich will hier nicht hin, bitte hilf mir!'

‚Kleine, beruhige dich!', kam prompt die tröstende Stimme von Sophie der Zweiten. ‚Du bist hier genau richtig. Alles wird gut, du wirst nicht sterben. Aber du musst lernen, dass zum Leben der Tod dazu gehört und hier auf dieser Station sogar zum Alltag. Verzeih, wenn ich so hart bin. Es steht nicht in unserer Macht, zu wissen, wann und wie wir dran sind. Du jedenfalls bist noch nicht dran! Hast du kapiert?'

‚Ja – nein, eigentlich nein. Ich hab es noch nicht kapiert. Ich hab nur Angst, dass ich vielleicht doch ...'

‚Also gut! Es hat keinen Sinn, dir irgendetwas vorzumachen. Du lebst im Moment gefährlich. Dein Krebs ist einer der üblen Sorte, und was da auf dich zukommt, ist auch nicht von Pappe. Aber Sophie, es hilft jetzt nur nach vorne zu schauen. Lass dich nicht von deinen Gefühlen runterziehen. Nimm deinen Verstand zu Hilfe und bedenke, dass du im 21. Jahrhundert lebst und medizinisch eine echte Chance geboten kriegst. Vor fünfzig Jahren hättest du in dem Sarg gelegen!'

Dass Sophie die Zweite so hart und direkt sein konnte, überraschte Sophie. Sie wollte ihr schon den Vertrag als Coach und Beraterin kündigen, doch dann besann sie sich darauf, dass ihr Alter Ego nicht ganz Unrecht hatte und es einfach Situationen gab, in denen Panikmache fehl am Platze war. In diesem Moment musste sie an ihre Kinder denken und begriff, dass es sich lohnte, den Kampf gegen den Krebs mit allen Mitteln anzugehen.

Eine blonde Frau in OP-Kleidung trat an ihre Liege heran. „Guten Tag, Frau Krebs. Ich begrüße Sie hier bei uns auf der onkologischen Station. Ich bin Schwester Mareile und in den nächsten zwei Tagen für Sie zuständig. Ich bringe Sie jetzt auf Ihr Zimmer, wo wir dann ausführlich sprechen."

Das klang richtig gut, vom Ton her kam sie sich auf einmal vor wie in einem Hotel.

Teil II

Heribert hatte sich zwei Tage Urlaub verordnet, Zeit um alle notwendigen Formalitäten zu regeln. Die Kinder waren untergebracht: Schule, Kindergarten und Oma. Es herrschte Ruhe im Haus, dafür kroch die Unordnung aus allen Ritzen. Statt aufzuräumen, seine Liste abzuarbeiten und auf direktem Weg zu seiner Frau zu fahren, hockte Heribert in der Küche herum. Doch hinter der Ruhe versteckte sich eine Art Antriebssperre, eine Lustlosigkeit, die ihn hinderte all das zu tun, was er sich für heute vorgenommen hatte. Er grübelte und fühlte sich innerlich wie ein rohes Ei. Alles nervte ihn auf ganz subtile Weise, ohne dass er hätte sagen können warum.

Von außen hätte das niemand vermutet, weil er den selbstsicheren Erfolgsmenschen mimte. Mit seinem Erscheinungsbild war er auch vollends zufrieden. Aber sein Inneres?

Unwillig folgte er dem dringenden Rat von Frau Möricke, sich bei der Caritas-Sozialstation nach einer Haushaltshilfe zu erkundigen. Man versicherte ihm, sich umgehend um eine Frau zu bemühen, die den Haushalt führen und die Kinder beaufsichtigen könne.

Wenig später teilte ihm seine Schwiegermutter mit, dass Julika hohes Fieber habe und sie den Kinderarzt aufsuchen werde. Sie vermute eine Mittelohrentzündung, da Julika sich ständig weinend ans Ohr griff. Das Angebot, Friedrich und Justus über Mittag zu ihr zu schicken, nahm er dankend an.

Nach einer weiteren Tasse Kaffee sinnierte er über das neue Gefühl, sich von anderen so viel schenken lassen zu müssen und selbst nichts Entsprechendes zurückgeben zu können. Früher war er immer großzügig gewesen und hatte auch gerne geholfen, wenn irgendwo Not am Mann gewesen war. Das war für ihn selbstverständlich und er liebte die Position des Gönners, des Gebers. Die machte ihn stark. Jetzt fühlte er sich schwach, weil er annehmen musste.

Lustlos versuchte er die Berge auf seinem Schreibtisch abzutragen, aber die Arbeit ging ihm nicht von der Hand. Schließlich folgte er Gabys Rat, loggte sich im Internet auf der Homepage einer Patienteninitiative zu Krebs ein und studierte das Angebot. Durch einen vorschnellen Klick landete er bei Erfahrungsberichten von Betroffenen und verschlang deren Beschreibungen. Eine sonderbare Mischung aus Interesse und Abwehr machte sich in ihm breit. Er kam sich vor wie ein Schlüssellochvoyeur. Unglaublich, was seine Augen sahen. Gruselig, utopisch, gefährlich, und trotzdem waren alle unsagbar glücklich über die Tatsache, dem Krebs ein Schnippchen geschlagen zu haben, als Helden moderner Medizin.

Wieder und wieder stiegen in ihm heftige Wogen innerer Abwehr auf, sogar der Gedanke, alles sei nur Fiktion. Er konnte sich beim besten Willen nicht vorstellen, dass Sophie tatsächlich bald ihre eigenen Erfahrungen mit dem Wundermittel Chemotherapie machen würde und er hilflos zusehen musste, wie sich die Frau an seiner Seite in ein Wesen ohne Haare verwandeln und wahrscheinlich auch sonst zu nichts zu gebrauchen sein würde.

Warum nur um alles in der Welt hatte es sie erwischt? Warum musste ausgerechnet Sophie diese erbarmungslose Krankheit bekommen? Robert kam ihm in den Sinn, wie tapfer und mutig er alles ausgehalten hatte. Was war Ulrike für ein Mensch gewesen? War sie zum Zeitpunkt ihrer Erkrankung nicht sogar noch jünger gewesen als Sophie? Hatte Robert sich nicht mit den gleichen Fragen geplagt, wie er es gerade tat? Er wollte unbedingt noch mehr von ihm erfahren. Ihre ehemals lockere Studienfreundschaft war zu einer Kameradschaft geworden.

Ein Anruf der Caritas brachte ihn auf andere Gedanken und er freute sich auf das Vorstellungsgespräch. Als er wenig später Frau Rotter die Haustüre öffnete, traf ihn fast der Schlag: Mit allem hatte er gerechnet, aber nicht mit einer Frau, die fast so breit wie hoch war. In ihrer altmodischen Kittelschürze, die unter dem Mantel hervorstach, sah sie aus wie ein Arbeitstier. Ihr Körpergeruch passte dazu. Gewohnt sich innere Regungen äußerlich nicht anmerken zu lassen, war Heribert freundlich bei der Begrüßung. Unter normalen Bedingungen hätte er sofort abgesagt, aber jetzt musste er wohl nehmen, was er kriegen konnte. Er dachte nur an die Erleichterung und zeigte ihr das Haus und ihr Arbeitsfeld. Als Beginn einigten sie sich auf 8 Uhr am nächsten Tag.

Er hielt noch die Klinke der Haustüre in der Hand, als sich erneut das Telefon in seinen Tag einmischte. Eine säuselnde Damenstimme wallte durch den Hörer an sein Trommelfell: „Guten Tag, Herr Krebs, verzeihen Sie bitte meinen Anruf bei Ihnen zu Hause."

Die Stimme kam ihm wohl bekannt vor, aber er wusste im ersten Moment nicht, wem sie gehörte.

„Hier spricht Griseldis Wünschelmann. Ich möchte Ihnen etwas Wichtiges mitteilen!"

Oh, nein, durchfuhr es Heribert, was um alles in der Welt will die denn von mir?

Frau Wünschelmann zählte schon zum Inventar der Firma und genau genommen hatte er gar nichts mit ihr zu tun. Soviel er wusste, galt sie als eine etwas verschrobene alte Jungfer, die keinen abgekriegt hatte; jedenfalls wurde darüber immer mal wieder hinter vorgehaltener Hand gewitzelt. Eigentlich hatte er nie besondere Notiz von ihr genommen.

„Ich habe von Ihrer misslichen Lage erfahren", kam ihre Stimme direkt und deutlich aus dem Hörer, „mein herzliches Beileid kann ich Ihnen vielleicht jetzt schon aussprechen. Ihre Frau scheint Ihnen ja nicht mehr zu Diensten zu sein."

Moment mal, wollte er sofort dazwischenschieben, aber dazu kam er nicht. Säuselnd wie ein Lufthauch drang es an sein

Ohr: „Herr Krebs, ich stehe Ihnen jederzeit zur Verfügung, wenn Sie Bedürfnisse haben, die Ihnen nur eine Frau erfüllen kann. Ich bin immer für Sie da. Wählen Sie 4-mal die 7 und 3-mal die 3."

Weiter kam Frau Wünschelmann nicht, weil Heribert total sauer das Telefon ausschaltete. Er kochte innerlich und fluchte über die modernen Telefone. Früher konnte man noch voller Wut den Hörer auf die Gabel knallen.

„Die ist ja nicht ganz sauber!", brüllte er in den Flur. „Das ist ja unerhört! Die tut so, als wäre Sophie schon gestorben!"

Er rannte in die Küche und versuchte mit einem Schluck Kaffee seinen Ärger herunterspülen, was ihm nicht gelang. Fassungslos stellte er sich unentwegt die Frage, wie ein Mensch nur so taktlos sein und auf so irrwitzige Gedanken kommen konnte?

„Bin ich jetzt im Irrenhaus gelandet?", schimpfte er aufgebracht vor sich her. „Sind denn alle verrückt? Oder bin ich schon durchgeknallt? Das wird Konsequenzen haben, der werd' ich's zeigen! Die hat wohl nicht alle Tassen im Schrank!"

So wütend hatte sich Heribert noch nie erlebt! Obwohl er wünschte, sich von einem so lächerlichen Anruf nicht aus der Fassung bringen zu lassen, und die Angelegenheit am liebsten vergessen wollte, fühlte er sich schlagartig angreifbar und verletzlich. Er hätte platzen können und wäre am liebsten in den Garten gerannt, um Holz für den Kamin zu hacken.

Er brauchte Abwechslung! Schnell schlüpfte er in seinen Jogginganzug, steckte sein Handy in die Tasche und verschwand im Wald.

Sophie kletterte von der Krankentrage herunter und betrat ihr neues Zimmer in der Universitätsklinik. Wachsam beäugte sie ihre neue Umgebung und Mitpatientin und achtete auf jede Einzelheit. Ihr Bett war das am Fenster und unter ihm stand ein knallroter kleiner Putzeimer, den anscheinend die Putzfrau vergessen hatte.

Ihre neue Mitpatientin war deutlich jünger als Frau Hiller, womöglich in Sophies Alter, und trug eine hellblaue Stoffmütze auf dem Kopf; sie wurde ihr als Frau Cherny vorgestellt. Sie hing an einem riesigen Apparat, an dem viele Flaschen drapiert waren, und am Hals hatte sie ein großes Pflaster, aus dem ein Schlauch ragte, der sich mehrfach verzweigte und mit den Flaschen verbunden war. Auf ihrem Nachttisch standen unzählige Fläschchen, eine Nierenschale, zwei Familienfotos und das Telefon. Frau Cherny lächelte Sophie freundlich an. Sie wirkte müde.

An der Wand gegenüber den Betten befand sich kein Kreuz, dafür ein großes, in zarten Farben gehaltenes Bild einer Blumenwiese. Schwester Mareile half ihr dabei, ihre Siebensachen in Schrank und Nachttisch zu verstauen, und als sie endlich in ihrem neuen Bett lag, wurde ihr mulmig. Der Bettbezug fühlte sich hart und steif an. Sophie fröstelte und fühlte sich schrecklich einsam.

Eine seltsame Stille breitete sich im Zimmer aus. Sie blickte zum Fenster hinaus. Hier im zehnten Stock war sie dem Himmel näher als zuvor. Der Ausschnitt des Fensters war größer, aber sie konnte im Liegen wieder nur das Wolkenspiel beobachten. Kein Gegenüber, kein Baum. Nur Himmel, der dem Zimmer eine lichtdurchflutete Stimmung verlieh.

Ihre Zimmernachbarin sagte kein Wort. In dieser seltsamen Stille wurde sich Sophie ihrer Scham bewusst; bald würde Frau Cherny von ihr und sie von Frau Cherny Dinge wissen, die man unter normalen Bedingungen nie erfahren würde. Schwester Mareile tauchte beladen mit allerlei Ordnern und einem Tablett an ihrem Bett auf. „Frau Krebs, ich muss Sie leider stören. Ich habe ein paar Fragen an Sie.“

Sophie fand ihre Stimme sehr sympathisch, was es ihr leicht machte, ihr zu vertrauen und auf die Fragen ehrlich zu antworten. Die Schwester erklärte ihr, dass auf dieser Station ein anderer Pflegeschlüssel gelte, so dass hier auf zwei bis vier Patienten eine Schwester oder ein Pfleger pro Schicht käme.

Für die bevorstehende Therapie wäre es wichtig, dass Sophie alle Maßnahmen genau einhielte und jede Veränderung, die sie an sich feststellte, weitergebe. Die Schwester zeigte ihr die Krankenakte, in der es für jeden Tag neben dem Protokoll der therapeutischen Angaben eine Spalte für Sophies Empfindungen gab. Dann stellte sie eine Nierenschale mit verschiedenen Röhrchen und Schälchen auf den Nachttisch und erläuterte ihr, was es damit auf sich hatte.

Nach diesen ausführlichen Instruktionen studierte Sophie die Etiketten der Röhrchen und stellte fest, dass neben ihrem Namen eine mehrstellige Nummer und ein Strichcode aufgedruckt waren. Sie war nun Nummer 56008943 und versuchte, sich die Nummer zu merken. Sicher ist sicher, dachte sie und nahm das erste Döschen, um wie gefordert eine Urinprobe abzugeben.

Das Badezimmer war direkt im Zimmer und gab ihr erneut das Gefühl, hier nicht in einem Krankenhaus, sondern in einem Hotel zu sein. Moderne Lichter strahlten über einem großen Spiegel am Waschbecken, großzügige Ablageflächen für Toilettenartikel sowie eine Dusche zeugten von der Absicht, den Aufenthalt während der Therapie so angenehm wie möglich zu gestalten.

Kaum hatte sie das Badezimmer verlassen, stand schon ein Arzt im Zimmer, der auf sie wartete. Auch er sprach sie sehr freundlich an: „Frau Krebs?“

„Ja?“

„Ich darf mich vorstellen, Dr. Bock, Stationsarzt. Ich brauche etwas Blut von Ihnen.“

Sophie legte sich aufs Bett und ließ den Arzt ohne innere Anteilnahme an ihrem Arm herumhantieren. Erstaunlicherweise schmerzte es kaum.

„So, das hätten wir. Frau Krebs, ich komme dann noch mal für weitere Untersuchungen. Bis später“, und weg war er.

Sophie legte sich wieder in ihr Bett und eine gewisse Heiterkeit überkam sie, weil, den Schreck vorhin über den

Beinahezusammenstoß mit dem Metallsarg ausgenommen, bis jetzt alles einfacher lief, als sie es sich vorgestellt hatte. Sie hoffte, Heribert würde gleich anrufen und starrte sehnsüchtig aufs Telefon. Dabei fiel ihr ein, dass sie auch hier sicherlich erst eine Chipkarte würde lösen müssen, um überhaupt anrufbereit zu sein. Eine Gelegenheit, um mit ihrer Zimmernachbarin ein Gespräch zu beginnen.

Frau Cherny machte einen sehr netten Eindruck. Bei näherer Betrachtung fand sie es gar nicht mehr so schlimm, dass sie offensichtlich unter ihrer blauen Mütze keine Haare hatte. Ihre Augen sahen müde aus und ihr Gesicht wirkte gelblich und war an den Backen aufgeschwemmt wie das eines Hamsters. Gewöhnungsbedürftig, fand Sophie, aber was konnte Frau Cherny für ihr Äußeres.

Während der Unterhaltung bemerkte sie, dass auch unter dem Bett von Frau Cherny ein Putzeimer stand, in Quietschgrün. Sie wunderte sich sehr, dass die Putzfrauen ihr Arbeitszeug in den Patientenzimmern stehen ließen. Das hatte sie noch nie erlebt.

Während das Mittagessen gebracht wurde, musste Sophie Dr. Bock in das Untersuchungszimmer folgen. Mit Tränen in den Augen kehrte sie wenig später zurück.

„Ich verstehe mich selbst nicht mehr. Ich kann es einfach nicht mehr ertragen, dass ständig an mir herumhantiert wird. Es ist, als wäre meine Haut, meine Hülle durchlöchert und jeder, der einen weißen Kittel trägt, darf ohne mich zu fragen immer wieder an mir rumlöchern. Die meisten Ärzte sind zwar nett und freundlich, aber trotzdem fühle ich mich wie ein zum Abschuss freigegebenes Tier. Es kränkt mein Selbstverständnis, es macht mich wütend und alles tut mir so entsetzlich weh. Ich hab' überhaupt keinen Schutzschild gegen den Schmerz und stelle mich an wie ein Kleinkind. Ich schäme mich so dafür, dass ich nicht tapfer bin“, beendete sie kleinlaut ihren Monolog.

Frau Cherny erahnte die Gefühlslage von Sophie und versuchte sie zu trösten. Sophie spürte, wie gut ihr das tat und wie dankbar sie einer wildfremden Frau war, die als erfahrene Patientin Bescheid wusste.

„Ich weiß, mir geht es auch immer so, obwohl ich schon so lange hier bin. Aber man gewöhnt sich daran und irgendwann fühlen Sie den Schmerz nicht mehr so stark. Die Ärzte hier sind unsere letzte Hoffnung. Ich glaube, denen tut es auch jedes Mal weh, aber sie müssen ihre Arbeit ja tun."

Sophie wischte sich die Tränen aus dem Gesicht und ein Lächeln huschte von den Augen in die Mundwinkel. „Sie haben das so schön gesagt. So habe ich es noch nicht gesehen. Sie meinen, die Ärzte finden es nicht schlimm, wenn ich so empfindlich bin?"

„Ich glaube nicht. Sie wissen, dass wir uns nicht anstellen und tapfer sind. Und sie wissen auch, dass es verdammt viel ist, was wir hier aushalten."

Es war für Sophie immer noch unbegreiflich, wie feinfühlig sie geworden war. Diese Stimmung hier in ihrem neuen Zimmer hatte etwas, das sie noch nie erlebt hatte. Sie wusste noch nichts von dieser Frau, aber das gegenseitige Vertrauen war stärker, als sie für möglich gehalten hatte. Es existierte ohne große Mühe.

Schwester Mareile brachte ihr ein aufgewärmtes Mittagessen. Sophie stocherte widerwillig darin herum und schob ein paar zermatschte Salzkartoffeln mit Soße und Gemüse in sich hinein. Diese undefinierbare Scheibe Fleisch, die offensichtlich in jedem Krankenhaus gleich aussah und einmal pro Woche auf dem Speiseplan zu finden war, zusammen mit einer glibberigen, dunkelbraunen Soße, fand sie einfach nur eklig. Es schüttelte sie jedes Mal. Einer der Pfirsiche, die es als Nachtisch gab, fand ihre Zustimmung.

Sie hatte sich gerade die Zähne geputzt, als der nächste Tagesordnungspunkt anstand: Fiebermessen, Puls- und Blutdruckkontrolle. Sie hatte immer noch leichtes Fieber und

Schwester Mareile fragte, ob sie sich den Weg zur Computertomographie in Bau 5 alleine zutrauen würde. Sie willigte ein. Die Aussicht auf frische Luft stimmte sie fröhlich.

Sophie zog sich eine warme Jacke über den Jogginganzug und verabschiedete sich von Frau Cherny. Als sie den Flur betrat, fühlte sie sich unbehaglich. Hotelgefühle hin oder her, auf dem Gang zur Untersuchung empfand sie dieses Krankenhaus als ebenso kalt und steril wie das vorherige. Weißer, heller, neonbeleuchteter Flur, wie überall. Beim Warten vor dem Fahrstuhl öffnete sich die Doppeltür am anderen Ende des Ganges, durch die sie am Morgen gekommen sein musste, und ein Mann, gestützt von einer Schwester, schlurfte den Infusionsständer vor sich herschiebend, mühsam und schnaufend auf sie zu. Verlegen grüßte Sophie mit einem Kopfnicken und starrte wie gebannt auf seinen kahlen Kopf. Kein einziges Haar war zu sehen. Das war die erste Chemoglatze, die sie aus nächster Nähe inspizieren konnte. Sie bedauerte ihn wegen seines platten Hinterkopfes.

In diesem Moment öffnete der Fahrstuhl seine Türen und Sophie zwängte sich zwischen andere Patienten in Morgenmänteln und Jogginganzügen. Schon in normalen Aufzügen herrschte immer eine leicht beklemmende Stimmung, vor allem, wenn sie voll waren. Sie überlegte, ob alle anderen auch Krebs hatten. Zumindest wurden sie wohl alle stationär behandelt, denn unter anderen Umständen würde niemand im Morgenmantel Aufzug fahren und sich mit ungekämmten Haaren unter Leute wagen. In diesem Klinikfahrstuhl schien es den Leuten völlig egal zu sein, was andere über sie dachten. Sophie hoffte, selbst nie in einen solchen Zustand der Gleichgültigkeit zu verfallen.

Im Erdgeschoss angekommen glaubte sie, auf einem Flughafen gelandet zu sein. In einer riesigen, hell erleuchteten Halle wimmelte es von Menschen, und laute Geräusche einer emsigen Betriebsamkeit umhüllten sie. Es gab sogar ein kleines

Geschäft, in dem man Zeitungen und jede Menge Süßkram und Säfte, Obst und Kleinigkeiten für den täglichen Gebrauch wie Seife, Zahnbürsten und Rasierklingen kaufen konnte. Die Titelseite der Bildzeitung stach ihr in die Augen: „Schauspieler Supermann an Krebs erkrankt – Exfrau hält zu ihm."

Angewidert und genervt ging sie weiter und entdeckte gegenüber ein Café, in dem es bunt und munter zuging. In der Halle schoben sich ein halbeingegipster Schwarzafrikaner, ein schnöseliger Geschäftsmann mit Köfferchen und Handy am Ohr, ein heulendes Kind auf einer Trage und zwei Glatzköpfe mit riesigen Infusionsständern an ihr vorüber. Irgendwie kam sich Sophie vor wie im Zoo, eingepfercht mit lauter sonderbaren Exponaten. Noch fand sie sich ganz normal, außer dass sie Krebs hatte, aber das konnte von außen ja keiner sehen.

An der großen Ausgangstür saßen Männer in Rollstühlen, die diverse Körperteile in Gips hatten und rauchten. Sie überlegte, durch welchen Eingang sie heute morgen geschoben worden war, und kam zu dem Schluss, dass es ein Nebeneingang gewesen sein musste. Dieser Trubel wäre ihr doch aufgefallen!

Endlich im Freien fühlte Sophie voller Freude die feuchte, frische, fast schon herbstlich riechende Luft in ihrer Lunge. Jetzt wurde ihr erst bewusst, welchem Mief sie entkommen war. Sie blieb einen Moment unsicher stehen und blickte sich um. Hinter ihr streckten sich mindestens vierzehn Geschosse in den Himmel. Im oberen Teil war ihre Station. Auf der linken Seite ragte ein fast genauso hohes Gebäude in die Luft. Dazwischen Grünanlagen und gegenüber kleine, moderne Häuser, die im Pavillonstil friedlich beieinander standen. Sie blickte auf den Plan, den Schwester Mareile ihr mitgegeben hatte, und entschied sich nach links abzubiegen.

Nach einigen Schritten stieg ihr ein verbrannter Geruch in die Nase und ihr Blick fiel auf ein weißes Schild mit schwarzen Lettern: *Zentralküche*. Aha! Hier wurden also diese Scheiben

Fleisch mit brauner Soße gekocht. Kein Wunder, dass es hier so schrecklich roch.

Gedankenverloren ging Sophie geradeaus weiter und erst als sie unter einem Torbogen stand, versuchte sie sich wieder zu orientieren. Vor ihr lag eine vierspurige Straße mit tosendem Verkehr, und sie spürte das Pulsieren einer anderen Dimension. Sie drehte sich um und merkte, dass sie wohl gerade die Hauptpforte durchschritten hatte, die Schnittstelle zwischen dem Krankenhaus und dem Rest der Welt. Wehmut kroch in ihr hoch, weil sie gar nicht mehr wusste, in welche Welt sie überhaupt hineinpasste. Auf ihrer Haut klebte das Nachthemd, ihre zweite Haut, die sie schon den ganzen Tag unter ihrem Jogginganzug trug.

Sie orientierte sich neu und ging weiter. Ihr wurde deutlich, wie sehr sie sich bereits an das Leben hinter Klinikmauern gewöhnt hatte. Hier stand ihr Bett, hier waren Menschen, die ihr helfen wollten, den Krebs wieder loszuwerden.

Müde stand sie schließlich vor der Aufnahme in Bau 5. Man schickte sie einige Etagen hoch. Frau Finster, die sich ihr durch ihr Namensschildchen vorstellte, wartete schon ungeduldig auf sie. In Kabine 3 sollte sie alle Metallteile, die sie am Körper trug, entfernen. Sophie kannte die Prozedur der Computertomographie schon und sehnte sich nur danach, endlich wieder zu liegen. Es war ihr auch egal, dass ein Arzt ihr eine Nadel in den Arm rammte, durch die das notwendige Kontrastmittel seinen Weg in ihren Körper finden sollte. Dann das Surren des Tisches, auf dem sie lag, und sie wurde unter den großen metallenen Ring gefahren, der Bilder aus dem Inneren ihres Körpers erstellte und sie direkt dem Arzt nebenan auf den Computerbildschirm schickte.

Ein Klick und das Kontrastmittel floss. Sie merkte es an einem warmen Gefühl in den Adern und dem metallischen Geschmack, der sich in ihrem Mund ausbreitete. Aus einem Lautsprecher, direkt neben ihrem Kopf, drang eine monotone

Tonbandstimme. „Einatmen – nicht atmen – weiteratmen! Einatmen – nicht atmen – weiteratmen! Einatmen – nicht atmen – weiteratmen!" Der aufgezwungene Atemrhythmus hatte etwas Entspannendes und sie hätte noch Stunden weiter so atmen können.

‚Hallo Sophie. Das hast du super gemacht. Wie fühlst du dich?'

‚Ach, wie schön, dass ich dich wieder höre. Weißt du, ich bin jetzt richtig müde und geschafft. Am liebsten würde ich hier liegen bleiben.'

‚Wie stellst du dir das vor? Du hast noch einen langen Rückweg!'

‚Oh Gott! Ich weiß nicht, ob ich den alleine schaffe.'

‚Gott hilft dir dabei auch nicht. Was wirst du tun?', tönte es leicht sarkastisch.

‚Ich weiß nicht. Ich muss mich eben zusammenreißen. Muss doch gehen!'

‚Nein, das tust du nicht!', bezog Sophie die Zweite streng Stellung: ‚Du fragst, ob dich jemand begleiten kann! Hör endlich auf die Heldin zu spielen! Hey, hast du noch nicht kapiert, dass du Krebs hast und zwar einen ziemlich heftigen? Du bist hier im Krankenhaus und es gibt Leute, die dafür bezahlt werden dir zu helfen!'

Der Rüffel saß und Sophie fand ihn gar nicht übel. Als sie ehrlich in sich hinein horchte, musste sie Sophie der Zweiten Recht geben. Sie wollte immer noch die Starke spielen, obwohl es ihr mehr als schlecht ging. Sie selbst hätte sich nie getraut um Hilfe zu bitten, doch Frau Finster, die ihr die Nadel aus der Vene zog und ihr beim Aufstehen half, bemerkte, dass Sophie jetzt darauf angewiesen war und schlug für den Rückweg einen Krankentransport vor. Also wurde Sophie von einem jungen Mann an die Hand genommen, in ein Taxi verfrachtet und einmal kreuz und quer durch das Gelände der Uniklinik gefahren, das anscheinend nur aus Einbahnstraßen bestand. Das gesamte Areal erschien ihr wie ein kleines Dorf auf einem anderen Stern.

Sophie hörte im Geiste eine Frauenstimme mit amerikanischem Akzent durchs Mikrofon rufen: „Mrs. Krebs, bitte an Schalter B, Halle A, Terminal 1. Mrs. Krebs, bitte begeben Sie sich an Schalter B, Halle A, Terminal 1. Sie werden erwartet."

Jetzt in den Flieger steigen, zusammen mit Heribert, und auf einer kleinen Insel den Sommer ein wenig verlängern. Das wäre schön! Ihr gefiel diese Vorstellung so gut, dass sie sich für einen Moment einbildete, es wäre tatsächlich so. Die sich automatisch öffnende Türe im Erdgeschoss des Klinikhochhauses war das Tor zur großen weiten Welt. Ihr Nachthemd war eine Seidenbluse und die Menschen, die ihr entgegen kamen, waren allesamt Fluggäste.

Bei dieser Vorstellung spürte Sophie, wie sie sich innerlich aufrichtete. Sie streckte ihre Wirbelsäule, schob das Brustbein leicht nach vorne, bekam einen selbstsicheren Blick und auch ihre Füße setzten sich beschwingt voreinander. Ein Gefühl der grenzenlosen Leichtigkeit überkam sie und sie genoss diesen kostbaren Moment wie ein Juwel in ihrer Hand. Sie schritt mit diesem inneren Bild gradlinig und lebenslustig zum Fahrstuhl.

Als dieser seine Türen öffnete und Sophie eine Wolke verschiedener Parfüms der aussteigenden Fahrgäste entgegen wehte, war es um sie geschehen: Überwältigt von ihrer Vorstellung hatte sie das Bild eines Flughafens vor Augen und dachte nur noch an den Duft der großen weiten Welt. Ihre Glückshormone stiegen auf der Skala nach oben. In der Edelstahlverkleidung des Aufzuges spiegelte sich das Bild einer Frau, in der sie sich erst auf den zweiten Blick wieder erkannte. Sie strahlte eine Freude im Gesicht aus, die eigentlich eher zu einem Lottogewinn gepasst hätte als zur Diagnose Krebs.

‚Das ist eine geniale Idee. Du machst eine große Reise in unbekannte Länder', hörte sie Sophie die Zweite sprechen, ‚du bist famos! Alles können sie dir nehmen, aber deine

Fantasie gehört nur dir alleine. Auch wenn dein Körper krank und schlapp ist, dein Kopf, dein Geist, der kann sich denken, was er will! Komm, wir starten auf eine Reise ganz besonderer Art, die es in keinem Reisebüro der Welt zu buchen gibt!'

Meine Güte, was war nur in sie gefahren! Sie hatte Krebs, war seit heute Morgen in einer Spezialklinik, sollte morgen ihre erste Chemodosis bekommen und stand nun hier in einem Fahrstuhl und bildete sich ein, unterwegs auf einer großen Reise zu sein. Diese irre Stimme in ihrem Innern gab's kostenlos dazu; ob sie wohl auch als Fremdenführer taugte? Irgendwo in der Ferne waren da noch drei zuckersüße Kinder und der Mann, den sie liebte, aber zwischen all dem lagen Welten. Die eine hatte mit der anderen kaum noch etwas zu tun und dennoch konnte sie keine von der anderen trennen.

Auf einmal kam sie sich vor wie gefangen in einem Spinnennetz, das zwischen wunderschönen Sonnenblumen hing, die auf sie herunterleuchteten. Ein Spruch schoss ihr plötzlich durch den Kopf, den sie irgendwo aufgeschnappt hatte. War es einer der Tagessprüche ihrer Zeitung gewesen? Wie ging er doch noch mal? Irgendwas mit Abgrund. Ja genau, da war er wieder: „Am Abgrund kommt es alleine auf die Haltung an.“ War sie hier am Abgrund ihres Lebens? Und galt es hier mehr als sonst darauf zu achten, wie sie sich hielt? Zählte dazu womöglich nicht nur die äußere Haltung, die ihr sonst so mühelos gelang, sondern auch ihre innere Einstellung? Um schließlich durch geschicktes Taktieren aus dem Spinnennetz zu entkommen und wieder auf der Sonnenblume des Lebens herumzukrabbeln?

Sophie hatte ihre Wahl getroffen. Sie stand aufrecht im Fahrstuhl, lächelte ihr Edelstahlgesicht an und schwor sich, bei allem, was nun kommen sollte, es wäre ihre große Reise, die sie jetzt antrat und von der sie müde, aber gereift und mit vielen Eindrücken und Erfahrungsschätzen bald wieder zurückkehren würde. Am Ende der Reise wäre sie gesund und könnte ihr schönes Leben wie nach einer Pause einfach weiterleben.

„Ja!“, sagte sie laut in den Fahrstuhl hinein, der ihr für diesen Moment ganz alleine gehörte, „und Sophie die Zweite nehme ich mit, als meine persönliche Schutzpatronin.“

Da ertönte das kleine „Kling“. Der Fahrstuhl spuckte sie mitten auf ihrer neuen Station aus. Kaum stand sie im Flur, lächelten ihr zwei Augen über einem grünen Mundschutz freundlich entgegen. Die Frau hatte keine Haare und schien viel jünger als Sophie zu sein. Ihr wurde schlagartig klar, dass sie hier von jedermann als „die Neue“ identifiziert wurde, weil sie noch ihre Haarpracht besaß, wenn auch die Variante praktische Krankenhausfrisur. Die junge Frau begrüßte sie mit einem warmherzigen „Hallo“, und Sophie grüßte zurück. Sie fand das als Aufnahmeritual in die Gemeinschaft der Krebspatienten ganz okay. Es klang eigentlich ganz normal, so als wären sie sich schon mal irgendwo anders auf der Welt begegnet. Offensichtlich drehte die junge Frau ein paar Runden auf dem Flur, so wie Sophie es bisher auch regelmäßig getan hatte. Sie schauten sich etwas verlegen an.

„Ich heiße Sophie und bin heute hierher gekommen.“

„Ich heiß Lydia und bin schon ’n halbes Jahr hier.“

Oh die Arme, dann muss sie ja einen schlimmen Krebs haben, wenn sie schon so lange hier ist. Hoffentlich blüht mir das nicht auch!, dachte Sophie voller Sorge. Am Ende des Flurs kam ihnen ein Mann in blauer Hose und Kittel entgegen. Er wirkte ruhig und gelassen und gab Sophie die Hand.

„Ich bin Pfleger Matthiesen und habe bis heute Abend Dienst. Sind Sie unsere neue Patientin, Frau Krebs?“

„Ja“, kam es etwas müde von Sophie.

„Dann muss ich Sie jetzt gleich noch entführen. Dr. Bock wird Ihnen noch einen zentralen Venenkatheter legen, bevor er Feierabend hat.“

„Einen was?“

„Einen Venenkatheter, das machen wir routinemäßig bei unseren Patienten, dann müssen wir Sie nicht so oft ärgern. Kommen Sie mal mit, Dr. Bock erklärt es Ihnen gleich.“

„Wissen Sie, ich bin jetzt schon seit ein paar Stunden hier unterwegs, ich kann nicht mehr.“

„Tut mir Leid, aber es muss sein. Der erste Tag ist immer besonders hart.“

Das fand Sophie auch. Sie trottete hinter ihm her und glaubte keine Kraft mehr für irgendwelche Späße mit solch komischen Namen zu besitzen. Außerdem schien ihr, sie könne heute keine weiteren Schmerzen mehr ertragen, und das hier hörte sich verdammt danach an. Sie fand es auf einmal ungeheuerlich, was ihr als schwerkrankem Menschen abverlangt wurde. Ein Gesunder hätte schon längst kapituliert! Er hätte denen den Vogel gezeigt und die Flucht ergriffen. Oder hätte die Kommission für Menschenrechte angerufen, wegen körperlicher Qualen und seelischer Grausamkeit.

Trotzdem betrat sie das Untersuchungszimmer, wo Dr. Bock schon alles vorbereitet hatte. Da stand noch ein junger Arzt, den sie nicht kannte. Ihr wurde für Sekunden schwarz vor Augen. Dr. Bock, der heute Morgen so freundlich zu ihr gewesen war, wirkte jetzt fahrig und war kurz angebunden.

„Frau Krebs, legen Sie sich doch bitte hier auf die Liege und machen den Hals und die Schultern frei.“

„Aber bitte erklären Sie mir doch noch, was Sie vorhaben“, traute sie sich tatsächlich zu sagen.

„Ich muss Ihnen einen zentralen Venenkatheter legen. Das ist ein dünner Plastikschlauch, den ich direkt in ihre Vene schiebe, wo er vorläufig verbleibt. Ich werde ihn fixieren, damit er nicht herausrutscht, und dann können wir Blut abnehmen und ab morgen die Chemomittel dadurchfließen lassen. Das ist besser für Sie, weil wir Sie dann nicht jedes Mal stechen müssen. Außerdem schont es Ihre Venen an den Armen.“

„Muss das wirklich sein?“, hörte sich Sophie fragen. „Ich habe Angst.“

„Aber ja doch! Wir betäuben Sie auch örtlich, so dass es nicht so weh tut. Würden Sie sich jetzt bitte hinlegen?“

Also doch etwas Unangenehmes. Sophie bekam weiche Knie und ihr wurde schlecht, aber sie kapierte auch, dass sie hier nicht kneifen konnte. Es gehörte wohl oder übel dazu und sie musste jetzt tapfer sein, obwohl ihre Geduld inzwischen erschöpft war. Sie kam sich vor wie ein kleines Mädchen und hätte, wäre hier ein Rockzipfel gewesen, sich am liebsten dahinter verkrochen.

Widerwillig ließ sie die Prozedur über sich ergehen. Es war scheußlich, weil sie, um ihren Hals darzubieten, mit verdrehtem Kopf stillhalten musste. Keiner sagte ein Wort zu ihr und sie war wütend auf die Herren in Weiß, obwohl die ja nichts dafür konnten. Sie taten nur ihre Arbeit, aber Sophie war trotzdem sauer. Sie schmollte und war entnervt und müde. Es gab Grenzen und für heute waren ihre erreicht, was hier leider niemanden beeindruckte.

Zurück auf dem Flur konnte sie ihren Kopf nicht gerade halten. Am Hals baumelte jetzt ein Plastikstöpsel, ein riesiges Pflaster klebte an der Stelle, die Heribert so gerne küsste und an der sie so empfindlich war. Das Pflaster ziepte gemein, trotz Betäubung. Sie war durstig und wollte einfach nur noch ins Bett, aber Pfleger Matthiesen kam von hinten zu ihr und sagte, dass sie jetzt noch zum Kontrollröntgen müsse. Das sei notwendig um zu überprüfen, ob der Katheter an der richtigen Stelle sitze. Hinterhältig fand sie das! Hätte man ihr das gleich gesagt, hätte sie nicht zugestimmt. Sie kam sich überrumpelt vor und wollte streiken.

„Ich kann Sie ja verstehen, Frau Krebs. Es gibt wirklich angenehmere Dinge, aber es muss halt sein. Sie wollen doch wieder gesund werden, nicht wahr?“

Schleimer, komm mir nicht mit solchen Sprüchen, hätte sie ihm am liebsten an den Kopf geworfen und ihre Wut flackerte nochmals auf. Jetzt reicht es!

„Schauen Sie, Frau Krebs, ich habe noch Zeit und bringe Sie zum Röntgen. Ich sehe, dass Sie das jetzt alleine nicht mehr schaffen."

Dieser Satz versöhnte sie etwas mit ihrer misslichen Lage, aus der es offensichtlich kein Entrinnen gab. Der Pfleger half ihr in einen Rollstuhl und ab ging die Fahrt mit dem Fahrstuhl wieder nach unten.

Seit knapp einer Woche wusste Heribert nun den Namen von Sophies Krankheit und das hatte wie eine Bombe in sein Leben eingeschlagen. Alles war durcheinander, und er hatte in dieser kurzen Zeit so viel erlebt, als seien Jahre vergangen.

Nachdenklich ging er an den Zimmern der Kinder vorbei und dann die Treppe nach unten, durch den Eingangsbereich, wo alle Schuhpaare lustig und verquer nebeneinander standen. Die Schuhe von Sophie sprangen ihm sofort ins Auge und stimmten ihn erst recht traurig. In den letzten Wochen hatte er täglich mit einem positiven Entlassungsgrund gerechnet und nun war es sichere Gewissheit, dass es noch dauern würde, bis Sophie diese Schuhe wieder tragen würde. Und er hoffte inständig, sie würde dies wieder tun! Dabei versuchte er sich darüber klar zu werden, warum dieses Wort Krebs, obwohl er es oft aussprach, weil er ja so hieß und sich daran gewöhnt hatte, jetzt eine Wirkung entfaltete, die einem Todesurteil glich. Obwohl er versuchte, sich gelassen zu fühlen, musste er sich eingestehen, dass es nicht funktionierte. Resignation und Verzweiflung legten sich auf sein Gemüt wie der Tau am Morgen auf die Blätter im Garten.

Heute ließ sich das Gefühl nicht einfach mit sportlicher Aktivität abschütteln. Was würden andere Ehemänner tun, denen es so ging wie ihm? Wie hatte es Robert geschafft? Egal, Robert war seit dem Abend am Kaminfeuer sein großes

Vorbild geworden, und was ihm gelungen war, würde er auch gerne vollbringen.

Mit neuem Elan nahm er schließlich am Schreibtisch Platz und schrieb zügig drei Briefe. Sein Arbeitseifer wurde jedoch rasch wieder unterbrochen, weil Freundin Gaby lächelnd und mit zwei großen Tüten bepackt vor der Haustüre stand.

„Hallo Heribert, ich hab' früher Feierabend gemacht und bringe dir Arbeit."

„Arbeit, wieso denn das? Ich habe doch genug!"

„Dann komm ich ja goldrichtig. Hier, nimm mal."

Verdattert nahm er die zwei Tüten und bat Gaby erst mal rein. Sie beschlossen, Tee zu kochen und nahmen Platz in der gemütlichen Wohnküche.

„Entschuldige, dass ich dich überfalle. Das ist nicht nett von mir. Aber du weißt ja, dass ich das nicht bös' meine."

„Ja, schon gut", antwortete Heribert, „sag mir lieber, was du diesmal im Schilde führst."

„Ich dachte mir, Wissen ist Leben, und deshalb hab ich dir alle Bücher zum Thema mitgebracht, die ich in der Bücherei finden konnte. Du musst jetzt einfach im Schnellverfahren alles Wichtige lesen, weil Sophie dazu im Moment ja gar nicht kommt. Wenn du Bescheid weißt, dann hast du auch weniger Angst und kannst Sophie viel besser unterstützen."

„Du bist gut, ich habe ja noch nicht mal das verstanden, was du mir per E-Mail geschickt hast. Ich bin doch kein Arzt!"

„Korrekt, aber wenn du mit ihnen reden willst, dann ist es gut, wenn du dich schlau machst. Komm, Grips genug hast du doch. Und wenn du Fragen hast, kannst du mich jederzeit ansprechen."

Beim Teetrinken berichtete Heribert über das Treffen mit Frau Rotter und die Hoffnung, dass sich haushaltstechnisch nun einiges bessern würde. Den seltsamen Anruf von Frau Wünschelmann verschwieg er und beschloss, nie darüber zu reden. Solch einen albernen und geschmacklosen Anruf wollte er mit Nichtachtung strafen, um der Verrückten nicht noch eine Bestätigung zu liefern.

„Schau mal, Heribert, das Buch wollt ich dir noch zeigen", sagte Gaby, „es ist ein ganz niedliches Kinderbuch, in dem erklärt wird, was alles geschieht, wenn Mama Krebs hat. Die Bilder sind doch auch sehr hübsch gemalt. Meinst du nicht, das wär was für eure Drei?"

Heribert blätterte in diesem Buch und war gerührt von den Beschreibungen und Bildern. Er sah zum ersten Mal eine junge Frau mit Glatze und fand, dass sie ganz normal und liebenswert wirkte. Die Augenpartie erschien ihm besonders gut getroffen, so leuchtend und freundlich. Er vertiefte sich in den Text. Gaby griff sich eines der anderen Bücher und sie verbrachten den Rest des Nachmittags mit Lesen, Teetrinken und zwischendurch ein paar Sätzen Unterhaltung. Die Zeit verging wie im Flug und plötzlich überfiel Heribert wieder diese Unruhe, wie auf Bestellung.

„Mensch Gaby, die Kinder kommen gleich nach Hause. Ich möchte, dass die Bücher erst mal an einem sicheren Platz verschwinden. Ich finde, es ist noch zu früh, ihnen alles haarklein zu erläutern. Ich möchte lieber Zeit haben, ihnen zuzuhören, was sie den Tag über erlebt haben."

„Da geb ich dir recht. Wo sollen die Bücher denn hin?"

„Am besten in den Schrank in meinem Arbeitszimmer, den ich auch abschließen kann. Komm, gib her, ich mach das schon."

„Heribert, was hältst du davon, wenn ich dir heut' Abend helfe? Oliver hat einen Termin auswärts und kommt erst spät zurück."

Sie beendeten in Windeseile die Lesestunde, räumten auf und deckten den Tisch für das Abendbrot. Kaum waren sie damit fertig, klingelte es an der Haustür Sturm und vor ihnen standen Friedrich und Justus, die sich gegenseitig mit Boxspielchen bei Laune hielten. Heribert freute sich, dass endlich wieder Leben in die Bude kam und boxte aus Spaß gleich ein paar Runden mit. Das fanden die Kinder klasse.

Später beim Essen berichteten sie nichts Besonderes, was Heribert beruhigte. Konnten Kinder wohl schnell vergessen, wenn sich für sie außergewöhnliche Lebensumstände ergaben, oder hatten sie die bessere Taktik, sich auf das momentane Leben zu konzentrieren? Sie wirkten beide ausgelassen und müde, so wie sonst, und schienen sich mit der Situation, dass Mama nicht anwesend war, abgefunden zu haben.

Heribert war froh, dass er die übliche Vorleserunde an Gaby abgeben konnte und Zeit für das Telefon hatte, das sich mit seinem durchdringenden Klingelton in den Abend mischte. Seine Schwiegermutter berichtete ihm von Julikas Mittelohrentzündung und bot ihm an, die Kleine über Nacht bei ihr zu lassen, was er gerne annahm. Gaby verabschiedete sich nach dem gemeinsamen Aufräumen; sie hatte am nächsten Tag wieder einen anstrengenden Tag in der Arztpraxis vor sich.

An die Stille im Haus hatte sich Heribert immer noch nicht gewöhnt, obwohl er doch nun schon mehrere Wochen Zeit gehabt hatte. Er lauschte dem leisen Rauschen der Geschirrspülmaschine und war froh über wenigstens das eine vertraute Geräusch. Am liebsten hätte er jetzt Sophie angerufen, einfach um ihr „Gute Nacht" zu sagen, aber er hatte ihre neue Telefonnummer noch nicht. Der Versuch, sich über die Klinikzentrale durchstellen zu lassen, scheiterte; jedes Mal landete er bei einem fremden Mann.

Er entschied sich fürs Abwarten und versuchte das Telefon zu beschwören. Insgeheim hoffte er auf ein Lebenszeichen von Sophie. Aber es geschah nichts. Keiner wollte an diesem Abend etwas von ihm.

In den letzten Wochen hatte er sich zur Ablenkung oft am Abend noch in Arbeit gestürzt, jetzt musste er erneut überlegen, was er mit sich selbst anfangen sollte. Eigentlich sollte er lesen, lesen und nochmals lesen, so hatte es Gaby gesagt; oder arbeiten, arbeiten, arbeiten, denn der Stapel auf dem Schreibtisch war unübersehbar hoch. Aber seit der Diagnose von Sophies Krankheit half das Arbeiten nicht mehr. Er fühlte sich wie gelähmt und hatte zu rein gar nichts Lust.

Wie ein Tiger im Käfig schlich er durch das Wohnzimmer und rannte im Kreis herum. Sein Blick blieb hier und da an Gegenständen hängen, aber er schaute nur durch sie hindurch. Plötzlich fand er sich im Keller wieder, kehrte mit einer Flasche Bier nach oben zurück, stellte den Fernseher an und zappte sich von einem Programm zum nächsten. Danach lief er noch dreimal wie ferngesteuert in den Keller und kam jedes Mal mit einer neuen Flasche Bier nach oben, die er genüsslich trank. Die beruhigende Wirkung des Alkohols ließ ihn entspannen.

Mit schwerem Kopf und der vierten Flasche in der Hand schlief er vor dem laufenden Bildschirm ein. Die letzten Nachrichten wurden verlesen, als Heribert mit dröhnendem Kopf aufwachte und Schritte hörte. Einbrecher, schoss es ihm durch den Kopf, und ohne lange zu überlegen, machte er sich auf, nach ihnen zu sehen. In die eine Hand nahm er vorsorglich das Telefon, in die andere die leere Flasche, um sie dem Bösewicht über den Schädel zu ziehen.

Mit taumelnden Bewegungen schlich er zur Tür, von wo er die Schritte vernahm. Sie hörten sich schlurfend, ja tapsend an und erinnerten ihn an ein mittelgroßes Tier. Im Halbdunkel der Flurbeleuchtung sah er einen Schatten. Sein Herz schlug ihm bis zum Hals, der Kopf dröhnte und sein Arm hob sich reflexartig, um die Flasche in die richtige Schlagposition zu bringen. Jetzt, der Schatten kam immer näher!

Heribert hielt im letzten Moment inne, weil ihn zwei große braune Augen anstarrten. „Papa, ich hab' dich die ganze Zeit gerufen, ich hatte einen bösen Traum. Aber du bist nicht gekommen."

Vor ihm stand Justus mit rot verheulten Augen, verstrubbelten Haaren, seinem Hasen aus Frottee in der Hand und verzweifeltem Blick. Heribert wäre am liebsten im Erdboden versunken. Er brachte kaum ein Wort heraus, versteckte schnell die Flasche im Schirmständer im Flur, nahm seinen Sohn an der Hand und ging mit ihm nach oben.

„Komm", sagte er und versuchte einen beruhigenden Ton zu finden, „wir schlafen einfach weiter, dann verschwindet der Traum."

„Nein, Papa, dann kommt er wieder!"

„Quatsch, Justus, ich lege mich zu dir und passe auf, dass er nicht wieder kommt."

„Aber du musst die ganze Nacht bei mir schlafen!"

Erpresser, dachte Heribert. Er hatte keinen Nerv auf lange Diskussionen. Hundemüde quetschte er sich neben Justus ins Kinderbett, nahm ihn in den Arm, streichelte seinen Kopf und kurze Zeit später waren sie beide eingeschlafen.

Ein heftiges Klopfen an der Haustüre drang bis zu Heribert in den ersten Stock und riss ihn aus dem Schlaf. Wie von der Tarantel gestochen raste er nach unten. Vor ihm stand herzlich lachend Frau Rotter.

„Oh, Herr Krebs, haben Sie verschlafen? Ich sollte doch heute um acht Uhr bei Ihnen anfangen, oder nicht?"

War ihm das peinlich! Mit völlig verknitterten Klamotten stand er dieser wildfremden Person gegenüber. Sein Schädel hämmerte.

„Bitte, kommen Sie herein!", murmelte er betont höflich. In Wirklichkeit dachte er, die hat mir gerade noch gefehlt! Um Zeit zu gewinnen schickte er Frau Rotter in die Küche und bat sie das Frühstück zuzubereiten; so konnte er gleich testen, ob sie chaoserprobt war.

Im Badezimmer angelangt schluckte er eine Aspirin, griff müde zum Rasierer und erinnerte sich an seine nächtliche Aktion, bei der er um ein Haar sein Kind mit einer Bierflasche verletzt hätte. Er hoffte inständig, Justus habe davon nichts mitbekommen und würde ihn nie darauf ansprechen.

Zur Beruhigung seines schlechten Gewissens rechtfertigte er sich innerlich: Er hatte zwar unmöglich gehandelt, aber unter den gegebenen Bedingungen war eine solche Unsicherheit durchaus verständlich. Er gelobte Besserung. Ab heute sollte alles anders, alles besser werden! Er, Heribert Krebs, wollte endlich dazu stehen, dass seine Sophie Krebs hatte, und endlich aufhören, sich selbst zu bemitleiden. Er musste wieder zu seiner alten Stärke zurückfinden, sofort!

Wie um sich das zu beweisen, sprang er nach dem Duschen betont sportlich in seine Hose und riss mit dem Fuß den Hosensaum herunter. Genervt stöberte er auf der Suche nach Ersatz im Kleiderschrank und stellte fest, dass die Auswahl an gebügelten Hemden gegen null geschrumpft war. Frau Rotter musste unbedingt heute auch noch bügeln. Gequält ging er in Richtung Kinderzimmer, um seinen schulpflichtigen Jungen schnell zu wecken. Dabei rutschte er schlaftrunken auf einem Matschboxauto aus und konnte sich in letzter Sekunde mit der Hand an der Wand abstützen. Sein Adrenalinpegel stieg weiter, war er doch nach diesem abrupten Aufstehen sowieso schon auf Hochtouren. Am liebsten hätte er jetzt laut geflucht, doch in seinem Hinterkopf formierte sich eine Karikatur, die er irgendwann einmal in einer Zeitung entdeckt hatte und die ihn jetzt schmunzeln ließ.

Ein ordentlich gekleideter Geschäftsmann stand völlig verzweifelt, den Fuß in ein Spielzeugauto geklemmt, inmitten einer grölenden Bande ausgeflippter Kinder. Darunter stand geschrieben: *Der Gesundheitsminister warnt – Kinder gefährden Ihre Gesundheit.*

Das Fünkchen Wahrheit in diesem Spruch verhalf ihm zu mehr Gelassenheit. Er ermahnte sich im Stillen. Heribert, sieh zu, dass du auf dem Teppich bleibst! Die Kinder können nichts dafür, dass du dich so hast gehen lassen und versucht hast, mit Alkohol dem Druck der Realität zu entkommen.

Als seine Jungs von der neuen Haushaltshilfe hörten, waren sie ruckzuck aufgestanden, angezogen und in die Küche gerannt. Friedrich kam allerdings sofort wieder nach oben.

„Oah, Papa, is' die aber dick!"

„Friedrich, bitte sei höflich! Du kannst dir das denken, aber du sagst kein Wort. Verstanden? Wir wissen ja nicht, warum es so ist!“, sagte er, deutlich bemüht freundlich zu wirken.

„Ja, Papa. Wie lange bleibt die denn hier?“

„Bis Mama wieder gesund ist!“

Heribert erschrak über seine Worte, denn bis Sophie gesund sein würde, schien ihm noch eine Ewigkeit entfernt zu sein. Ob er es solange mit Frau Rotter aushalten würde, kam ihm plötzlich selbst zweifelhaft vor. Trotzdem wollte er sich redlich Mühe geben und verlieh seiner Stimme einen strengen Unterton.

„Friedrich, du als Großer musst jetzt vernünftig sein. Hörst du? Wir brauchen wirklich jemanden, der uns im Haushalt unterstützt. Sei so nett, geh nach unten und frage Frau Rotter, ob du ihr helfen kannst. Und vielleicht kann Justus mitmachen? Ich komme gleich nach.“

„Wird gemacht!“ Friedrich sauste mit lautem Getöse die Treppe herunter.

Als Heribert wenig später die Küche betrat, wurde er in höchstem Maße für diesen sehr abrupten Start in den Tag entschädigt. Frau Rotter hatte einen Frühstückstisch wie im Bilderbuch gezaubert. Es duftete nach Kaffee und frischem Toast, und sogar Spiegeleier hatte sie in der Pfanne. Nicht schlecht, dachte er und fing an sich mit seinem Schicksal zu versöhnen. Seine Kopfschmerzen waren so gut wie verschwunden und er überlegte, wie er diesen Tag strukturieren sollte. Sophie, dachte er, warum ruft sie nicht an? Was ist nur mit ihr los? Da kann doch was nicht stimmen!

„Papa, hallo, an was denkst du denn? Wir müssen doch los!“, erwischte ihn Justus. „Du kannst mich doch heute mal in den Kindergarten bringen. Bitte, das machst du doch sonst nie.“ Heribert nickte zustimmend. Vielleicht konnte er diese Gelegenheit nutzen, um mit der Erzieherin zu sprechen.

Ein kleines Holzkreuz gab es doch in ihrem neuen Krankenzimmer. Sophie entdeckte es, als sie vom Zähneputzen aus dem Bad heraustrat. Es hing neben dem Kleiderhaken, leicht versteckt und erst auf den zweiten Blick erkennbar.

Sie blieb einen Moment andächtig vor dem kleinen Ding stehen und dachte unwillkürlich an ihre Kirche zu Hause. An die Fürbitten, die im Gottesdienst gesprochen wurden. Eine davon betraf regelmäßig die Kranken und enthielt die Bitte, Gott möge sie beschützen und ihnen beistehen. Obwohl sie nicht regelmäßig zum Gottesdienst ging, empfand sie die Vorstellung als tröstlich, sie würde vielleicht in eine solche Fürbitte eingeschlossen werden. Die anderen zu Hause würden ihre Gedanken an sie mit einem Gebet bündeln, sie der großen Kraft Gottes anvertrauen; diese Kraft würde bis zu ihr in die Klinik gelangen und sie stärken.

Noch nie hatte sie darüber nachgedacht, dass ihr der Glaube helfen könnte, ihre Krankheit zu ertragen. Sophie verspürte bei dieser Vorstellung ein leichtes Lächeln auf dem Gesicht, ganz anders als das Lächeln, das sie sich krampfhaft morgens vor dem Spiegel bisher immer abgerungen hatte, um der täglich erwachenden Traurigkeit etwas entgegenzusetzen. Sie erinnerte sich an ihre Vorstellung, in Begleitung von Sophie der Zweiten auf eine große Reise zu gehen. Heute entschloss sie sich, auf diese Reise auch das kleine Kreuz mitzunehmen. Es könnte ihr eine Hilfe sein, in Momenten der Schwäche auf Gott zu bauen.

Sophie fühlte, hier auf der Krebsstation, im Bademantel mit struppigen Haaren, vor einer gelben Wand, einen Moment der Stille. Sie erinnerte sich daran, wie gut ihr vor kurzem die Stille in der kleinen Kapelle getan hatte. Hatten die Krankenhauseinrichter vielleicht ganz bewusst diese unauffällige Stelle für das Kreuz ausgewählt? Man musste schon ein wenig danach suchen, es finden wollen! Gegenüber dem Bett wirkten diese Kreuze wie Mahnmale, wie der drohende Zeigefinder der Institution Kirche, fand Sophie. Gott straft die Sünder mit einer bösen Krankheit. Sie sollen immer ein schlechtes Gewissen haben, um endlich einzusehen, dass ihr Leben ohne Gott dem Untergang geweiht ist. Auf die Knie und beten, so hätte es wohl mancher Pfarrer gerne. Nein, so wollte sie Gott nicht verstehen, das würde ihm überhaupt nicht gerecht. Aber wie dann?

‚Sophie, was ist denn los? Hast du deinen Moralischen? Rutsch jetzt nicht in religiöse Fantasien ab. Hier spielt die Musik! Heute gibt's die erste Therapieeinheit. Da kannst du nachher noch lange genug beten', tönte Sophie die Zweite.

‚Du bist gemein', konterte Sophie, ‚und hast absolut keine Ahnung. Hör auf, dich über mich lustig zu machen. Das ist einzig und allein meine Sache, wie ich das denke und fühle, mit Gott. Halt dich da raus!'

Warum war Sophie die Zweite so sarkastisch? Aber hatte sie womöglich Recht? Wenn es einem schlecht geht, ist man geneigt nach Gott zu rufen? Überhaupt kam ihr immer wieder die Frage nach dem Warum in den Sinn. Warum hatte es ausgerechnet sie erwischt? Warum nur? Sie wusste es nicht; es blieb ihr nichts anderes übrig, als geduldig zu warten, was heute auf sie zukommen würde.

Ihre Zimmernachbarin Frau Cherny schlief. Sie hatte eine schwere Nacht hinter sich. Die Nachtschwester und der Dienst habende Arzt waren oft bei ihr gewesen. Sophie hatte davon nicht allzu viel mitbekommen. Das Schlafmittel hatte ihr geholfen, immer wieder einzunicken und sich nicht verantwortlich zu fühlen. Es schaffte eine Art Distanz zur Umgebung und half ihr, trotz des derzeit dünnen Nervenkostüms, schnell wieder zur Ruhe zu kommen.

Sophie fror entsetzlich. Immer noch quälte sie eine unsägliche Schwäche, die sich bei jedem Schritt bemerkbar machte. Draußen in der Welt hatte sie heute nichts zu verpassen, denn es schüttete wie aus Kübeln und der Himmel war grau. Der Morgen war ganz frisch. Die Dämmerung verabschiedete sich langsam, und im Zimmer war kein Lufthauch zu spüren.

Auf dem Flur hörte sie ab und zu Schritte, aber es schien ihr, als sei auch dort die Frühschicht erst in den Startlöchern. Sie grübelte vor sich hin und ihr Blick wurde von den an ihrem Fenster vorbeiziehenden Wolken magisch angezogen. Mit jeder Wolke verband sie wieder und wieder die Frage nach dem Warum. Warum nur hatte sie, Sophie Krebs, Krebs?

‚Hör mal, Sophie, du solltest dir jetzt keinen Kopf darum machen, warum du den Krebs hast. Das nützt dir im Moment wenig. Überleg lieber, wie du ihn wieder los wirst! Das ist viel wichtiger. Mach dich innerlich bereit für deine erste Chemo heute. Und ruf endlich deinen Heribert an, der denkt sonst wer weiß was!'

Hatte sie tatsächlich vergessen, ihrem Mann Bescheid zu geben, obwohl sie es ihm versprochen hatte? Sie wählte die Nummer von zu Hause und war sehr überrascht, als eine fremde Frauenstimme ertönte: „Hier bei Krebs?"

Sophie zuckte zusammen und brachte kein Wort heraus. Was war denn das? Eine fremde Frau in ihrem Haus? Sie wagte es nicht, diesen Gedanken weiter zu spinnen, so ungeheuerlich schien er ihr. Unmöglich! Nein, das kann doch nie und nimmer wahr sein, schrie sie innerlich und unter ihr schien der Boden zu wanken. Sie fragte tonlos: „Ist Herr Krebs zu sprechen?"

„Nein, tut mir Leid. Er hat eben das Haus verlassen."

„Danke", kam ihr gerade noch über die Lippen und dann legte sie kraftlos den Hörer auf das Telefon. Auch das noch! Sie nippte an ihrem Kamillentee, um den Kloß im Hals zu verscheuchen, aber er nützte nichts. Tränen stiegen ihr in die Augen.

Doch dann überwog das Vertrauen in Heribert. Das gab ihr die Kraft zum Handeln zurück. Sie richtete sich senkrecht in ihrem Bett auf, griff erneut zum Telefonhörer und wählte seine Handynummer. Heribert war gerade auf dem Weg vom Kindergarten zum Auto und konnte alle Zweifel seiner Frau mit wenigen Sätzen in Luft auflösen. Er versprach gegen Mittag bei ihr zu sein und Sophie war glücklich über diese Aussicht.

Als Dr. Bock das Zimmer betrat, wurde es Sophie mulmig. Jetzt würde es bestimmt losgehen, mit der Chemotherapie. „Guten Morgen, Frau Krebs. Gut geschlafen?"

Sophie glaubte, dass er auf diese Frage keine Antwort erwartete, und sie ordnete sie in das übliche Begrüßungsrepertoire am Morgen ein und hatte Lust, den Arzt beim Wort zu nehmen. Ihre Antwort fiel kess aus.

„Möchten Sie das wirklich wissen?"

„Ja! Ich möchte es wirklich wissen. Hier in unserer Klinik legen wir Wert auch auf die Begleitumstände der Therapie."

Sophie war positiv überrascht. Sie war noch etwas sauer auf Dr. Bock, weil er sie am Vorabend nicht so freundlich behandelt hatte.

„Wenn ich ehrlich bin, dann habe ich gar nicht so schlecht geschlafen. Es gab schon viel schlimmere Nächte in den letzten Wochen."

„Das freut mich", antwortete Dr. Bock und an der Art, wie er das sagte, merkte Sophie, dass er es wirklich so meinte. „Jetzt brauche ich noch etwas Blut von Ihnen. Hier in der Klinik werden fast jeden Tag Ihre Blutwerte untersucht. Ich muss Sie aber nicht mehr ärgern, das habe ich ja gestern Abend schon getan." Dabei lächelte er etwas verschmitzt. „Ich schraube jetzt nur an Ihrem Katheter am Hals eine Spritze fest und schon werde ich fündig."

Sophie hatte Lust, sich auch ein wenig spaßig zu geben: „Ja, genehmigt", meinte sie lächelnd, „dann schauen Sie mal, wie viel kommt. Graf Dracula hätte ja seinen Spaß hier auf der Station."

„Nein, er hätte ja nichts mehr zu beißen."

Sophie hielt still, als Dr. Bock den Venenkatheter an ihrem Hals öffnete, und sie war sehr erleichtert, weil es wirklich nicht schmerzte.

Als der Arzt gegangen war, nickte Sophie noch mal kurz ein und wurde wach, als die Putzfrau den Boden wischte. Es war eine kleine dunkelhäutige Frau, die ihren Blick mit einem freundlichen Lächeln erwiderte. Es war ein Lächeln, das Sophie bis tief ins Herz anrührte. In den letzten Wochen hatte sie genug Zeit gehabt, die unterschiedlichen Blicke und wortlosen Botschaften des Klinikpersonals oder anderer Menschen zu studieren. Der Blick der Putzfrau war ein warmes und offenes Lächeln, nicht verlegen oder hastig, sondern mit einer gewissen Tiefe. Während die junge Frau alle Utensilien auf Sophies Nachttisch desinfizierte, hielt Sophie die Augen geschlossen. Sie blinzelte sie kurz an, um sich bei ihr zu bedanken, und sah aus den Augenwinkeln, wie sie mit gesenktem Blick konzentriert den Fußboden reinigte. So gründlich und ordentlich hatte sie bisher noch keine Putzfrau erlebt. Wahrscheinlich war auch das etwas Besonderes auf der Krebsstation.

Nachdem die Putzfrau gegangen war, fiel Sophie auf, dass sie den Eimer unterm Bett nicht mitgenommen hatte.

Sophies Magen knurrte in dem Moment, als Schwester Astrid das Frühstückstablett herein trug. Mit einem kurzen Blick prüfte sie das Frühstück und fand keinen Unterschied zu den städtischen Krankenanstalten ihrer Heimatstadt. Appetit verspürte sie keinen und so machte sie es wie jeden Morgen. Sie trank ihren schwarzen Tee und verordnete sich ein Brötchen mit Butter.

Danach überlegte sie, ihre Morgenrunde auf dem Flur zu drehen, aber ihre Beine fühlten sich schwach an, so dass es ihr ratsamer erschien im Bett zu bleiben. Frau Cherny schlief immer noch. An ein Gespräch, zu dem Sophie Lust verspürte, war nicht zu denken. So entschloss sie sich spontan ihre Mutter anzurufen, um zu hören, was es von den Kindern Neues gab. Als sie hörte, dass Julika krank war, blutete ihr das Herz. Was hätte sie darum gegeben, bei ihr zu sein und sie zu trösten und zu versorgen! Stattdessen wurde jetzt Sophie von ihrer Mutter getröstet und es tat ihr gut. Obwohl sie erwachsen war und schon so lange auf eigenen Beinen stand, war die Stimme ihrer Mutter am Telefon sehr beruhigend. Sie sprach in ihrem warmen Tonfall und versicherte ihr, dass die Kinder gut versorgt waren.

Danach war wieder Zeit zum Grübeln und Sophie wurde sich gewahr darüber, dass ihrer Familie noch eine schwere Zeit bevorstand. Vor allem konnte niemand vorhersagen, wie alles ausgehen würde. Die bevorstehende Therapie wurde ihr zwar als ein Rettungsanker dargeboten, aber ihr kam sie eher vor wie die Kugel im Roulettespiel. Abermals spürte sie deutlich, dass sie eigentlich immer noch nicht richtig verstand, was auf sie zukommen würde. Aber wo bitte schön sollte sie sich denn informieren?

Sie war seit Wochen in einem Krankenhaus, konnte sich kaum auf den Beinen halten und alles folgte einfach zu schnell aufeinander. Erst die Wochen der Unsicherheit und zahllose Untersuchungen, dann die Diagnose, der Krankenhauswechsel und jetzt die bevorstehende Therapie. In diesem rasanten Tempo würde es wahrscheinlich in den nächsten Wochen weiter gehen. Sie brauchte dringend Hilfe! Wer käme dafür in Frage?

Sie kramte die Liste in ihrem kleinen Block wieder hervor, studierte in aller Ruhe die aufgelisteten Begriffe und entschied sich eine Prioritätenliste zu erstellen. Sie sortierte neu und nummerierte nach Wichtigkeit und der Möglichkeit, sich darum zu kümmern. Die Begriffe Nebenwirkungen und Therapiestrategien standen ganz oben und hatten natürlich Vorrang, alles andere musste warten, bis sie die erste Chemotherapie hinter sich gebracht hatte. Sie wollte die nächste Gelegenheit nutzen, um mit Dr. Bock zu sprechen.

Sie lehnte sich wieder zurück und schaute aus dem Fenster. Es regnete noch immer in Strömen. Ein Flugzeug kam von der linken Seite in ihr Blickfeld und verschwand schnell in den grauen Wolken. Ihre große Reise – an welchem Punkt war sie heute? War sie noch beim hektischen Kofferpacken? Oder stand sie schon kurz vor der Abreise, womöglich beim Einchecken am Schalter? Sie konnte sich nicht entscheiden. Plötzlich überfiel sie eine große Portion Lampenfieber. Sie war unruhig, aufgeregt, sie zitterte etwas und ihr wurde übel. Diese entsetzlich unberechenbaren Stimmungswechsel machten ihr langsam Angst. Ihr war zum Heulen zu Mute. Sie kam sich vor wie ein kleines Kind, das im Kaufhaus seine Mutter verloren hatte, und sie wünschte sich sehnlichst, dass das alles hier nicht wirklich stimmte oder einfach nichts, aber auch gar nichts mit ihr zu tun hatte.

In diesem Moment hörte sie ein kurzes Klopfen an der Tür und herein trat mit einem knappen „Guten Morgen" eine ganze Schar Weißkittel. Sie fanden kaum Platz im Zimmer und formierten sich nach einer geheimnisvollen Regieanordnung halbkreisförmig um das Bett von Frau Cherny.

Sophies Angst war wie weggeblasen. Neugier machte sich in ihr breit. Sie musste herauskriegen, welches Ritual sich hier abspielte und ob sie daraus womöglich wichtige Informationen zu ihrer Lage ableiten konnte. Das war mit Sicherheit die Chefvisite: So viele Ärzte auf einmal hatte sie noch nie gesehen. Schnell zählte sie durch und kam auf zwölf Personen. Aus dem Augenwinkel heraus erkannte sie Dr. Bock. Frau Cherny schien von alldem nicht viel zu bemerken. Die Ärzte redeten in gedämpftem Ton in schwer verständlichen Worten. Ganz vorne links stand ein Arzt mittleren Alters, schon etwas grau an den Schläfen, mit einer Lesebrille auf der Nase. Er hielt die Hände vor dem Bauch verschränkt, sein Blick ruhte irgendwo an der Wand, wobei er gelegentlich mit dem Kopf nickte, während Dr. Bock ihm wichtige Dinge vortrug. Ein anderer hielt die Krankenakte und blätterte je nach Stand der Dinge die entsprechende Seite auf.

Jetzt erspähte sie Schwester Astrid, die zu Wort gebeten wurde und auch in gedämpftem Ton sprach. Man nickte mit den Köpfen, und Schwester Astrid notierte hier und da irgendetwas auf ihrem Block. Die Ärzte weiter hinten hörten interessiert zu. Manche blickten zum Fenster hinaus und ließen ihre Blicke in die Ferne schweifen, einer von ihnen strich sich gedankenverloren mit dem Finger über den Nasenrücken, zwei andere wippten mit den Beinen.

Sophie erblickte eine Ärztin, offensichtlich die Einzige in diesem Rudel Weißkittel. Sie hatte kurze Haare, fast so wie Sophies praktischer Krankenhausschnitt, war dezent geschminkt und überragte die sie umgebenden Kollegen. Sophie war von ihr fasziniert und überlegte, wie sie es anstellte, von den vielen Männern für ihre Arbeit Anerkennung zu finden. Ihre Körpergröße hatte etwas Standhaftes und war bestimmt hilfreich bei der Durchsetzung im Team.

Nach kurzem Schweigen setzte sich die Gruppe langsam in Bewegung und steuerte Sophies Bett an. Sophie spürte wie, sich ihr Herzschlag beschleunigte und ihr Magen zusammenzog. Sie blinzelte schüchtern. Der Arzt mit der Lesebrille führte die Gruppe an und kam auch an ihrem Bett auf der linken Seite zu stehen. Freundlich lächelnd reichte er ihr die Hand: „Guten Morgen. Professor Schöller."

„Guten Morgen", antwortete Sophie und ihre Stimme klang krächzend. Urplötzlich fühlte sie sich winzig und der Masse ihr gegenüber nicht gewachsen. In diesem Bett kam sie sich vor ein Wurm und rutschte verunsichert ein paar Zentimeter unter die Bettdecke. Ihre klare Beobachtungsfähigkeit von eben versagte völlig. Wie durch eine Nebelwand sahen alle weißen Personen aus, wie Insekten, die mit ihren riesigen Augen auf sie herab starrten, als wäre sie ein Wurm von besonderer Gattung, den es zu verspeisen galt.

Die Stimme des Herrn Professor drang aus weiter Ferne an ihr Ohr; er hielt einen Vortrag über Heilungschancen, die sie hier erhalten könne. Er bedauere ihre missliche Lage, gerade weil sie noch so jung und ihre schwere Krankheit eine besondere Herausforderung sei. Sie brauche Vertrauen in die

Mediziner, die hier alle ihr Bestes geben würden, um ihre Krebserkrankung zu behandeln.

„Natura sanat, medicus curat", sagte er in aufmunterndem Ton, doch als er bemerkte, dass Sophie keine Reaktion zeigte, fügte er die deutsche Übersetzung hinzu: „Die Natur heilt, der Arzt behandelt".

Sophie konnte ihm nicht mehr zuhören. Sie lauschte der Melodie seiner Worte, ähnlich einem Gesang unter Wasser. Er erinnerte sie an einen Pastor, der tröstende Worte am Grabe sprach, und ihr Herz wurde immer schwerer. Ihre Nasenspitze schaute gerade noch unter der Bettdecke hervor, und sie war drauf und dran ganz darunter zu verschwinden. Mit einer leichten Verbeugung des Kopfes verabschiedete er sich, und Sophie sah, wie sich die weiße Prozession langsam aber zielsicher zur Tür und wieder nach draußen bewegte. Die Tür schloss sich mit einem herzhaften Ruck.

Sophie kam sich vor wie in einem Kinofilm, der einen in eine andere Welt katapultierte und nach dessen Schluss man wie in Trance durch teppichbodenbedeckte Gänge torkelte, bis man im Freien, im Tageslicht, wieder zu sich kam. Sie hatte ihre Stimme wieder gefunden und sagte laut in den Raum: „Was war denn das?"

Frau Cherny, die inzwischen erwacht war, lachte zu Sophies Verblüffung schwach.

„Das war die weiße Wolke. Sie kommt jeden Dienstag und Donnerstag."

„'Die weiße Wolke', das passt ja super."

„Ja, das habe ich mir vor ein paar Wochen ausgedacht. Klingt doch viel besser als Chefvisite."

Sophie fand es herrlich, mit Frau Cherny reden zu können, und diese hatte wohl auch Gefallen daran, obgleich sie ziemlich geschwächt wirkte.

„Ich lasse nichts auf den Chefarzt kommen. Ich sehe ihn zwar meistens nur an diesen Tagen, aber er ist eine Seele von Mensch. Ich habe jetzt schon so viele Krankenhäuser durch, aber einen so geduldigen und freundlichen Chefarzt habe ich bisher nirgends angetroffen."

„Haben Sie überhaupt mitbekommen, dass die weiße Wolke eben um Ihr Bett stand?"

„Ein bisschen. Aber das ist nicht schlimm. Man muss nicht immer wach sein. Ich habe vorhin eine Spritze Morphium bekommen. Danach bin ich immer eine Zeit lang weggetreten. Aber das ist gut. Manchmal sehne ich mich nur danach weg zu sein."

Sophie überlegte, ob es taktlos war, Frau Cherny zu fragen, welche Sorte Krebs sie hatte. Sie traute sich und war überrascht, wie offen und ehrlich die Antwort kam: „Was ich für einen Krebs habe? Ich hab' Leukämie, Blutkrebs."

„Hm", machte Sophie vorsichtig. „Und wie lange schon?"

„Seit zwölf Jahren."

Sophie war völlig überrascht, dass man so lange Krebs haben und noch am Leben sein konnte. Sie hatte bislang geglaubt, jeder, der Krebs hatte, würde auch sehr schnell sterben. „Schon so lange?"

„Ich war 40, als ich es erfuhr. Frisch geschieden und gerade dabei, beruflich noch mal voll durchzustarten. Damals hatten die Ärzte mir eine Lebenserwartung von ungefähr sieben Jahren prophezeit. Mein Verfallsdatum ist also schon überschritten, theoretisch müsste ich schon längst gestorben sein."

Sophie kam aus dem Staunen nicht mehr heraus. Vor allem wie Frau Cherny das sagte! Ein bisschen witzig und gleichzeitig ganz ernst, ja mit einer Tiefe, die sie so anrührte, dass sich eine leichte Gänsehaut über ihren Rücken legte.

„Ihr Leben war doch ständig mit Angst und Schrecken verbunden, oder etwa nicht?"

Frau Cherny blickte abwesend, als sie weitersprach. „Ach nein, nur gelegentlich. Ich habe mich daran gewöhnt. Was bleibt einem denn anderes übrig? Ich hake in Gedanken jeden Tag abends ab, den ich gelebt habe, und die schrecklichen versuche ich zu vergessen."

Sophies Gänsehaut wurde stärker. So ernste Gespräche hatte sie bisher mit keinem anderen Menschen geführt. Wie auch, die anderen waren ja alle gesund. Seine Lebenstage zu zählen, darüber macht sich keiner Gedanken. Viele Menschen denken doch, sie hätten unendlich Zeit zur Verfügung, ja sie selbst hatte es bisher auch so gesehen.

Wie aus heiterem Himmel erinnerte sie sich an einen Psalm aus ihrer Konfirmandenstunde. Herr, lehre mich meine Tage zählen, damit ich ein weises Herz bekomme. Der Psalm meinte wohl das, was Frau Cherny ihr eben schilderte. Sie wirkte in Sophies Augen sehr weise, vor allem, weil sie die Betonung auf das Gute legte. Sie hätte jeden Grund zur Klage gehabt über ihr Leben, das nicht so verlaufen war, wie sie es sich mit Sicherheit vorgestellt hatte. Dennoch wirkte sie zufrieden mit dem Leben, das sie führte.

Mit einem Lächeln im Gesicht erzählte ihr Frau Cherny von ihrer Hochzeit im vergangenen Sommer. Trotz Krankheit hatte sie die Liebe ihres Lebens getroffen. Sie zeigte ihr ein Hochzeitsbild, und Sophie wollte schreien, so weh tat ihr, sie jetzt so verändert zu sehen. Außerdem musste sie unwillkürlich an den Ehemann denken, der doch von vorneherein gewusst haben musste, dass diese Ehe nicht von Dauer sein konnte. Als könne Frau Cherny Gedanken lesen, erzählte sie in einem sanften Ton weiter.

„Wissen Sie, mit der Ehe ist es doch genauso. Wie viele gesunde Menschen glauben, ihnen könne nichts zustoßen, und sie verplempern viel Zeit mit unnötigen Streitereien oder langweilen sich gegenseitig. Wir waren beide geschieden und wussten, dass wir füreinander bestimmt sind. Ein etwas spätes Glück, deshalb genießen wir jeden Tag, den wir zusammen haben. Der Unterschied ist eben, dass wir schon die zeitliche Begrenzung unserer Liebe wahrnehmen.“

„Ihre Tage könnte man auch doppelt rechnen, weil Sie diese viel intensiver und bewusster erleben? Unterm Strich käme ja dann etwa die gleiche Zeit an Leben heraus.“

„Ja, das haben Sie sehr schön gesagt. So könnte man rechnen. Aber wir rechnen nicht mal mehr. Wir nehmen, was kommt.“

Sophie war ungeheuer beeindruckt. Bei diesen Themen hätte sie beinahe vergessen, dass sie heute noch die erste Chemo verabreicht bekommen sollte.

„Frau Cherny, ich bin sehr berührt von dem, was Sie mir eben anvertraut haben. Ich glaube, es wird mir sehr helfen, mich und meine Krankheit, mit der ich erst am Anfang stehe, besser einzuordnen. Ich habe noch so viele Fragen an Sie, aber eben spüre ich, dass ich mich wieder hinlegen muss.“

„Ja, machen Sie das. Wir haben noch genug Gelegenheit zu reden. Wir müssen gut mit unseren Kräften haushalten.“

Sophie schaute wieder aus dem Fenster zum Himmel, der sich immer noch grau in grau präsentierte, und entschloss sich, einen gedanklichen Koffer in ihrem Kopf aufzuschlagen. Die Reise, die sie antrat, war anders als sonstige Reisen. Hier benötigte sie weniger frische Unterwäsche und Utensilien gegen Sonnenbrand und Insektenstiche, stattdessen brauchte sie Nahrung für ihre Seele und ihren Geist. Sie sammelte einige ihrer Eindrücke in diesem Koffer, zunächst das kleine Kreuz und das letzte Gespräch mit Frau Cherny. Noch war jede Menge Platz, denn in ihrer Fantasie hatte sie einen großen Koffer ausgewählt. Sie rechnete damit, in der nächsten Zeit weitere Erfahrungen zu finden, die sie unbedingt mitnehmen musste. Mit Sophie der Zweiten als Begleiterin hatte sie das Gefühl, vertrauensvoll nach vorne blicken zu können, auch wenn sie manchmal recht harsch mit ihr redete.

Sophie fühlte sich richtig geschafft von solcherlei Gedanken und spürte an ihrer heißen Stirn, dass ihr Fieber wieder gestiegen war. Davon hatte sie bei der Unterhaltung mit Frau Cherny gar nichts gemerkt. Bei ihr im Zimmer gelandet zu sein, war irgendwie Glück im Unglück. Sophie war froh, dass sie sich auf Anhieb so gut verstanden. Immer wieder überlegte sie sich, wie lange es Frau Cherny mit ihrem Krebs noch schaffen würde, so krank, wie sie aussah! Wie lange dauert das Leben, mit oder ohne Krebs?

Auf diese Frage gab ihr plötzlich Sophie die Zweite eine unerwartete Antwort: ‚Sophie, hör auf dir den Kopf über solche Fragen zu zerbrechen! Du wirst es nicht herausfinden. Es ist unwichtig! Das hast du doch vorhin gehört. Wichtig ist das, was man hat und draus macht.'

‚Ja schon, aber ich finde diese Frage so neu und spannend für mich, sie beschäftigt mich dauernd.'

‚Verstehe, aber hör mal kurz zu. Du musst noch etwas lernen, hier auf deiner Reise. Du darfst nicht mit allen anderen Kranken so intensiv mitfühlen, die du hier noch triffst, und sei gewiss, es werden noch einige sein. Du musst dich abgrenzen können! Jeder hat sein Schicksal zu tragen. Man kann keinem was abnehmen. Bleib bei dir und deinem Schicksal. Vorhin hast du das ganz super gemacht, als du gemerkt hast, dass du müde wurdest. So schlimm es auch alles klingt und aussieht: Glaub daran, dass jeder Mensch in solch einer Situation so viel Kraft mobilisieren kann, wie er gerade eben benötigt. Man erhält sie aber nicht als Vorschuss, sondern spürt sie erst in dem Moment, in dem man sie auch wirklich braucht. Okay?'

‚Hmm, ich denke darüber noch mal nach; jetzt muss ich noch etwas schlafen. Bis später!'

Das Gespräch mit der Erzieherin im Kindergarten war gut gelaufen. Heribert hatte ihr die Situation offen geschildert und sie gebeten, sofort mit ihm Kontakt aufzunehmen, falls sie beobachtete, dass Justus litt. Frau Voß bot Heribert die Möglichkeit an, Justus jederzeit auch beim Mittagessen teilnehmen zu lassen, wenn das für den Tagesablauf besser wäre. Sie hätten für Notfälle, und um einen solchen handle es sich hier ganz offensichtlich, immer einen Reserveplatz in der Mittagsbetreuung. Des Weiteren habe das Team schon mal überlegt, die Themen Krankenhaus und Kranksein generell in der nächsten Zeit mit den Kindern durchzunehmen. Das sei wichtig für ihre pädagogische Arbeit mit den Kindern und es würde mit Sicherheit dazu beitragen, entstehende Fragen und auch Ängste der Kinder sinnvoll aufzugreifen. Heribert fand diesen Vorschlag sehr gut und war erleichtert auf so viel Verständnis zu stoßen.

Beruhigt schloss er wenig später die Haustüre auf. Das Geräusch des Staubsaugers dröhnte ihm entgegen. Er fühlte sich unvermittelt genervt, dass jetzt Frau Rotter hier schaltete und waltete. Vor allem ihr penetranter Körpergeruch war kaum auszuhalten. Daran musste er sich erst noch gewöhnen.

Er ging schnurstracks in sein Arbeitszimmer, um in der Firma anzurufen und einen weiteren Urlaubstag anzumelden. Zwar ließ sein Terminkalender das zu, aber seine Sekretärin erinnerte ihn an den Besprechungstermin mit dem Geschäftsführer des amerikanischen Mutterhauses am nächsten Tag, zu dem er unbedingt erscheinen musste. Als er das hörte, wurde ihm bewusst, wie schnell er Abstand von seiner Arbeit gefunden hatte und wie sehr seine Aufmerksamkeit in der Familie und der Sorge um Sophie gebunden war. Früher hätte man ihn an so einen Termin nicht erinnern müssen, vor allem hätte er sich schon Tage vorher auf solch ein Gespräch vorbereitet. Jetzt musste er es mehr oder weniger aus dem Ärmel schütteln. Er delegierte noch die Aufgabe an seinen Mitarbeiter, sich um die notwendigen Statistiken und Graphiken zu kümmern und sie für morgen bereitzuhalten.

Danach schnappte er sich den Autoatlas und studierte den Weg zu Sophie ins neue Krankenhaus. Die Strecke war ihm völlig fremd und er musste für die rund vierzig Kilometer mit einer knappen Stunde rechnen, je nach Verkehr und Baustellen. Er freute sich trotzdem, endlich konnte er wieder bei ihr sein!

Seit Heribert beruflich soweit etabliert war, dass ihr Auskommen auf Jahre gesichert schien, war seine Zeit für die

Familie knapper geworden, so dass Sophie ihre Arbeit in der Kanzlei reduzierte und bei Bedarf die Fälle auch mal von zu Hause aus erledigte. Obwohl in den letzten Jahren im Alltag weniger Zeit für Zweisamkeiten geblieben war, schafften es die beiden, ihre Ehe zu pflegen. Dank seiner Schwiegermutter, die sich durch den frühen Tod ihres Ehemannes mit fast aufopfernder Leidenschaft ihren Enkeln widmete, konnten Heribert und Sophie hier und da zu einem Wochenendtrip dem Trott entfliehen und ihre Beziehung lebendig halten. Sie verstanden es, sich gegenseitig mit ihren Eigenarten und Hobbies gewähren zu lassen und praktizierten absolute Treue. Sie fehlte ihm sehr!

Beim Verlassen des Hauses fiel ihm die leere Bierflasche im Schirmständer wieder ein, das Beweisstück seiner nächtlichen Anwandlungen. Die musste verschwinden. Doch im Schirmständer fand sich keine Bierflasche mehr. Wahrscheinlich hatte Frau Rotter sie entdeckt und aufgeräumt. Er hoffte inständig, dass sie nicht auf die Idee käme, ihn danach zu fragen, das wäre ihm oberpeinlich! Er schämte sich für sein Verhalten, das gottlob ohne ernste Konsequenzen geblieben war.

Auf einmal hatte er es eilig. Er rannte die Treppenstufen zur Garage etwas schneller als sonst hinunter. Abrupt hielt er an, weil sein linker Fuß auf etwas Weiches trat und er fast ausgerutscht wäre. „Schon wieder!“, fluchte er und dachte dabei an ein Spielzeug seiner Kinder. Bei genauerem Hinsehen entdeckte er, dass es sich hier um eine tote Maus handelte, die unter seiner Schuhsohle klebte. Mäuse gefährden auch die Gesundheit, aber diesmal war ihm nicht zum Schmunzeln zu Mute. Dieser verflixte Nachbarskater! Wie oft fand er an den unmöglichsten Stellen und zu den unpassendsten Gelegenheiten tote Mäuse!

Auf einem Bein hüpfend bewegte er sich zum Sandkasten, der sich auf dem Grünstreifen, neben der Treppe befand und angelte sich eine Schippe. Dabei fiel die breitgetretene Maus zu Boden. Grummelnd buddelte er unter der Tanne ein Loch, hievte die Überreste der Maus mit zwei Holzstöckchen hinein und scharrte Erde darüber. Im Beisein seiner Kinder wäre es ihm bei dieser Notbestattung nicht gelungen, mit der toten Maus solch kurzen Prozess zu machen. Sie hätten auf einem Lied und einem selbstgebauten Holzkreuz bestanden sowie viel Zeit darauf verwendet, Blumen zu pflücken für einen angemessenen Grabschmuck.

Etwas beklommen aufgrund der überall lauernden Konfrontation mit dem Tod, feuerte er die Schippe in den Sandkasten und stieg in sein Auto, wobei sein Augenmerk für einen Moment am Bambus neben der Garage hängen blieb. Komisch, dass Stangen von der üppig gewachsenen Pflanze herumlagen. Er musste unbedingt den Gärtner bestellen, ach, und den Wagen wegen des verbeulten Kotflügels zur Werkstatt bringen. Aber das musste warten. Jetzt war erst mal Sophie an der Reihe!

Im Radio gab es keine Staumeldung und er fuhr voller Freude Richtung Autobahn. Nach drei Umleitungen fand er sich überraschenderweise im Parkhaus der Universitätsklinik wieder und stellte den Wagen ab. An der Hauptpforte ließ er sich vom Pförtner den weiteren Weg beschreiben. Heribert war über die Größe der Klinik erstaunt. Mit ihren niedrigen und hohen Häusern kam sie ihm wie ein Dorf vor. Fehlten nur noch der Marktplatz und die Kirche. Dafür entdeckte er einen Springbrunnen inmitten einer herrlichen Parkanlage. Leider luden die Temperaturen nicht zum Hinsetzen ein, sodass er schnellen Schrittes weiterlief. Je mehr er sich dem Gebäude näherte, in dem er Sophie wusste, umso freudiger wurde seine Stimmung.

Im Blumenladen an der Ecke der Klinik kaufte er schnell noch eine rote Rose. Mit einem Lächeln im Gesicht schritt er wenig später durch die Glastüre der Station und wurde sofort von einer Krankenschwester im blauen Kittel angesprochen, die kritisch auf seine Rose blickte. Auf dieser Station waren frische Blumen wegen der Infektionsgefahr verboten. Er musste sie abliefern, was ihn enttäuscht stimmte. Um seinen ersten Kontakt mit einer Schwester der Krebsstation nicht gleich aufs Spiel zu setzen, stellte er sich direkt vor, woraufhin die Schwester ihn freundlich begrüßte. Sie schien an seinem Namen keinen Anstoß zu nehmen. Wahrscheinlich war dieses Wort auf einer solchen Station so alltäglich wie der Name Müller oder Schmidt außerhalb der Klinik. Seine Vorfreude konnte ihm dieses kurze Intermezzo nicht verderben, schließlich hing seine Liebe zu Sophie nicht an einer roten Rose.

Dann stand er vor der Zimmertüre und klopfte vorsichtig. Keine Reaktion. Er klopfte noch mal, aber es kam immer noch kein „Herein“. Vorsichtig öffnete er die Tür und trat ein. Auf den ersten Blick schienen die Betten leer und erst beim zweiten Hinsehen merkte er, dass die beiden Kranken fast unter ihren Decken verschwunden waren. Heribert ging an der schlafenden Frau Cherny vorbei zum Bett am Fenster und sah Sophies Kurzhaarschnitt herauslugen. Auch sie schlief tief und fest. Er schlich näher heran und starrte auf den Schlauch an ihrem Hals, der zu einer Infusionsflasche führte.

Sophie atmete schwerer als sonst. Ihr Gesicht wirkte blass, fast ein wenig wächsern, und er streichelte sie besorgt an der Hand, die unter der Bettdecke heraus hing. Aufgeschreckt blinzelte sie ihn an. Als sie begriff, dass Heribert vor ihr stand, versuchte sie zu lächeln, doch dann liefen ihr die Tränen über die Wangen. Er beugte sich zu ihr nach unten, nahm sie vorsichtig in den Arm und wartete, bis sie sich beruhigt hatte.

Heribert zog sich einen Stuhl an ihr Bett, und sie blickten sich eine ganze Weile wortlos in die Augen. Ein langer Seufzer aus Sophies Kehle beendete diese Harmonie, und sie begannen leise miteinander zu reden, damit Frau Cherny nicht gestört wurde. Sie erzählten ihre Erlebnisse der letzten Tage, jedoch bewahrte sich jeder sein kleines Geheimnis. Heribert wusste nichts von Sophie der Zweiten, und Sophie erfuhr nichts von der nächtlichen Bierflaschenaktion. Jeder versuchte, mit seinen Erzählungen den anderen nicht unnötig zu ängstigen. So glaubte Sophie, ihr Heribert meistere die Lage mit Arbeit, Kindern und Haushalt relativ locker, und Heribert erfuhr nicht, wie sehr Sophie unter den medizinischen Eingriffen wirklich litt.

Obwohl jeder von ihnen an manchen Stellen auch leise Zweifel an den Beschreibungen des anderen hegte, schließlich kannten sie sich lange genug, wollten sie nicht alles offenbaren. Es schien, als ob sie genau spürten, an welchen Stellen ein wenig Theaterspielen hilfreich war. Jeder füllte die Rolle des Helden auf seine Weise aus.

Heribert machte sich auf den Weg zur Patientenaufnahme, um noch ein paar Formalitäten für die Anmeldung von Sophie zu regeln. Er fand sie direkt neben dem Haupteingang, im Gang links neben dem Pförtnerhäuschen. Hier war er schon mal vorbeigekommen. Beim Eintreten traute Heribert seinen Augen nicht. Er fühlte sich von den hellen Lichtern und der ultramodernen Einrichtung erschlagen und konnte es kaum fassen, dass ein Krankenhaus so nobel ausgestattet war. Immer las man in der Zeitung oder hörte im Radio von den notwendigen Sparmaßnahmen und hier vermittelten die Einrichtung und die Plakate an den Stellwänden den Eindruck, Krankenhäuser seien eine Reparaturwerkstatt mit Erfolgsgarantie und stets lächelndem Servicepersonal. Heribert fühlte sich unwohl und hatte Mühe sich zu orientieren.

Eine gut gekleidete junge Frau kam auf ihn zu und lächelte. „Was kann ich für Sie tun?" Verdattert über so viel Kundenfreundlichkeit musste er kurz nachdenken, was er eigentlich wollte.

„Ähm, meine Frau ist Neupatientin und ich soll noch einiges für sie regeln."

„Wie ist denn der Name?"

„Sophie, äh, ich meine natürlich Sophie Krebs."

„Mein Kollege bearbeitet an Schalter 5 alle Neuzugänge mit dem Buchstaben K. Bitte gehen Sie zu ihm und achten Sie auf unseren Diskretionsabstand. Ich sehe, es ist noch ein Herr vor Ihnen an der Reihe."

Diskretionsabstand, wie bei der Bank. Jetzt stand er drei Meter hinter einem Mann, dessen Erscheinungsbild nicht so recht in die lichtdurchflutete Umgebung passte. Hausschuhe, weiße Socken, Jogginghose, darüber ein viel zu großer brauner Anorak und eine Kappe auf dem Kopf, die einen nackten weißen Hals preisgab. Nach vorne gebeugt wirkte er schwach und müde. Trotz des Abstandes bekam Heribert alles mit, was ihn sonderbar berührte.

„Hören Sie, junger Mann, ich verstehe nicht, wie es zu dieser Verwechslung kommen konnte, jedenfalls ist das ganz klar ein Versehen der Klinik. Das geht über meine Kräfte, ich bin Krebspatient und weiß nicht, warum ich mich hier mit Ihnen herumärgern soll!"

Krebspatient, schon wieder einer. Hier wimmelte es wahrscheinlich von denen. Jetzt verstand er auch sein Äußeres. Im Krankenhaus trägt man nun mal keinen Nadelstreifenanzug. Und unter seiner Kappe hatte er wahrscheinlich kein Haar mehr. Männer mit Krebs tragen Kappe, eine Perücke wäre wohl übertrieben, aber gab es nicht geeignete Toupets?

Gedankenverloren wanderte sein Blick wieder zur Stelltafel mit der freundlich lächelnden Schwester in vorbildlich gestärkter Berufskleidung und einem erleichtert lächelnden Patienten im strahlend weißen Bett. Oh Sophie, wenn du wüsstest, wie schwer es mir ums Herz ist! Verdammte Krankheit, was macht sie nur aus den Menschen? Zur Ablenkung wird die Wirklichkeit mit schönen Fotos verdeckt.

Dann sah Heribert, wie der Mann vor ihm aufstand und sich zum Gehen wandte. Heribert schritt unwillkürlich im gleichen Moment nach vorne auf den Platz am Schalter zu, und plötzlich hätte er diesen Patienten um ein Haar angerempelt. Für einen kurzen Moment starrte er in zwei trübe Augen, bemerkte ein rundes weißes, schweißglänzendes Mondgesicht, und es schoss ihm durch den Kopf, dass der andere womöglich in seinem Alter war und beruflich ebenfalls eine leitende Stellung innehatte.

Verunsichert nahm er auf dem frei gewordenen Stuhl Platz und trug dem jungen Mann mit der stark gegelten Stirnlocke sein Anliegen vor.

Dr. Bock betrat das Zimmer und schob ein riesiges Gestell vor sich her. Daran hingen verschiedene Beutel und Flaschen. „Keine Angst!“, sagte er in beruhigendem Tonfall. „Es ist alles nicht so schlimm, wie es aussieht. Wir haben uns entschlossen, sofort mit der ersten Behandlungseinheit zu beginnen.“

Sophie war entsetzt. Sie hatte sich vorgestellt, dass man in Ruhe mit ihr sprechen würde, um ihr alles zu erklären. Jetzt kam sie sich total überrumpelt vor. Gleichzeitig sah sie wenig Chancen, sich gegen den geplanten Ablauf zu wehren. Sie sammelte all ihren Mut, um Dr. Bock noch eine elementare Frage zu stellen: „Sie haben mich noch gar nicht gefragt, ob ich mit der Chemotherapie einverstanden bin. Welche Alternativen gibt es denn noch?“

Das war wohl die falsche Frage zum falschen Zeitpunkt. Dr. Bock wirkte deutlich angespannt und konnte ihr nicht ins Gesicht sehen, vergrub seine Hände in den Kitteltaschen und räusperte sich. Sein Ton war ernst.

„Frau Krebs, wenn ich ehrlich auf Ihre Frage antworten soll, dann muss ich Ihnen in aller Offenheit sagen, dass es nach dem neusten Stand der Medizin bei Ihrer Krebsart keine Alternative zur Chemotherapie gibt.“

Sophie starrte ihn entgeistert an. Wieso keine Alternative? Irgendetwas musste es doch geben, bisher hatte es in ihrem Leben immer mehrere Möglichkeiten gegeben, für die sie sich entscheiden konnte. Blieb ihr tatsächlich nichts anderes übrig, als jetzt in diesem Moment der Giftkeule zuzustimmen? Plötzlich formierte sich in ihr eine Frage, über die sie selbst erschrak, als sie diese ausgesprochen hatte: „Wenn es keine Alternative für mich gibt, dann möchte ich wissen, was passieren würde, wenn ich diese Therapie ablehne.“

Dr. Bock zuckte leicht zusammen, holte dann seine Hände aus den Taschen und legte diese aneinander, sodass sich die Fingerkuppen der rechten mit denen der linken Hand berührten. Er federte jetzt mit seinen Fingern, ähnlich einem Sprinter, der kurz vor dem Start noch mal mit den Fersen wippt. Er räusperte sich erneut, holte tief Luft und sagte Sophie dann die harte Wahrheit: „Wenn Sie keine Chemotherapie wünschen, dann können wir Ihnen nicht helfen.“

Was bedeutete das dann? Hieße das, sie müsste sterben? Sophie fürchtete, dass ihre Fragen recht direkt und naiv waren, aber sie wollte es wissen! Sie wollte verdammt noch mal wissen, auf was sie sich hier einließ und für was es sich lohnte, das alles auszuhalten.

„Wenn ich keine Chemotherapie bekäme, wie lange würde ich dann noch leben?“

Jetzt war es gesagt! Sie hatte plötzlich keine Angst mehr vor dieser Frage. Aber mit der Antwort von Dr. Bock hatte sie nicht gerechnet.

„Frau Krebs, das kann ich Ihnen natürlich nicht sagen. Keiner von uns kann genau wissen, wie lange ein Mensch mit Ihrer Diagnose leben könnte. Ich antworte ungern darauf und bitte Sie, nageln Sie mich nicht fest.“

Er sprach jetzt sehr bedächtig und eine Tonlage tiefer als zuvor. „So wie ich Ihren Fall einschätze, hätten Sie vielleicht noch ein halbes Jahr.“

Sophie war geschockt!

Gleichzeitig spürte sie Erleichterung über die Offenheit des Arztes. Endlich waren die Fakten auf dem Tisch. So konnte sie ihre Situation viel klarer einschätzen.

Ein heftiger Streit entfachte sich in ihrem Innern, in dem sie abwog zwischen dem Sterben, das genau betrachtet in den letzten Wochen schon begonnen hatte, so schlecht wie es ihr ging, und dem Leben. Ihr bisheriges Leben war eben ungetrübt gewesen, und die letzten Wochen bedeuteten ihre Vorstellung von Leiden. Die Qualen, die sie sich ausmalte, etwa wenn Frau Cherny von langer Krankheit erzählte oder irgendjemand anderes sein Elend beschrieb, rührten zwar ihr Herz, aber sie überstiegen, was die eigene Leidensfähigkeit betraf, definitiv Sophies Vorstellungsvermögen.

Die Entscheidung war klar; sie wollte ihr Leben wieder zurück, und zwar von ganzem Herzen. Sie wollte noch nicht den Löffel abgeben, vor allem nicht so schnell. Sie wollte weiter leben mit Heribert und den Kindern. Dafür war sie bereit, das Gift und das Traktieren durch die Ärzte in Kauf zu nehmen, und zwar lieber heute als morgen!

Dr. Bock wartete und sortierte in aller Gelassenheit die verschiedenen durchsichtigen kleinen Infusionsschläuche, die sich durch den Transport verdreht hatten.

„Dr. Bock, ich habe mich entschlossen. Ich möchte die Chemo haben. Danke, dass Sie so ehrlich zu mir waren. Das hat mir sehr geholfen."

„Gut, dann fangen wir an."

Sophies Entschlossenheit wich einem steten Wechsel von Furcht und Aufregung, ähnlich den Gezeiten von Ebbe und Flut. Langsam, aus der Tiefe ihrer selbst, rollten die Gefühle über sie her und sie beobachtete ängstlich jede Handbewegung von Dr. Bock.

Detailliert erklärte er Sophie jeden Schritt. Zuerst eine Spritze gegen eventuelle Übelkeit, ein neues Medikament, das von den meisten Patienten gut bis sehr gut vertragen wurde. Dann die Chemotherapie, die sich aus verschiedenen Medikamenten zusammensetzte: Zu Anfang eine ziemlich große Spritze, Tabletten und noch zwei Infusionen. Die ganze Prozedur würde einige Stunden in Anspruch nehmen.

Er riet ihr, sich so normal wie möglich zu verhalten und sofort zu läuten, wenn sie irgendetwas Sonderbares bemerken würde. Unabhängig davon, so versicherte er ihr, würde er immer wieder nach ihr sehen. Er verließ das Zimmer, drehte sich an der Tür noch einmal kurz um und warf ihr einen letzten Vertrauen erweckenden Blick zu.

Nun war es also soweit! Sie kannte bisher nur schaurige Erzählungen über Chemos. Beim Blick zu den Infusionsflaschen erspähte sie wieder den Strichcode und ihre persönliche Erkennungsnummer. Instinktiv versuchte sie sich zu erinnern, ob es die Nummer war, die sie sich merken wollte. „56008943", wiederholte sie leise vor sich hin. An die beiden Nullen in der Mitte erinnerte sie sich sofort und der Rest war so ähnlich wie ihre Telefonnummer. Sophie prägte sich die Nummer wieder und wieder ein. „56008943, 56008943, 56008943", sprach sie konzentriert vor sich her und bemerkte wieder den Dreivierteltakt, in dem die Tropfen gemächlich aus der Flasche in den Schlauch fielen. Das hatte sie sich so angewöhnt, dass sie gar nicht mehr anders konnte. Automatisch hörte sie, wenn auch ganz leise, eine Walzermelodie, die Sophie die Zweite auf den Spielplan lockte.

‚Hallo Sophie, jetzt geht's los. Du warst fantastisch vorhin im Gespräch mit Dr. Bock!'

Dieses Lob tat ihr gut und es beflügelte sie ein klein wenig in der Absicht, nicht auf die Übelkeit zu lauern.

‚Ach, Sophie, es ist so gut, dass ich dich mit auf meine Reise nehme. Auf meine Reise ins Leben. Wenn ich mir vorstelle, in einem halben Jahr wäre alles aus und vorbei, dann kommen mir die Tränen.' Tatsächlich musste sie schniefen bei dem Gefühl, gerade im letzten Moment dem Tod von der Schippe gesprungen zu sein.

‚Ach, Kleine', meinte Sophie die Zweite zärtlich, ‚Unkraut vergeht nicht so schnell. Du musst es einfach schaffen und ich bin sicher, dir wird es auch gelingen. Aber jetzt hör noch mal gut zu: Wenn die Chemotherapie deine einzige Rettung ist, dann rate ich dir, über dieses Medikament freundlich zu denken. Hör nicht, was die anderen darüber erzählen. Denk nur an dich und freue dich, dass es überhaupt solche Medikamente gibt, auch wenn die Nebenwirkungen beachtlich sind.'

‚Du meinst, ich soll das Gift in mir begrüßen und es so richtig anfeuern die Krebszellen alle abzuschießen?'

‚Das wäre eine Möglichkeit. Allerdings musst du nicht unbedingt so kriegerisch vorgehen. Du könntest dir genauso gut vorstellen, wie das Medikament deine Adern durchspült und in alle Zellen eindringt. Du könntest es statt Gift ja auch Gold nennen und dir vorstellen, du würdest innerlich vergoldet und wie Schneewittchen wieder zum Leben erweckt.'

Sophie lauschte diesen Worten ganz andächtig. Ein bisschen Wahrheit lag durchaus darin, denn als Todgeweihter wurde ihr durch dieses Gift das Leben neu geschenkt. Sie bemühte sich um eine entspannte Lage und tat so, wie Sophie die Zweite es ihr vorgeschlagen hatte. Sie dachte an pures Gold in ihren Adern, an schwarze lange Haare und hoffte, dass ihr Prinz bald wieder auftauchen würde. Sie stellte sich vor, wie das Gold die Krebszellen umschloss und in solches umwandelte.

Es klopfe an der Tür, und Sophie dachte schon, es sei Heribert, aber es war Dr. Bock, der nach ihr sehen wollte. „Alles soweit in Ordnung?"

„Bis jetzt ja. Der eine Beutel ist schon halb durchgelaufen."

„Prima, dann bis später."

Frau Cherny wurde mitsamt dem Bett aus dem Zimmer gefahren. Ihr ging es gar nicht gut. Ach, die Arme, dachte Sophie, was wird wohl auf sie noch alles zukommen? Sie fühlte mit ihr, erinnerte sich aber an den Appell von Sophie der Zweiten, sich abzugrenzen vom Leid der anderen. Jetzt war sie an der Reihe!

Auf einmal kam sie sich schrecklich verlassen vor. Ihr Körper reagierte nun doch auf den Giftcocktail, denn ihr Kopf begann zu dröhnen und ihre Augen wurden schwer wie Blei. Mit geschlossenen Augen lag sie ganz still und konzentrierte sich auf das Gefühl, vom Bett getragen zu werden. Dann fing ihr Bett auch noch zu schwanken an, und sie kam sich vor wie auf einer Seefahrt bei Sturm.

Sie versuchte ruhig ein- und auszuatmen und zwang sich, an das Gold in ihren Adern zu denken, aber auf einmal funktionierte diese Vorstellung nicht mehr. Übelkeit stieg langsam aber deutlich in ihr auf und sie drückte auf die Klingel. Nachdem Schwester Mareile ihr einen kleinen Becher mit einer Flüssigkeit gegen die Übelkeit verabreicht hatte, wurde sie schläfrig und döste vor sich hin.

Als sie wieder erwachte, stand endlich Heribert neben ihrem Bett und hielt ihre Hand.

„Ach, wie schön, dass du wieder hier bist", sagte sie matt. „Jetzt geht's los, die erste Etappe hat begonnen."

„Ja, die Megagiftkeule im Kampf gegen den Krebs. Sieht ja gewaltig aus, dieser Apparat hier."

„Ein Transfusomat, der steuert die genaue Tropfenmenge." „Und wie fühlst du dich?"

„Ein bisschen übel ist mir schon, und meine Augen sind müde. Aber sonst habe ich es mir schlimmer vorgestellt."

Sophie wollte Heribert so gerne von Sophie der Zweiten erzählen, vom Gold in ihren Adern, aber sie fürchtete, dass er damit nichts anfangen könne und ihre Vorstellung damit geschwächt würde. Sie bat ihn, ihr eine Weile die Hand zu halten und ihr von den Kindern zu erzählen.

Sein Bericht war wie eine schöne Märchenstunde. Er erzählte lustig und sie spürte, dass er sich alle Mühe gab, ihr eine positive Stimmung zu vermitteln. Auf diese Weise lernte sie auch Frau Rotter kennen und musste über sich selbst schmunzeln, weil sie sich für einen Moment gefragt hatte, ob sie seine Geliebte wäre. Als sie ihm das sagte, stand Heribert auf und küsste sie liebevoll auf die Stirn, um ihr zu versichern, dass er sie auch mit Krebs lieben und verehren würde. Sophie war so gerührt, dass ihr schon wieder ein paar Tränen über die Wangen liefen, die Heribert zärtlich mit einem Taschentuch trocknete.

Der erste Beutel mit der durchsichtigen Flüssigkeit war leer. Dr. Bock betrat das Zimmer mit zielgerichtetem Blick auf den Infusionsständer. Jetzt kam ein Beutel mit Flüssigkeit in Knallorange an die Reihe. Sophie fand die Farbe richtig schön und musste an Orangensaft denken. Vitamin C in Hochdosis, Lebenskraft pur als Mittel gegen den Krebs.

Sie lag ganz still, begrüßte nun auch dieses Medikament freundlich in ihrem Körper und bat es, sein Bestes zu geben. Dabei spürte sie, wie viel Gefallen sie an diesen inneren Vorstellungen fand. Es beflügelte sie regelrecht, und sie erzählte Heribert nun von ihrer Methode, sich mit Fantasie und Vorstellungskraft Mut zumachen. Am schönsten fand er die Idee mit der Reise, weil Sophie und er so gerne reisten.

Während die Mittel Tropfen für Tropfen ihren Weg in Sophies Körper nahmen, entwickelte sich das Gespräch zwischen ihnen zum detaillierten Pläneschmieden, was sie alles machen würden, wenn Sophie den Krebs tatsächlich überstanden hätte. Heribert freute sich am meisten darauf, wenn Sophie wieder neben ihm im Bett liegen würde. Er gestand ihr, wie sehr er sie vermisste.

Die Vorstellung, wieder im eigenen Bett zu schlafen, versetzte ihr einen akuten Heimwehschub und sie bemühte sich, diesen Gedanken schnell wieder zu vergessen, bevor er noch mehr schmerzte. Stattdessen erzählte Sophie ihrem Heribert, dass sie sich im Moment am meisten auf ein Vollbad in ihrem schönen Badezimmer freue.

Dann verstummten beide. Ihre Augen trafen sich und hefteten sich aneinander wie Magnete. Die Stille und Ungestörtheit im Zimmer trug geradezu zum Spannungsaufbau bei. Heribert streichelte Sophie begehrlich am Kopf und an den Armen. Sie lag ganz entspannt und hielt die Augen geschlossen. Er konnte sich plötzlich nicht mehr beherrschen, beugte sich über Sophie und küsste sie wie ein hungriger Bär.

Alles drum herum schien sich in Luft aufzulösen, es zählte nur dieser eine Moment, auch für Sophie, obwohl der Schlauch am Hals störte und das Pflaster einen ziehenden Schmerz dazwischen schob.

Fast hätte Heribert vergessen, dass er sich in einem Krankenhaus befand. Das aufdringliche Piepsen des Transfusomaten wirkte ermahnend, und er brach seine Hinwendung erschrocken ab. Schade, dachte er. Er strich sich mit den Händen durchs Haar, räusperte sich und blickte leicht verlegen Dr. Bock in die Augen, der sofort zur Stelle war. Der stöpselte zufrieden den Beutel um und lächelte: „So, das war's schon. Die erste Therapieeinheit ist fast überstanden. Jetzt kommt nur noch die so genannte Bewässerung."

Zwei Liter Kochsalzlösung sollten noch Sophies Adern durchfluten und die Nieren spülen. Das würde einige Zeit in Anspruch nehmen. Außerdem schluckte Sophie in seinem Beisein fünf verschiedene Tabletten. Heribert schauderte bei dieser Unmenge an Medikamenten.

Nachdem sich Heribert auf den Heimweg gemacht hatte, nahm für Sophie die erste Runde der Behandlung ihren weiteren Verlauf. Die Flüssigkeit schwemmte ihren Körper regelrecht auf. Ihr Bauch fühlte sich auf einmal an wie eine riesig große Wassermelone. Und auch sonst kam es ihr so vor, als ob ihr Körper sich in alle Richtungen ausdehnen würde, als ob sie in einer zu großen dicken Daunenjacke steckte. Sie bildete sich ein, das Gift wäre jetzt überall in ihre Zellen gespült worden und würde sich dort breit machen. Kein Wunder, dass sie sich so komisch fühlte.

Ihr kam in den Sinn, dass wahrscheinlich alles besser werden würde, wäre sie nur erst auf der Toilette gewesen. Mutig krabbelte sie aus ihrem Bett, nachdem sie alle Schläuche vorsichtig sortiert hatte und wollte gerade in die Schuhe schlüpfen, als sie merkte, dass sie sich nicht auf ihre Kraft verlassen konnte. Sie klingelte nach der Schwester.

„Was haben Sie denn vor?“, fragte die erstaunt.
„Ich wollte zur Toilette und dachte, dass ich es alleine kann.“

„Oh nein, Frau Krebs, bitte keinen Heldenmut. Ich geh schon mit Ihnen. Gut, dass Sie sich gemeldet haben.“

Wie eine Minikarawane zogen sie los Richtung Badezimmer. Erst der Infusionsständer auf seinen etwas schwer laufenden Rollen, an den sich Sophie mit einer Hand klammerte. Dahinter Schwester Mareile, die beim Nach-Vorne-Schieben mit einer Hand unterstützte. Als Sophie endlich ihren Platz gefunden hatte, sehnte sie sich nach einem erlösenden Wasserfall, der aus der Tiefe ihres Körpers in das moderne Hänge-WC fließen sollte. Zur ihrer Verwunderung blieb aber alles still, obwohl der Drang in ihrem Bauch riesig war. Schwester Mareile schaute freundlich herein und schien über Sophies Problem nicht überrascht.

„Das ist oft so. Machen Sie sich keine Sorgen. Wir haben verschiedene Möglichkeiten. Atmen Sie tief ein und aus. Ich versuche es erst mal mit dem Wasser.“

Schwester Mareile drehte den Wasserhahn voll auf und er rauschte wie der von Sophie ersehnte Wasserfall, aber bei ihr tat sich gar nichts. Sophie war frustriert und ihr Kopf dröhnte immer mehr. Plötzlich empfand sie diese Qualen viel heftiger als den ganzen bisherigen Verlauf ihrer Erkrankung. Aber es half nichts! Kein Wasserrauschen, keine Atemübungen und schon gar nicht der verkrampfte Gedanke, ganz locker zu bleiben. Schwester Mareile verschwand kurz und kam mit einer Spritze Wundermittel zurück. Sophie setzte all ihre Hoffnung darauf, und siehe da, es klappte. Der Wasserdruck in Sophies Innerem verwandelte sich in einen reißenden Gebirgsfluss und sie glaubte, ihr Bauch wäre eine Wolke, die mit ihrem strömenden Regen den Fluss bis weit über seine Ufer ansteigen ließ und eine Überschwemmung auslöste.

Nachdem Sophie dieses Naturschauspiel am eigenen Leibe erlebt hatte und sich wieder einigermaßen wie ein Mensch fühlte, stand sie am Waschbecken, um sich die Hände zu waschen. Herrlich fand sie dieses frische Nass über den Handgelenken und den Duft der Seife.

Beim Aufschauen kam sie nicht umhin, ihr Spiegelbild zu sehen, und ein heftiger Schreck durchfuhr sie. Dieses Gesicht kannte sie nicht.

‚Hallo Sophie, du bist es wirklich. Mach dich nicht verrückt, das geht wieder weg. Alle sehen hier so aus. Komm, Kopf hoch und ab ins Bett.'

‚Ich seh' doch aus wie ein Monster, mit diesen knallroten, dicken Backen, sogar meine Lippen sind geschwollen!'

‚Ja, aber es geht wirklich wieder weg. Komm, nimm's mit Humor, immerhin bist du noch ein Monster mit Haaren. Die anderen Monster sehen ja noch lustiger aus.'

‚Ha, ha, ha, sehr witzig.' Sie hätte heulen können. Endlich wieder im Bett, fühlte sie sich so geschafft, dass ihr eine bleierne Müdigkeit eine kurze Auszeit gewährte. Die Tropfen der Infusion hüpften auch ohne Sophies Betrachtung und Walzermelodien munter aus der Flasche und rutschten wie Kinder auf einer Wasserrutsche in den Schlauch an Sophies Hals, um dort gemäß dem Fluss des Blutstromes Richtung Herz zu schwimmen und sich in alle Zellen des Körpers zu verteilen.

Sophie traute ihren Augen nicht, weil auf ihrem Nachttisch das Abendessen stand. An Essen hatte sie gar nicht gedacht, weil sie der Meinung gewesen war, bei der Chemotherapie sei das verboten. Auf dem Tablett standen Tee, zwei Scheiben Toastbrot und ein Schälchen Kompott. Sie war überrascht, weil sie heftigen Durst und sogar Appetit verspürte. Sicherheitshalber fragte sie aber doch Schwester Mareile um Erlaubnis, als diese Frau Cherny im Bett hereinschob. Schließlich war ja auch eine Verwechslung möglich. Sophie freute sich über die Möglichkeit, essen zu dürfen, in Anbetracht der Tatsache, dass sie die erste Einheit ja schon geschafft hatte. So beschloss sie, das Essen zu genießen, auch wenn es wieder nur Tee und

Brot war. Leider schmeckte alles gleich und sie versuchte, die Geschmacksnoten, die sie in Erinnerung hatte, den einzelnen Teilen beizumengen, um sich nicht die Freude verderben zu lassen. Sie schaffte nur mit Mühe einen Toast, drei Löffel Kompott und den Tee.

Erschöpft lehnte sie sich nach hinten an ihr hochgestelltes Rückenteil des Bettes und registrierte, dass es draußen schon dunkel geworden war. Das Fenster, ihr Ausschnitt zur Welt, präsentierte ein tiefblaues Viereck, und sie konnte den Infusionsständer und Teile des Zimmers wie in einem Spiegel darin sehen. So betrachtet schien das Zimmer vergrößert, wenn sie allerdings ohne diese Perspektive nach draußen blickte, verwandelte sich das Fenster in ein kaltes, schwarzes Loch, das sie genauso gut hätte verschlingen können.

Sie wechselte zwischen den Perspektiven hin und her und ihr Blick blieb plötzlich wie festgeschraubt im schwarzen Loch hängen. In der Ferne registrierte sie ein blinkendes Etwas. Womöglich ein Ufo? Ihr Puls stieg und ihre Fantasie schlug Purzelbäume. Von einem fremden Planeten brachten kleine grüne Männchen ein neues Medikament gegen den Krebs. Das Ufo steuerte schnurstracks auf sie zu. Gleich würde es einen lauten Knall geben, weil das Ufo die Glasscheibe durchschlagen und mitten in ihrem Zimmer landen würde. Der silberfarbene Deckel würde sich öffnen und eine Schar wilder kleiner Medizinmänner mit feuerroten Augen würde sich auf sie stürzen, sie in eine Art Tiefschlaf versetzen und alle Krebszellen aus ihrem Körper herausfiltern, diese in das Ufo einsperren und wieder mit ins Weltall nehmen, wo sie sie in der Leere und Weite des Alls aussetzen würden. Sophies Gefühle schwankten zwischen Freude und Angst, und sie schloss ihre Augen, um diese Vorstellung nicht zu unterbrechen.

Unvermittelt wurde ihr schwindelig, sie schwitzte und ihr Magen verwandelte sich in ein Karussell. In letzter Sekunde fand ihre Hand den Klingelknopf, und Schwester Mareile stand wie herbei gezaubert neben ihr. Sophie blickte in den knallgrünen Putzeimer, den sie neulich unter ihrem Bett hatte stehen sehen, und mit Tränen in den Augen betrachtete sie ihr Abendessen von oben.

Nachdem Sophie wieder klar denken konnte, leuchtete ihr ein, warum auf dieser Station unter jedem Bett ein Putzeimer stand. Es war keine Schlamperei, sondern einfach nur praktisch. So schnell konnte kein Mensch nach einem Eimer laufen, wie sich ein Magen nach einer Chemodosis urplötzlich entschied, alles wieder von sich zu geben. Nun stimmte Sophies Weltbild auch wieder, denn es war ihr zu komisch vorgekommen, dass alle von der Übelkeit bei Chemotherapie sprachen, und ausgerechnet sie wäre drum herum gekommen.

Ermattet lehnte sie sich zurück, doch ihre Blase meldete sich und die Prozedur, samt Infusionsständer zur Toilette zu gelangen, musste erneut gestartet werden. Diesmal klappte die Sache mit dem Wasserfall auch ohne Spritze, und Sophie war überglücklich. Trotzdem fühlte sich der Bauch immer noch aufgeblasen an.

Nachdem Schwester Mareile ihr wieder ins Bett geholfen hatte, merkte sie, dass ihre Beine innerlich ganz furchtbar zu zappeln anfingen. Es war, als ob jede Faser ihrer Muskeln eine Art Dauerspannung aufbaute und nach kurzer Zeit wieder damit aufhörte. Ein Muskel leitete die Anspannung weiter in den nächsten. Sie wusste nicht, was sie mit ihren Beinen anfangen sollte, keine Position war auszuhalten.

Sophie überlegte, ob das auch von der Chemo kam oder nur mit dem Liegen zu tun hatte. Sie wollte aber nicht schon wieder die Schwester rufen und entschied sich, diesen Zustand als Nebenwirkung abzutun. Sie redete sich ein, es würde gleich aufhören und müsste, wie alles andere, eben durchgestanden werden. Um sich abzulenken schielte sie zu Frau Cherny hinüber, in der Hoffnung auf ein bisschen Unterhaltung. Sie hing auch an der Infusionsflasche und hatte Kopfhörer im Ohr.

Schade, dachte Sophie, vielleicht sollte ich auch etwas Musik hören? Aber weder nach Lesen noch nach Musik stand ihr der Sinn. Sie fühlte sich innerlich aufgewühlt, ja fremdgesteuert und fand keine Muße für etwas Ruhiges und Besinnliches, was ihr sicherlich gut getan hätte. Sie wackelte mit den Zehenspitzen, streckte die Arme nach oben und knetete den durchsichtigen Schlauch der Infusion mit den Fingerspitzen.

Telefonieren, dachte sie als nächstes, das wäre eine Möglichkeit. Doch wen sollte sie anrufen? Und über was sollte sie dann reden? Über ihre Therapie, über den Krebs, über das Wetter? Sie fühlte sich weit weg von ihren Freunden; außerdem wusste sie gar nicht, wer schon Bescheid wusste, und sie fühlte sich im Moment nicht in der Lage, es jemandem haarklein zu erklären. Also einfach so daliegen und die Zeit verstreichen lassen?

Sie schaute noch mal zu Frau Cherny hinüber, die genau in diesem Moment ihre Kopfhörer absetzte. Sophie versuchte eine Konversation, denn es war noch einige Zeit vom Abend übrig bis die Nachtschwester ihren Gang durch die Zimmer starten würde: „Hallo Frau Cherny, wie geht es Ihnen?"

„Ach, was soll ich sagen? Eigentlich bin ich ganz schön am Boden. Ich möchte so gerne wieder heim."

„Ja, ich auch. Wo waren Sie den ganzen Nachmittag?"

„Darüber möchte ich gar nicht reden. Ich habe seit der letzten Chemobehandlung, die sehr hoch dosiert war, eine Pilzinfektion in der Lunge, und die Mittel sprechen immer noch nicht an. Ich fühle mich wie ein ausgewrungener Waschlappen, den man zusammengeknäult in der Ecke der Badewanne vergessen hat und der dort leise vor sich hinmuffelt."

„Sie finden sehr anschauliche Vergleiche", sagte Sophie und versank für einen Moment in Gedanken. „Ich fühle mich so aufgewühlt, dass ich kaum alleine damit zurechtkomme."

„Was beschäftigt Sie?", hakte Frau Cherny vorsichtig nach. Von anderen Patienten hatte Sophie bisher die Dinge erfahren, die bei den Gesprächen mit den Ärzten selten thematisiert wurden. Wie denn auch! Die Ärzte hier behandelten zwar Krebskranke, waren aber selbst wahrscheinlich noch nie ernstlich erkrankt. Es waren weniger die theoretischen Abhandlungen, sondern die Erfahrungen, die ihr so wichtig waren. Auf einmal wusste sie, welches Thema sie brennend interessierte. „Erzählen Sie mir doch bitte, wie es bei Ihnen war, als die Haare ausfielen!"

„Ach, das ist schon so lange her. Es ist nicht schlimm, nur oft kalt am Kopf. Aber es gibt ja schöne Perücken."

„Aber ich habe noch keine. Wann muss ich die denn kaufen?"

„Wenn Sie bald aus der Klinik entlassen werden, dann schauen Sie im Branchenfernsprechbuch nach. Wenn Sie hier bleiben müssen, kommt der Friseurmeister auch zu Ihnen ins Zimmer und berät Sie."

Sophie konnte sich das nicht so recht vorstellen. Eine Perücke! Ihre Großmutter hatte eine im Schrank liegen gehabt, wegen ihrer dünnen Haare. Bei Theaterbesuchen hatte sie gemogelt. Sie wollte auch im hohen Alter schick aussehen. Sophie erinnerte sich, dass ihre Großmutter mit dem Ding auf dem Kopf wirklich viel flotter ausgesehen hatte. Zu gerne hätte sie Frau Cherny gefragt, wie ihre Haare vor Beginn der Therapie ausgesehen hatten und welche Perücke sie sich ausgesucht hatte, aber sie fand sich ein Stück zu neugierig.

„Sie fragen ja gar nicht mehr weiter?", kam ihr Frau Cherny entgegen.

„Ich trau mich nicht so recht", gab Sophie zu, „es ist ja schon sehr persönlich."

„Was möchten Sie denn wirklich wissen? Wir brauchen uns doch hier nichts vorzumachen. Wir teilen ein Zimmer und ein ähnliches Schicksal, nur ist jede von uns an einem anderen Punkt ihres Weges. Wenn man auf Reisen geht, fragt man doch auch manchmal nach dem Weg."

Wie schön Frau Cherny das immer formulierte, und diese Formulierung passte ja perfekt zu Sophies innerer Vorstellung, eine Reise zu unternehmen! Ob es eine innere Wellenlänge gab zwischen Patienten mit einer vergleichbaren Erkrankung? Ein schnelleres Verstehen, auch ohne große Worte?

„Ich kann mir alles noch gar nicht so vorstellen. Würde es Ihnen was ausmachen, mir Ihre Perücke zu zeigen?"

Frau Cherny wurde richtig heiter und lachte ein bisschen. „Ach was, die liegt da unten in meinem Nachttisch. Aber ehrlich gesagt, ich zieh die gar nicht so oft auf. Im Bett eine Perücke, das ist doch nichts! Sie verrutscht leicht, und auf Schönheit kommt es mir im Krankenhaus wirklich nicht an."

Frau Cherny beugte sich seitlich aus ihrem Bett und kramte die Perücke aus dem Nachttisch heraus. Sophie sah ein zerzaustes Etwas, das Frau Cherny schüttelte, sich auf die Hand setzte wie eine Kasperpuppe und mit den Fingerspitzen zurechtzupfte. Kastanienbraun, mit leichtem Pony und einem Pagenschnitt.

„Das ist meine Wahl von damals. Ich hatte eine ähnliche Frisur und wollte mir auch ohne Haare so ähnlich wie möglich sehen. Damit nicht jeder blöd guckt und fragt."

„Die gefällt mir. Setzen Sie sie doch mal auf."

Frau Cherny zog ihr Mützchen vom Kopf und Sophie konnte zum ersten Mal ihre Glatze sehen. Im ersten Moment erschrak Sophie. Dann dachte sie an die Geste der Männer, die ihren Hut zückten, um „Guten Tag" zu sagen, und empfand ein gewisses Vertrauen. Die freundlichen Gesichtszüge von Frau Cherny kamen jetzt viel stärker zum Vorschein, obwohl das Gesicht noch ziemlich aufgedunsen wirkte. Schwungvoll stülpte Frau Cherny ihre Zweitfrisur über den Kopf, zupfte den Pony zurecht, wozu sie keinen Spiegel benötigte, drehte ihr den Kopf zu und lächelte wie ein Model auf dem Laufsteg der großen Modenschauen. Sophie war entzückt, weil eine völlig andere Person vor ihr zu sitzen schien.

„Sie sehen klasse aus!", kam ihr spontan über die Lippen.

Sophie stellt sich vor, Frau Cherny hätte noch ein leichtes Make-up, etwas Lippenstift und schicke Klamotten an, und kein Mensch käme auf die Idee, dass sie Krebs haben könnte. Jetzt konnte sich Sophie viel besser vorstellen, sie hätte auch so ein Ding und das Leben würde einfach weiter gehen. Sie könnte mit Heribert ausgehen und wäre äußerlich die alte Sophie.

„Das ist ja wie beim Theaterspielen! Sie können sich total verwandeln und in eine Rolle schlüpfen. Mit dieser Frisur stelle ich Sie mir noch im Abendkleid vor, mitten in der Oper, und Sie wären die perfekte Frau."

„Da haben Sie durchaus Recht. Das macht auch manchmal Spaß. Das einzige Problem ist nur, dass ich mich leider oft nicht danach fühle, und dann passt die Rolle auch nicht so ganz. Dann habe ich zwar eine tolle Hülle, aber innerlich fülle ich sie nicht mehr aus. Meine Kraft reicht für solche Köstlichkeiten nicht mehr aus."

Sophie wurde nachdenklich und bedauerte Frau Cherny: „Vermissen Sie sie auch nicht, die Köstlichkeiten?"

„Manchmal schon. Es ist einfach schön, dieses Leben, aber alles hat seine Zeit und für mich ist diese Zeit schon vorüber."

Sophie spürte wieder diese besondere Sorte von Gänsehaut auf ihrem Rücken. Solch einen Satz zu sagen konnte sie sich für sich überhaupt nicht vorstellen. Sie lechzte schier danach, wieder in dieses Leben zu kommen! Für Frau Cherny war diese Aussage stimmig, das fühlte sie. Es war keine Wut in ihren Worten. Sie, Sophie, würde das nie so hinnehmen!

Sophie mochte die innere Ruhe und den gewissen Frieden, die von Frau Cherny ausgingen. Zu ihrer Überraschung begann Frau Cherny zu lachen und sagte: „Ich kann Sie mir auch sehr gut mit einer schönen Perücke im Theater vorstellen. Sie werden das bestimmt noch oft machen. Gehen Sie doch einfach für mich mit in die schöne Welt!"

„Wie meinen Sie das?"

„Wenn Sie beim Ausgehen manchmal an mich denken, dann ist es, als ob ich auch dort sein könnte."

Das hatte sie noch nie gehört. Je mehr sie die Wirkung des Gesagten in sich aufnahm, umso deutlicher wurde ihr, dass etwas Wahres daran sein könnte. Es erinnerte sie wieder an ihre Großmutter, die ihr als Kind von dem kleinen Mädchen erzählt hatte, das seine Mutter verloren hatte. Wenn es durch die Straßen des kleinen Dorfes ging, stellte es sich immer vor, wie seine Mutter auch dort gelaufen war. Das kleine Mädchen wurde bei diesen Gedanken fröhlich und glaubte, dass seine Mutter ihm ganz nah sei.

Ein jäher Kopfschmerz verbunden mit einer Portion Übelkeit aus der Tiefe ihres Bauches holte sie wieder in die Wirklichkeit zurück. Sie befand sich noch mitten in ihrer ersten Chemotherapie, die ihr bald alle Haare rauben würde, gleichzeitig aber den Grundstock zu ihrer Genesung darstellte. Bald würde sie ausprobieren können, wie es sich für sie anfühlte, mit Perücke und Krebs im Theater zu sitzen, äußerlich die Grande Dame abzugeben und innerlich an Frau Cherny zu denken, aber jetzt verschaffte sich ihre Übelkeit einen erneuten Soloauftritt.

Das Eintreten der Nachtschwester beendete ihr Gespräch, was Sophie auch als Erleichterung empfand. Die Tiefe dieser Gespräche ging ihr mehr unter die Haut, als sie wahrhaben wollte. Trotzdem verliehen sie ihr als Anfängerin eine Portion Mut, den sie bisher nirgends gefunden hatte.

Auf der Autobahn meldete sich seine Sekretärin über das Handy und erinnerte Heribert an den morgigen Gesprächstermin, der für 10:00 Uhr angesetzt war. Er versprach superpünktlich zu sein. Kurze Zeit später klingelte Schwiegermutter Rosmarie an, um ihm den aktuellen Stand der Kinderbetreuung durchzugeben. Julika ginge es besser, aber sie wolle sie noch eine Nacht bei sich behalten. Friedrich und Justus solle er vom Fußball abholen.

Für was Handys alles gut sind, dachte er und steuerte pünktlich die Sporthalle an, wo seine beiden Fußballhelden schon freudig über das siegreiche Trainingsspiel auf ihn warteten. Kurz entschlossen fuhr er mit ihnen zur Stammpizzeria der Familie, weil er keine Lust hatte, zu Hause die hoffentlich von Frau Rotter hergerichtete Ordnung gleich wieder zu ruinieren. Er fühlte sich ausgelaugt, doch die fremde Umgebung half ihm sich zu lockern und bescherte ihm eine lebhafte Unterhaltung über alle Tageserlebnisse der Kinder.

Heribert staunte über die Energie seiner Jungs, über die sie auch nach dem Sport und am Ende eines langen Tages verfügten. Aufmerksam verfolgte er ihre Mimik, weil er glaubte, daran am sichersten ablesen zu können, wenn sie irgendwo der Schuh drückte. Er hatte den Eindruck, dass im Moment alles rund lief, und er war froh darüber.

Es war das erste Mal seit Wochen, dass er nach Hause kam und nicht mehr aufräumen musste. Sicher würde alles gut werden. Sophie hatte den ersten Schritt überstanden, im Haus kehrte Ordnung ein, und er konnte morgen wieder wie gewohnt seine Arbeit aufnehmen.

Aus dem Kinderzimmer hörte er Friedrichs Stimme: „Hey, Papa, komm mal schnell! Was soll denn das auf unseren Betten?"

Er sprintete die Treppe nach oben, sofort unter Spannung, weil er in letzter Zeit ständig Schlimmes befürchtete. Doch er fand die Kinder staunend vor. Frau Rotter hatte die Betten gemacht, die Kissen durch geschickte Knicke mit Ohren versehen und aus den Schlafanzügen der Kinder kleine Figuren geformt. Heribert fühlte sich an einen Urlaub im Süden erinnert, in dem sie auch jeden Abend vom kreativen Zimmerservice überrascht worden waren. Komisch, dass seine Jungs keinen Sinn dafür hatten. Das war doch nett gemeint!

Friedrich äußerte sich erstaunlich abwertend: „Papa, was soll denn der Scheiß? Macht die Frau das jetzt immer? Mama würde das nie so machen."

Als hätten die Worte seines Bruders einen Schalter umgelegt, wechselte bei Justus abrupt die Stimmung. Er fing fürchterlich zu heulen an. „Ich will meine Mama wieder haben. Jetzt sofort!“ Dazu stampfte er mit dem Fuß auf, so wie sonst, wenn er meinte, seinen Willen durchsetzen zu müssen.

Heribert spürte, wie hilflos ihn diese Szene machte. Er stand da wie ein begossener Pudel. Sein Sohn tat ihm unendlich Leid, aber eine rechte Antwort fiel ihm nicht ein. Was sagte man in einer solchen Situation? Ja, das kann ich verstehen? Aber, aber, Kind, Mama kommt doch bald wieder? Komm, nun geh erst mal schlafen, morgen sieht die Welt wieder anders aus? Er entschied sich für Phrase zwei, worauf sich Justus noch stärker in seine Bockigkeit hineinsteigerte.

„Ich will aber nicht warten, bis Mama kommt. Ich will meine Mama jetzt haben!“, brüllte er aus vollem Hals und ließ sich noch nicht mal von Heribert anfassen.

Was würde Sophie jetzt tun? Egal was Sophie tun würde, sie hätte sowieso viel bessere Karten, weil sie eben die Mama war. Das empfand Heribert als ungerecht. Wenn's hart auf hart kam, schrien die Kinder eben doch nach der Mama. Keine Spur von Gleichberechtigung, fand Heribert und tat sich nun auch noch Leid. Justus' Stimmung wirkte ansteckend und Heribert hätte am liebsten mitgeheult, dass er seine Sophie wieder haben wollte und zwar sofort! Sein Gesichtsausdruck wirkte so niedergeschlagen, dass Friedrich, der sich bisher still verhalten hatte, das Wort ergriff: „Papa, du siehst ja auch ganz traurig aus. Musst du jetzt auch heulen?“

Heribert erschrak. Durfte er denn vor den Kindern seine Gefühle offen zeigen? Musste er nicht jetzt Stärke beweisen, als Vorbild für die Kinder? Er handelte schneller, als er denken konnte. „Ja, Friedrich, ich bin auch traurig. Am liebsten würde ich auch weinen.“

„Bist du traurig, weil Mama nicht da ist?“

„Ja, mein Sohn. Sie fehlt mir sehr.“

Justus hörte schlagartig auf zu weinen, sein Mund blieb offen stehen und er starrte seinen Vater an. Er wischte mit dem Ärmel über sein Gesicht und kam näher zu Heribert. Was er dann sagte, rührte Heribert erst recht zu Tränen.

„Ach Papalein, du musst doch nicht traurig sein. Mama kommt doch wieder!“

Justus schmiegte sich mit seinem kleinen Körper an Heriberts rechte Seite, der sich in der Zwischenzeit auf das Kinderbett gesetzt hatte, und schwieg. Heribert legte den Arm um ihn und strich vorsichtig mit der Hand über seinen Kopf. Beide atmeten gleichzeitig tief und gelöst durch. Friedrich setzte sich an die freie Seite von Heribert, woraufhin er auch um seinen Ältesten einen Arm legte.

So saßen sie ein paar Minuten ohne ein Wort zu sagen. Heribert empfand ein unglaubliches Glücksgefühl und hätte diesen Moment am liebsten in Stein gemeißelt festgehalten. Hier, mit seinen Jungs, empfand er die große Freiheit und Stärke, die Männerherzen draußen in der Prärie beim Lagerfeuer teilten. Die Kinder fingen an zu gähnen, und nun war es ein Leichtes, die beiden noch zuzudecken und mit einem Gute-Nacht-Kuss in das Reich der süßen Träume zu verabschieden. Mit leichtem und zugleich schwerem Herzen verließ Heribert das Zimmer und machte sich fertig für die Nacht.

Seit Sophie im Krankenhaus war, hatte Heribert es sich zur Angewohnheit gemacht, immer ein Telefon auf den Nachttisch zu legen, wenn er zu Bett ging. Er wollte jederzeit für sie erreichbar sein. Er wählte einen Anzug für den nächsten Tag im Büro und stellte erfreut fest, dass Frau Rotter ihm gebügelte Hemden bereitgehängt hatte. Mit Genugtuung legte er sich hin und schlief nach ein paar Seiten SPIEGEL-Lektüre ein.

Er war gerade dabei in die erste Tiefschlafphase hinüberzugleiten, als er durch das Telefon neben seinem Bett gestört wurde. Erschrocken und etwas verwirrt knipste er seine Nachttischlampe an, drückte die grüne Taste und dachte nur an Sophie.

„Sophie, was ist los? Ich bin doch da!“, rief er in die Sprechmuschel.

Am anderen Ende der Leitung war nur das Atemgeräusch eines Menschen zu hören. Heribert war schlagartig hellwach und malte sich sofort die schrecklichsten Szenen aus. Sophie aus dem Bett gefallen, die Infusionsschläuche zerrten an ihrem Hals, sie war bewusstlos und hatte nur noch seine Nummer wählen können.

„Sophie“, brüllte er, „hörst du mich?“

Keine Antwort! Was tun? Bei der Schwester anrufen? Er versuchte sie mit zärtlicher Stimme zum Reden zu bringen. Seine Hand umklammerte das Telefon und es kostete ihn Kraft, seine Stimme überzeugend klingen zu lassen.

„Sophie, Liebes, hörst du mich denn nicht? Ich bin doch bei dir. Bitte sag doch was!“

Es geschah nichts. Er hörte nur das Atmen am andern Ende der Leitung. Sein Herz raste und seine Hände zitterten. Völlig verzweifelt drückte er die rote Taste, setzte sich in seinem Bett auf und dachte einen Moment nach. Die Sache kam ihm komisch vor. Er kramte die Nummer von Sophies Anschluss aus seinem Notizbuch. Er wollte versuchen bei ihr anzurufen, um zu überprüfen, ob sie abnahm.

Das Freizeichen in der Leitung machte ihn stutzig, und es brauchte eine Weile, bis er seine völlig verschlafene Sophie an der Strippe hatte. „Ja, bitte?“

Nun war er vollends verdattert! Das würde ja bedeuten, nicht Sophie hatte bei ihm angerufen, sondern irgendjemand anderes. Um Sophie nicht zu beunruhigen, sagte er, obwohl er gar nicht wusste, wie spät es wirklich war: „Sophie, mein Liebes, entschuldige, du hast wohl schon geschlafen. Ich wollte dir noch schnell gute Nacht sagen.“

„Ach, Heribert, du bist es. Wie schön, deine Stimme zu hören. Ich bin doch tatsächlich eingeschlafen, obwohl ich vorhin total überdreht war.“

„Dann schlaf weiter. Du brauchst den Schlaf. Ich melde mich morgen. Also gute Nacht!"

„Ja, bis morgen. Schlaf auch gut."

In seinem Kopf kreiste die Frage, wer um alles in der Welt ihn um diese Zeit angerufen hatte und dann kein Wort sagte. Dass sich jemand einfach nur verwählt hatte, hielt er für ausgeschlossen, da hätte der andere doch längst aufgelegt. Er blickte auf seinen Wecker und sah, dass es tatsächlich noch gar nicht so spät war.

Jetzt wünschte er sich einen Gesprächspartner und überlegte, wer um 23:00 Uhr geneigt sein könnte, sich seine Probleme anzuhören. Ihm kam niemand in den Sinn und so blätterte er im Adressenverzeichnis seines Zeitplaners. Sein Blick blieb an der Notiz hängen, in der er sich die Telefonnummer seines ehemaligen Studienkollegen notiert hatte. Heribert zögerte, schließlich hatten sie sich erst vor wenigen Tagen nach sehr langer Funkstille wieder getroffen, und Robert hatte bestimmt genug eigene Sorgen. Dann aber er erinnerte er sich an das offene Gespräch neulich Abend am Kamin und er probierte es bei Robert.

Sein Entschluss war richtig, das merkte er schon bei den ersten Worten. Heribert hatte den Eindruck, Robert würde sich regelrecht über den Anruf freuen. Deshalb rückte er gleich mit seinem Anliegen heraus. Dass sein alter Freund detektivisches Gespür besaß, zeigte sich an der Art der Fragen, die er Heribert stellte, als dieser ihm von dem nächtlichen Anruf berichtete.

„Gibt es irgendjemand in deiner Umgebung, der solche Anrufe tätigen würde?"

Heribert hatte keine Idee.

„War irgendetwas in den letzten Tagen anders als sonst?"

„Ja sicher, jede Menge. Wir haben seit heute eine Haushaltshilfe. Ob sie angerufen hat?"

„Wenn sie morgen kommt, könntest du versuchen, an ihren Reaktionen abzulesen, ob sie dafür in Frage kommt?"

Heribert wurde bewusst, wie schrecklich es wäre, wenn sich dieser Verdacht bestätigen würde. Jetzt fing der Alltag gerade an wieder strukturierter zu werden und dann gleich so was!

Doch dann fiel bei ihm der Groschen. Wie vom Donner gerührt saß er da und wunderte sich, dass er nicht schon eher darauf gekommen war. Natürlich, wenn jemand in Frage käme, dann die Wünschelmann, die ihn schon einmal am Telefon angemacht und zugetextet hatte. Wie konnte er nur so blöd sein! Ihm wurde heiß und kalt. Die musste sich ja gefreut haben, als sie vorhin seine Stimme hörte. Er schämte sich furchtbar, weil er meinte, mit diesen paar Sätzen sein ganzes Intimleben mit Sophie preisgegeben zu haben, und spürte jetzt einen richtigen Hass auf diese Frau.

Robert beruhigte ihn, bis jetzt sei es ja nur eine Vermutung. Es könnte sich genauso gut jemand verwählt haben.

„Wenn mir die Schreckschraube morgen im Büro über den Weg läuft, werde ich sie würgen!"

„Das tust du nicht!", sagte Robert streng. „Damit zeigst du ihr doch, dass sie dich in der Hand hat."

„Und wie reagiere ich dann?"

„Erstens ist ja gar nicht sicher, dass sie dir über den Weg läuft, und wenn doch, tust du, als sei nichts gewesen. Beobachte lieber, wie sie sich verhält!"

Nachdem die beiden Männer ihr spätabendliches Zwiegespräch beendet hatten, war Heribert froh in Robert tatsächlich einen guten Freund wieder gefunden zu haben.

Für Sophie tropfte die Zeit nach dem Frühstück genauso langsam dahin wie die Tropfen der Infusion, an die sie immer noch angeschlossen war. Kein Walzerrhythmus, sondern ein dumpfes, monotones Traben einer Gruppe müder Wanderer. Sie fühlte sich dämmrig von den Medikamenten gegen die

Übelkeit und ihre Kopfschmerzen waren zu einer migräneartigen Dauerspannung mutiert. Obwohl sich viele Bücher und Zeitschriften in ihrem Nachttisch stapelten, verspürte sie kein Bedürfnis zu lesen. Ihre Augen waren müde und so machte Lesen keinen Spaß.

Eine nette Abwechslung bot die Putzfrau, die wieder ihren Dienst versah und in gebrochenem Deutsch mit ihr sprach. Sie hatte ein warmes Lächeln und hübsche Augen. Als sie den Telefonhörer desinfizierte und Sophies Familienfoto sah, erkundigte sie sich nach den Kindern. Voller Stolz erzählte Sophie von ihnen.

Nachdem wenig später die weiße Wolke durchgerauscht war, trat eine etwas ältere Dame herein, mit blonder Wasserwelle und einem auffällig schicken Kostüm, über das sie leger einen offenen Kittel drapiert hatte. Sophie war überrascht über das elegante Aussehen; sogar hochhackige Schuhe gehörten dazu, was sie bisher hier noch bei keiner Frau gesehen hatte. Zugleich trug sie ein übertriebenes Make-up. Sophie schätzte sie auf Mitte fünfzig.

„Frau Krebs? Bin ich hier richtig?"

„Das kommt ganz darauf an", sagte Sophie pampig.

„Ich bin Frau Kammer vom Sozialen Dienst."

Darunter konnte sich Sophie nichts vorstellen und glaubte zunächst, sie solle jetzt eine Spende für notleidende Kinder abgeben. Offensichtlich bemerkte Frau Kammer ihre Verwirrung. Sie zog sich einen Stuhl an Sophies Bett und nahm Platz. Dann spulte sie, ähnlich einem Tonband, ihr Repertoire herunter und es schien ihr ziemlich egal zu sein, ob Sophie damit etwas anfangen konnte oder nicht.

„Sie wurden mir als neue Patientin gemeldet und ich habe die Aufgabe Ihnen mitzuteilen, welche Rechte Ihnen mit einer Krankheit wie der Ihren zustehen. Sie können den Status der Schwerbehinderung beantragen, da müssten Sie sich hier in der Klinik in Bau 7 melden oder dem Versorgungsamt in Ihrer Heimatstadt schreiben. Einen Antrag lege ich Ihnen zurecht.

Mit Ihrer Erkrankung haben Sie Anspruch auf eine Berufsunfähigkeitsrente und ich rate Ihnen, schnellstmöglich einen Antrag zu stellen. Ich kann Ihnen dabei gerne behilflich sein, oder aber Sie gehen zu einer Rentenberatung in Ihrer Stadt. Haben Sie noch Fragen?"

Fragen? Jede Menge, aber Sophie konnte ihre Gedanken nicht so schnell sortieren, daher reichte ihr Frau Kammer eine Visitenkarte.

„Sie können mich jederzeit um Rat fragen, dafür sind wir da. Dann wünsche ich Ihnen alles Gute."

Sie gab Sophie zum Abschied die Hand. Beim Hinausgehen bemerkte Sophie ihre bolzenartigen Waden, umspannt mit dem raffinierten Schimmer einer teuren Strumpfhose, die unter dem knielangen Rock hervorstachen. Mit dieser Erscheinung passte Frau Kammer nicht auf eine Krebsstation. Sophie konnte sie sich viel besser in einer Boutique oder einem vornehmen Möbelladen vorstellen.

Diese Gedanken waren ein gefundenes Fressen für Sophie die Zweite: ‚Na, was war denn das?'

‚Das möchte ich auch gerne wissen, aber flott sah sie aus, das hättest du mal sehen sollen. Ein gut gekleideter Mensch in mitten der Nachthemdbesitzer und zugeknöpften Kittelträger. Sag mal, stimmt es, dass ich jetzt auch noch behindert bin und Rente beantragen muss? Bin ich jetzt schon auf dem Abstellgleis der Gesellschaft gelandet, nur weil ich Krebs habe? Ich will doch wieder fit werden, dafür mach ich doch den ganzen Zirkus hier mit!'

‚Nun mal langsam. Von Abstellgleis hat ja keiner gesprochen.' Was Sophie die Zweite ihr dann erklärte, erinnerte sie an verschüttete Informationen aus ihrer Studienzeit. Als Krebskranke stand sie unter einem gesellschaftlichen Schutz, der im Schwerbehindertengesetz festgeschrieben war. Steuerermäßigung, Sonderurlaub und einen Sitzplatz im öffentlichen Nahverkehr sowie reduzierte Eintrittspreise in den meisten öffentlichen Einrichtungen wie Schwimmbad oder Museum waren ihr sicher. Allerdings galten Rentenansprüche immer erst dann, wenn auch beim jeweiligen Rententräger ein Antrag eingereicht wurde, egal ob man wieder in den Beruf gehen konnte oder nicht. Da in den meisten Fällen ein zeitaufwendiges Prüfverfahren bezüglich der Rentenansprüche notwendig wurde, war es wichtig schnell zu handeln, um keine Ansprüche zu verlieren.

‚Aber wie soll ich das denn alles machen, wenn ich hier im Krankenhaus liege?'

‚Gute Frage! Du solltest erst mal deine Unterlagen sichten. Weißt du denn, wo du alles hast?'

‚Hm, in einem Ordner im Arbeitszimmer, glaube ich. Da müsste auch eine Krankentagegeldversicherung schlummern, die ich bei meinem Schritt, als freie Mitarbeiterin in der Kanzlei zu arbeiten, abgeschlossen habe. Ach herrje, auch das noch.'

Sophie wurde von einer Welle Melancholie erfasst. Natürlich vermisste sie ihre Arbeit, aber die war Lichtjahre entfernt. Trotzdem kramte sie den Zettel aus der Schublade ihres Nachttisches, den sie vor ein paar Tagen geschrieben hatte. Da standen tatsächlich die Wörter: Berufsunfähigkeitsversicherung, Finanzen, Krankentagegeld und sogar Vertretung in der Kanzlei. Sie hatte schon an alles gedacht. Wie gut, dass es Zettel gab. Mit einer leicht aufgeheiterten Miene zeichnete sie kleine Haken hinter die Stichworte. Sie waren zwar noch nicht abgearbeitet, aber schon in die richtige Richtung angedacht. Ihre Stimmung hellte sich auf.

Ihr kamen die letzten Tage hier vor wie eine Ewigkeit. Es war so viel passiert. Ohne Pause hatte sie sich ständig mit neuen Eindrücken, Fragen und Entscheidungen herumgeschlagen, nebenbei noch die Chemogifte ertragen, und sowieso war sie schwerkrank. Es war ihr einfach alles zu viel und sie wünschte sich nichts sehnlicher, als endlich wieder zu Hause sein zu dürfen. Sie dachte an ihr schönes Bett und ihre weiche

Bettdecke, die sie sich über die Ohren ziehen würde, um sich vor der Welt zu verschanzen. Sie sollten sie doch erst mal alle in Ruhe lassen! Es war ja alles nett gemeint und jeder wollte nur ihr Bestes, aber sie, Sophie Krebs, wollte jetzt erst mal in Ruhe gelassen werden! Das war doch nicht zu viel verlangt!

Sophie spürte, wie ihr Puls raste und ihr Herz bis zum Hals klopfte. Ihr Magen verwandelte sich in einen harten Gummiball und ehe sie sich versah, kam ihr Frühstück in Windeseile wieder zum Vorschein. Den Eimer unter ihrem Bett hatte sie nicht mehr erreicht, und alles war auf der Bettdecke gelandet. Ihr war so schwindelig, dass sie noch nicht mal den Klingelknopf finden konnte und Frau Cherny das übernahm.

Als Schwester Mareile vor ihr stand, schämte sie sich bis in die letzte Zelle ihres Körpers. Obwohl sie nichts dafür konnte, war ihr das peinlich! Aber diese Erkenntnis half ihr jetzt auch nicht mehr weiter. Also aufstehen, auf den Stuhl neben dem Bett setzen, frieren und warten, bis das Bett frisch bezogen war. Mit reumütigem Blick schlich sie wieder zurück, bedankte sich bei Schwester Mareile und verkroch sich in dem harten frisch gemangelten Bettzeug, um eine Runde Schlaf nachzuholen.

Doch ihre innere Unruhe wollte und wollte nicht weichen. Ihre Augendeckel zuckten, obwohl sie sich solche Mühe gab, sie ruhig geschlossen zu halten. In ihrem Kopf kreisten die Gedanken. Frau Kammer hatte sie richtig aufgescheucht und die zu regelnden Angelegenheiten wuchsen zu einem riesigen Berg, der sie zu erdrücken drohte. An Schlaf war also beim besten Willen nicht zu denken, und sie setzte sich wieder auf.

Sophie warf einen prüfenden Blick auf den Himmel, der als einzige Konstante zu jeder Zeit zu ihrer Verfügung stand. Zwar war er immer noch grau, doch unterbrochen von vereinzelten hellblauen Stellen. Ihr Blick versank ziellos im zarten Blau und Sophie spürte, wie sich ihre Muskeln langsam entspannten. Sie fühlte sich wie eine leere Blumenvase, die auf einem Tisch vergessen worden und in der das Wasser bis auf den letzten Tropfen verdunstet war, so dass die vertrockneten Blumen schlaff über dem Rand herunterhingen. Ihre Augen hatten längst das Zimmer verlassen und spielten draußen mit den blauen Himmelsfetzen. Je länger sie nach außen blickte, umso leichter fühlte sie sich.

In diese Versunkenheit platzte der nächste Besuch, der es als seine Aufgabe sah, sie als neue Krebspatientin zu begrüßen und im Gesundungsprozess zu unterstützen.

Sophie erschreckte sich fürchterlich, als sich eine Hand leise auf ihre Schulter legte. Sie schaute direkt in ein gütiges Gesicht, umrandet von sehr kurzen, grauen Haaren in Knabenfasson. Die zarte und sehr freundliche Stimme gehörte aber zu einer Frau. Sie trug einen fliederfarbenen Angorapulli, über dessen Halsausschnitt eine dünne goldene Kette schimmerte, und als Sophie ihren Blick etwas tiefer wandern ließ, erblickte sie einen dunkelgrün karierten wollenen Faltenrock.

„Entschuldigen Sie bitte, ich wollte Sie nicht erschrecken. Ich bin Pfarrerin Priwell und komme von der Krankenhausseelsorge zu Ihnen."

Sophie wurde innerlich richtig wütend. Jetzt hatte sie gerade ihre Mitte wieder einigermaßen gefunden und nun sollte sie womöglich die letzte Ölung oder zu ihrem Krebs auch noch den offiziellen Segen der Landeskirche erhalten, oder was? Sie wollte endlich mal ihre Ruhe haben nach dem ganzen Zinnober! Sie fühlte sich immer noch wie die vergessene Blumenvase und besaß nicht den Mut, die freundliche Dame wegzuschicken. Ihr blieb die Sprache im Halse stecken. Es entstand ein seltsames Schweigen, durchmischt mit offener Nächstenliebe seitens der Pfarrerin. Sie war anscheinend daran gewöhnt, dass Menschen auf dieser Station seltsame Reaktionen zeigten, und so lächelte sie milde weiter. Sophie wurde noch wütender.

Frau Priwell holte sich sehr behutsam einen Stuhl heran und ließ sich am Fußende des Bettes nieder. Sophie atmete ruhig durch, saß sie doch in ihrem Krankenhausbett etwas höher als die Pfarrerin. Sie hatte es schon immer verabscheut, wenn ihr Kirchenleute zu nahe getreten waren und sie das Gefühl bekam, auf Kommando christlich sein und inbrünstig beten oder einen Heiligenschein aus der Tasche zaubern zu müssen. Sie wartete auf eine Gesprächseröffnung, aber es geschah nichts. Diese Dame mit dem Angorapulli saß einfach nur da und wartete. Sie hatte das linke Bein über das rechte geschlagen, so dass Sophie nun den Faltenrock mit der grünen Strumpfhose und den bequemen Lederslippern genauestens studieren konnte. Frau Priwells Kleidungsstil entsprach voll und ganz Sophies Klischee von Pfarrerinnen.

Sie wendete den Kopf wieder zum Fenster, als diese dann doch das Gespräch begann: „Ich sehe, Sie sind sehr erschöpft, und wahrscheinlich fragen Sie sich, warum ausgerechnet ich jetzt noch komme. Ich wollte mich Ihnen lediglich vorstellen und anbieten, dass, wann immer Sie meinen Beistand oder den eines Kollegen benötigen, Sie sich melden können."

Sophies Wut schmolz etwas zusammen und sie überlegte, ob sie nicht doch so ehrlich sein sollte, darum zu bitten, jetzt in Ruhe gelassen zu werden, aber dann siegte ihre Neugier. „Was verstehen Sie denn unter Ihrem Beistand?"

„Beistand von der Krankenhausseelsorge hat viele Gesichter. Wir kommen zu Ihnen, wenn Sie das Gespräch suchen, wir können ein Abendmahl in Ihrem Zimmer durchführen oder Sie auch zum Gottesdienst abholen. Das hängt von Ihnen und Ihrer Situation ab."

Sophie war innerlich immer noch empört, weil ihr das alles viel zu schnell ging, aber sie war auch erstaunt über dieses Angebot, konnte sich jetzt jedoch absolut nicht vorstellen, davon Gebrauch zu machen. Sie legte ihren Kopf mit einem Seufzer zurück in die Kissen und überlegte kurz, bevor sie mit matter Stimme antwortete: „Das finde ich sehr schön, aber im Moment kann ich gar nicht viel tun. Ich bin so müde und es prasseln ständig neue Eindrücke auf mich ein."

Sophie die Zweite mischte sich ein und lobte Sophie: ‚Sehr gut! Weiter so! Trau dich, deine Bedürfnisse zu formulieren, und kümmere dich nur um dich! Du musst hier keinem einen Gefallen tun, auch nicht einer Pfarrerin.'

‚Findest du das ehrlich in Ordnung so?'

‚Ja, Sophie. Es ist zwar nett, was sie dir anbietet, aber du entscheidest! Wenigstens hier, denn bei vielen anderen Dingen musst du im Moment ja sowieso machen, was andere bestimmen. Hörst du?'

‚Geht in Ordnung', gab Sophie zurück, ‚du bist klasse, dass du mir gerade jetzt wieder zur Seite stehst.'

Pfarrerin Priwell hatte wohl verstanden, denn sie stand auf, stellte den Stuhl zurück, trat an Sophies Bett und reichte ihr einen Zettel.

„Hier sind alle Telefonnummern, unter denen Sie uns erreichen können, oder Sie sagen einer Schwester Bescheid. Sie können immer, zu jeder Tag- und Nachtzeit anrufen."

„Ich darf auch nachts um zwei Uhr anrufen?", wollte Sophie wissen.

„Ja, wenn Sie uns brauchen, dürfen Sie das tun. Und nun alles Gute für Sie. Ich schaue nächste Woche wieder vorbei. Gott schütze Sie."

Nachdem Frau Priwell das Zimmer so leise verlassen hatte, wie sie es betreten hatte, lag Sophie mit dem Zettel in der Hand in ihrem Bett. Sie las dort mehrere Namen und Telefonnummern. Am Rand waren zarte Rosen aufgedruckt und unten stand ein Spruch, den sie schon kannte. Sie erinnerte sich, ihn vor etlichen Jahren auf einem Buchzeichen gelesen zu haben, das ihr mal jemand geschenkt hatte, und sie kannte ihn von einem der kleinen Kalender mit Tagessprüchen, die ihre Mutter immer an einer bestimmten Ecke im Wohnzimmer stehen hatte.

Flüsternd las sie sich den Spruch vor. „Von guten Mächten wunderbar geborgen erwarten wir getrost, was kommen mag.

Gott ist mit uns am Abend und am Morgen und ganz gewiss an jedem neuen Tag."

Eine sonderbare Mischung an Gefühlen machte sich in ihr breit. Auf der einen Seite war sie stolz auf sich, dass es ihr gelungen war, ihr Bedürfnis nach Ruhe zu erkennen und zu vertreten, auch einer durchaus freundlichen Pfarrerin gegenüber. Auf der andern Seite fühlte sie sich von diesem Spruch angerührt und fand es tröstlich, Unterstützung in Anspruch nehmen zu können, die über das Pflegerische und Medizinische hinausging. Trotzdem wich ihre innere Skepsis gegenüber der Pfarrerin nicht und sie zweifelte daran, dass sie tatsächlich von dem Angebot Gebrauch machen würde.

Den Zettel steckte sie in ihren Terminplaner und schloss einen Moment die Augen. Sie brauchte erst mal Abstand von allem und musste ihren Weg mit der Krankheit Krebs selbst herausfinden.

Vom Mittagessen vertrug Sophie nur wenige Löffel, dafür konnte sie literweise trinken, wie eine Verdurstende. Frau Cherny ging es immer noch nicht besser und sie wurde nach dem Essen wieder samt Bett zu irgendeiner Untersuchung gebracht. Sie tat Sophie so Leid. Ihr war weniger übel, das Fieber war gesunken und die innere Unruhe hatte nachgelassen. Draußen auf dem Flur war vergleichsweise wenig los und im Zimmer machte sich eine Ruhe breit, die Sophie endlich zu einem richtigen Mittagsschlaf verhalf.

Eine Weile später erwachte sie, weil der Dienst habende Pfleger die Infusion wechselte. Sophie begann sich allmählich wieder wie ein Mensch zu fühlen, auch wenn ihr Kopf noch stark schmerzte und ihre Eingeweide noch immer nicht zur Ruhe gekommen waren.

Sie begann aber auch, sich zu langweilen. Wie nur sollte sie diesen Nachmittag rumkriegen? Frau Cherny war immer noch unterwegs, Heribert bei der Arbeit, und sonst wusste sie niemanden, der in Frage käme, den weiten Weg zu ihr mal eben schnell zu überwinden. Alle, nach denen sie sich sehnte, waren damit beschäftigt, ihre Kinder zu versorgen. Da konnte sie unmöglich den Anspruch stellen, einen Krankenbesuch bei ihr einzubauen. Dabei hatte sie solches Verlangen nach einer Portion normalen Lebens. Zum Spazierengehen fehlte ihr die Kraft und zum Fernsehen hatte sie keine Lust. Kreuzworträtsel und Lesen kamen auch nicht in Frage, weil das ihre Augen zu sehr anstrengte. Selbst für entspannende Musik konnte sie sich gerade nicht begeistern.

Schnaufend betrat sie das Badezimmer und beim Blick in den Spiegel bereute sie ihren Versuch. Sie fand ihr Aussehen einfach nur katastrophal. Als minimales Notprogramm für Appetitlichkeit und um sich selbst leiden zu können, kämmte sie sich die kurzen Stoppeln und machte sich frisch. Voller Wehmut blickte sie auf ihre Haare und konnte sich überhaupt noch nicht vorstellen, wie das mit der Glatze werden sollte. Sie unterstützte sich dabei mit ihrer Lächelübung. Es wirkte aufgesetzt und maskenhaft. Sie beendete dieses Badezimmerintermezzo mit einer immer stärker werdenden Gleichgültigkeit im Bezug auf ihr äußeres Erscheinungsbild.

Sophie die Zweite flötete auch noch: ‚Was du nicht ändern kannst, musst du eben hinnehmen.'

‚Super Spruch! Das hab' ich auch gerade gedacht. Aber verdammt noch mal, es ist nun wirklich nicht so leicht! Statt mit Heribert Hand in Hand durchs Leben zu laufen, schiebe ich hier so einen dämlichen Metallständer mit mir herum und sehe einfach nur absolut abscheulich aus.'

‚Das ist doch nur vorübergehend. Hör auf, dich ständig selbst runter zu ziehen mit deinen schlechten Beschreibungen! Stell dir lieber vor, wie schön du sein wirst, wenn du alles überstanden hast.'

Völlig ermattet hatte Sophie ihr Bett erreicht und hätte Sophie die Zweite am liebsten geohrfeigt, aber dummerweise hatte diese ja auch immer Recht und deshalb schmerzten ihre Weisheiten in solchen Situationen besonders.

‚Kannst du nicht mal ein bisschen freundlicher zu mir sein?', fragte sie ihre Wegbegleiterin.

‚Ich könnte darüber nachdenken', gab diese ziemlich cool zurück, ‚aber wissenschaftliche Untersuchungen haben gezeigt, dass es Menschen in solchen Situationen mehr hilft, wenn man sie nicht zu sehr in Watte packt. Das hemmt ihre Fähigkeit, sich selbst zu motivieren und gegen ihr Leid anzugehen. Sophie, du schaffst es! Denk immer daran, was alles auf dich wartet, wenn du das hier überstanden hast.'

Die Gedanken, die ihr dazu einfielen, waren so überwältigend, dass ihr vor Freude Tränen kamen. Aber sie stand ja noch ganz am Anfang ihres Weges und bis zum Ziel waren noch viele Wochen, ja Monate zu überstehen. Noch tausendmal würde sie vorm Spiegel stehen und hinnehmen müssen, was nicht zu ändern war, ganz abgesehen davon, wie oft sie sich noch kotzübel und sterbenskrank fühlen würde.

‚Sophie!', kam es nun in verständnisvollerem Tonfall, ‚mach es dir nicht so schwer und bedenke, was du auf diesem Weg schon geschafft hast! Deine erste Chemo hast du hinter dir. Die ist die schwierigste, weil hier die meisten Tumoren zerstört werden und dein Körper jetzt jede Menge Energie braucht, um den ganzen Müll abzutransportieren. Schau nach vorne, aber bedenke auch, was schon geschafft ist. Und sei dabei auch ein wenig stolz auf dich und auf alle, die dir dabei helfen! Einverstanden?'

So klang das richtig gut und Sophie fühlte sich getröstet, obwohl ihr die Sehnsucht nach normalem Leben wie eine Nadel in der Haut brannte.

Zu ihrer großen Überraschung vernahm sie ein Klopfen an der Zimmertür und ihre Freundin Gaby trat herein. Gaby strich Sophie voller Anteilnahme über die Wangen. Sie schob einen Stuhl zu ihr ans Bett, hielt ihre Hand, schaute ihr in die Augen und lächelte sie mitfühlend an. Sophie freute sich über Gabys Anteilnahme, doch vor allem wollte Sophie wissen, wie es bei Gaby zu Hause lief, und auf der Arbeit, alles was Gaby und ihr Freund so in den letzten Wochen erlebt hatten. Sie wollte ein normales Gespräch über die Dinge des Alltags. Sie selbst hatte keine Lust über ihren Zustand zu reden.

Nachdem Gaby eine Weile kreuz und quer berichtet hatte, stand sie auf, griff nach einer Tüte, zog ein halbes Dutzend Bücher heraus und hielt sie ihr hin.

„Ich hab' mich mal für dich schlau gemacht und dir eine Auswahl an Büchern besorgt, die dir nützlich sein könnten."

„Das ist nett von dir. Lass mal sehen."

Sophie überflog die Titel und fühlte sich von dem ein oder anderen angesprochen. Gaby hatte wirklich an alles gedacht. Vom Fachbuch über einen Erfahrungsbericht, über die Autobiographie einer Betroffenen bis zu verschiedenen Broschüren einer Selbsthilfegruppe war alles dabei. Gaby verstaute die Bücher im Nachttisch und nahm wieder Platz.

„Du, Sophie, ich muss dir noch was ganz Tolles erzählen. Ich weiß leider nicht mehr genau, wo ich es gelesen habe, aber die Geschichte hat mir sehr gut gefallen, und ich glaub, du kannst damit was anfangen. Wenn du magst, versuch ich sie dir mal in meinen Worten zu erzählen."

„Oh ja, mach mal. Aber ich lege mich wieder richtig hin und schließe dabei die Augen, weil mir sonst vor lauter Aufregung schlecht wird."

Gaby machte es sich auf dem Stuhl gemütlich, und Sophie wartete freudig wie auf eine Märchenstunde.

„Also", begann Gaby mit sanfter Stimme, „die Geschichte handelt von einem Bach, der die Wüste überqueren muss, aber nicht weiß, ob und wie er das schaffen kann. Immer wenn er es versucht, versickert sein Wasser im Sand der Wüste. Da beschwert er sich beim Sand. Der Sand der Wüste schlägt ihm vor, den Weg des Windes einzuschlagen, denn der Wind gelangt über die Wüste. Da wird der Bach zornig. Er hat schon probiert, sich vom Wind mitnehmen zu lassen, doch dabei trocknet er aus. Der Sand der Wüste bleibt gelassen. Er macht dem Bach klar, dass es keinen Sinn hat, gegen ihn anzustürmen. Er rät dem Bach, um die Ecke zu denken. Wenn der Bach dem Wind erlauben würde, seine Feuchtigkeit aufzunehmen, könnte ihn der Wind über die Wüste tragen und am Ende niederregnen lassen, so dass er wieder ein Bach sei.

Du kannst dir sicher denken, dass dem Bach das absolut nicht gefällt. Er kann sich nicht vorstellen, dass es wirklich funktioniert. Er befürchtet, danach nicht mehr zu existieren oder zumindest seine Individualität zu verlieren.

Der Sand erklärt dem Bach, dass er gar keine Wahl habe. Der Sand würde das Wasser des Baches so lange aufsaugen, bis aus ihm ein Sumpf geworden sei. Der Bach muss lernen zu vertrauen. Dann verrät der Sand ihm eine wunderbare Weisheit und hilft ihm damit, sich auf seine schwierige Lage einzulassen. Ich fand diesen Teil der Geschichte besonders schön und hab ihn mir daher genau gemerkt.

Der Bach kann, um die Wüste zu überqueren, nicht so bleiben, wie er ist. Das Geheimnis liegt darin, dass der Wind nur das von ihm nimmt, was unangreifbar ist, nämlich sein Wesen. Egal wie er nach der Überquerung als Bach aussieht, er wird in seinem Innersten wissen, dass er derselbe geblieben ist, und diese Verwandlung wird ihm helfen, sein wahres Wesen zu erkennen."

Gaby musste eine kleine Pause einlegen, weil ihre Stimme zu zittern begann. Sie war von dieser Geschichte sichtlich gerührt, obwohl sie doch kerngesund war. Ihr Versuch, sich in Sophie hinein zu versetzen, ihre Krankheit mit zu empfinden, brachte sie zu der felsenfesten Überzeugung von der kräftigenden Wirkung einer solchen Geschichte. Sie wünschte sich sehr, dass Sophie es genauso sehen würde und ihre Krankheit als eine Verwandlung annehmen könnte, die ihr niemals das Wesentliche rauben konnte.

Sophie lag ganz still in ihrem Bett, fast glaubte Gaby, sie sei eingeschlafen, aber dann hörte sie leise ihre dünne Stimme und war erleichtert. „Es ist schön, dir zuzuhören; erzähl mir bitte, wie es weiter geht!"

„Ja, gern. Weißt du, der Bach erhob sich in die geöffneten Arme des Windes. Dieser nahm ihn ganz behutsam auf, trug ihn über die Wüste und setzte ihn auf den Berggipfeln eines fernen Landes wieder ab. Danach glaubte der Bach zu wissen, wer er wirklich war. Neugierig wie der Bach war, quälten ihn aber noch einige Fragen. Warum hatte er das alles nicht selbst herausfinden können? Warum musste der Sand ihm das sagen, und was wäre geschehen, wenn er nicht zugehört hätte? Ein Sandkorn flüsterte ihm zu, dass dieses Geheimnis nur der Wind kenne, weil er überall sei und es schon unzählige Male beobachtet habe. Außerdem sei er ein verbindendes Element und kenne alle Spuren, die der Strom des Lebens in den Sand schreibt. Das klingt doch super schön."

Draußen dämmerte es. Ein andächtiges Schweigen erfüllte den Raum, das Sophie mit einem tiefen Seufzer auflöste.

„Es ist wie früher bei meiner Großmutter. Sie liebte Geschichten, die mich fürs Leben stark machten. So ist es bei deiner Geschichte auch."

Gaby ließ Sophies Worte einen Augenblick nachwirken.

„Vielleicht bin ich ja der Bach, und es ist meine Bestimmung die Wüste zu überqueren", sagte Sophie leise und voller Andacht, „dann wäre der Krebs die Wüste. Und wer ist der Wind?"

„Hm", machte Gaby, „gute Frage."

„Was hältst du davon, wenn der Wind für mich die Ärzte und Pfleger sind?" dachte Sophie laut nach. „Schließlich tragen sie mich über den Sand."

„Ja, aber ich seh auch die Chemotherapie als einen Teil vom Wind. Du musst dich quasi von jeder Chemo aufnehmen lassen, und auch wenn du zwischendurch anders aussiehst, weißt du in deinem Inneren, wer du bist. Die Chemo kann dein Wesen nicht angreifen, nur deinen Körper, deine Hülle."

„Und wenn der Wind eine größere Kraft ist, die unser Leben leitet?"

„Meinst du Gott?"

„Irgendwie schon, obwohl ich gestehen muss, dass es mir schwer fällt, diese Kraft mit Sicherheit so zu benennen."

„Musst du nicht. Es reicht, wenn du es für dich glauben kannst. Du solltest die Bedeutungen der Bestandteile für dich verwenden, wie du es gerade brauchst. Ich finde, wenn man so krank ist wie du, dann darf man alle Hilfsmittel, die sich einem bieten, nutzen."

„Glaubst du nicht, Gott wäre beleidigt, wenn ich ihn als Hilfsmittel bezeichnen würde?"

„Nein! Das glaub ich nicht. Ich stell mir vor, er würde schmunzeln und sich freuen, dass du so tapfer bist."

Bei diesen Worten musste Sophie plötzlich fürchterlich weinen, so stark, dass es sie richtig schüttelte. Es kam ihr so vor, als wären ihre Tränen ein Teil des Baches. Gaby hielt ihr etwas erschrocken die Hand und wartete ab. Sie schwieg. Schluchzend brachen die Worte aus Sophie hervor.

„Ich habe so viel Wut in mir, auch auf Gott. Was denkt er sich eigentlich, mir so eine Krankheit aufzubürden? Erst schenkt er mir drei Kinder und jetzt bedroht er mich mit dem Tod! Und dann sind in meinem Kopf noch so archaische Bilder, dass Krankheiten auch Strafen sind. Aber Gaby, ich habe doch nichts verbrochen! Ich weiß gar nicht, ob ich noch an ihn glauben kann. Das, was ich früher im Religionsunterricht gelernt habe, diesen Kinderkram von wegen ‚lieber Gott, mach mich gesund', das zählt doch alles nicht mehr. Das kann ich nicht mehr glauben."

Gaby war erstaunt über Sophies Gedankengänge. Sie hatte sich darüber in dieser Dringlichkeit noch nie Gedanken gemacht und musste Sophie jetzt irgendwie Recht geben. Auch sie wusste keine Antworten und machte sich Sorgen um ihre Freundin. Sie hatte sie doch stärken wollen und jetzt stand sie hier neben ihr und musste zusehen, wie sie sich quälte. Zu ihrer Erleichterung hörte Sophie urplötzlich zu weinen auf, setzte sich im Bett auf und wurde völlig ruhig.

„Ich danke dir für diese Geschichte. Ich werde darüber nachdenken. Im Moment kann ich gar nichts fühlen. Ich bin leer und hundemüde. Vielleicht ist auch das eine Form des Sich-vom-Wind-tragen-Lassens. Und die Sache mit Gott – vielleicht ist Glaube auch der ewige Zweifel und das Ringen. Was weiß denn ich kleiner Mensch unter vielen Tausenden?"

Gaby war erleichtert und verabschiedete sich von Sophie. Sie beugte sich zu ihr herunter, um sie kurz in den Arm zu nehmen. „Du, Gaby", flüsterte Sophie plötzlich, „glaubst du, ich schaffe es und kann später mal in die Wüste reisen?"

„Das ist eine gute Idee! Natürlich, du musst später, wenn du wieder gesund bist, die Wüste in natura erleben. Jetzt ist es quasi nur eine bildhafte Reise."

„Dann wünsche ich mir jetzt, dass ich das erleben kann. Ich möchte so gesund werden, dass ich wieder verreisen kann."

Wenig später schritt Gaby nachdenklich über das teils schlecht beleuchtete Klinikgelände zum Parkhaus. Wie ginge es ihr wohl mit dieser gnadenlosen Krankheit? Obwohl sie sonst recht mutig war und in ihrem Beruf jeden Tag mit kranken Menschen zu tun hatte, würde sie sich vermutlich total hängen lassen. Sie war erstaunt, wie tapfer Sophie bisher alles ausgehalten hatte.

Sie beschloss, von diesem Nachmittag vorerst keinem zu erzählen. Vielleicht bei passender Gelegenheit mal Oliver. Dieses Gespräch mit Sophie über den Glauben und Gott ließ sie nicht los. Ja, wann hatte sie sich zuletzt darüber wirklich Gedanken gemacht?

Sie wollte schon den Zündschlüssel im Schloss drehen, da faltete sie ihre Hände und murmelte leise vor sich hin. „Guter Gott, ich hab schon lange nicht mehr zu dir gebetet, aber heute bitte ich dich für Sophie, dass sie wieder gesund wird, damit sie eine echte Wüstenreise antreten kann."

Sophie war nach dem Abschied von Gaby überraschend schnell eingeschlafen. Sie wurde wenige Minuten später in üblicher Krankenhausroutine unbarmherzig durch den studentischen Pfleger Boris mit dem Einschalten des Neonlichtes geweckt. Er betrat lautstark das Zimmer und verabreichte Sophie zwei Spritzen durch den Schlauch am Hals.

Mit einem saloppen Spruch forderte er Sophies Lachen heraus. Sie tat ihm den Gefallen, obwohl sie sich genervt fühlte. Wie eine Leibeigene fühlte sie sich, die jederzeit betatscht werden durfte. Sie hatte sich ja schon daran gewöhnt, dass ihr Körper jedem Weißkittel ohne große Erklärung zum Abtasten jederzeit zur Verfügung zu stehen hatte. Das Schamgefühl gab man quasi an der Pforte ab. Komisch, dass es ihr bei ihm so viel ausmachte.

Der Pfleger schäkerte weiter mit ihr und tat betont locker. Sophie hoffte inständig, ihn bald wieder los zu werden, aber ihm fiel noch ein, einen Verbandswechsel an ihrem Halskatheter durchzuführen und so musste sie still und ihm ergeben den Hals hinhalten. Viel lieber hätte sie ihn aus dem Zimmer gejagt.

Sie nutzte die Gelegenheit, um sich nach Frau Cherny zu erkundigen, und hörte, dass sie auf der Intensivstation war. Boris durfte ihr offensichtlich nicht die ganze Wahrheit sagen, aber sie fragte trotzdem. Er erklärte ihr, dass sich bei einer Untersuchung Komplikationen ergeben hätten; sobald sich ihr Zustand stabilisiert hätte, käme sie wieder zu ihr aufs Zimmer. Sophie dachte voll Mitleid an ihre Zimmergenossin.

Nachdem sie ihn wieder los war und das Abendbrot mit ein paar wenigen Bissen hinter sich gebracht hatte, musste sie sich überlegen, wie sie die Zeit totschlug. Der gleiche Schlamassel wie am Nachmittag, nur mit dem Unterschied, dass sich jetzt wahrscheinlich keine so geniale Abwechslung mehr auftun würde wie der Besuch ihrer Freundin.

Sie gab sich einen Ruck und beschloss, mit ihrem Infusionsständer ein paar Schritte auf dem Flur zu versuchen.

Das Revier Flur war in den letzten Wochen einer der wenigen Plätze gewesen, wo sie Kontakte mit anderen Patienten hatte knüpfen können. Es hatte was von einer Zeitung: Hier erfuhr man, was und wen es Neues gab. Je länger ein Patient auf einer Station verweilte, umso mehr wusste er natürlich.

Sophie wusste hier noch gar nichts; sie tastete sich zögerlich vor und stieß wieder auf einen grünen Mundschutz. Sinn und Zweck dieser Gesichtsmasken war ihr schleierhaft.

Sie schlurfte am gläsernen Schwesternzimmer etwa in der Mitte des Flures vorbei und vergnügte sich mit ihrer Fantasie. Das hier wäre der Kontrollpunkt der Station. Die Vorstellung, bei jedem Passieren des Kontrollpostens ihre persönliche Patientenkennkarte vorzeigen zu müssen, amüsierte sie. Zu gewissen Stunden, etwa wie jetzt am Abend, würde der Strichcode mit dem Laserscanner abgelesen und in der zentralen Patientendatei gespeichert, um zu verhindern, dass sie verloren ginge. Sie war ganz stolz, dass ihr sofort ihre Nummer einfiel. 56008943 leuchtete in ihrem Gedankendisplay auf.

Sie malte sich ein Krankenhaus der Zukunft aus: Gläserne Gesundheitsfabriken mit Patienten als Nummern, Robotern statt Ärzten und der totalen Überwachungsmaschinerie, damit angewendete Superverfahren nicht von Spionen geklaut werden könnten. Abgeschottete Patientenzimmer, in denen streng überwachte medizinische Versuche durchgeführt wurden, bei denen die Krankenhäuser Patienten wie Kaninchen an die Pharmaindustrie vermieten würden.

Pfleger Boris riss sie aus ihren Fantasien, als er sie wieder in seinem verklemmt lustigen Tonfall von hinten ansprach. Oh, wie sie das hasste!

„Na, Frau Krebs, noch 'ne Runde Abendspaziergang?"

Sie zockelte wortlos weiter.

Auf einmal bekam sie weiche Knie. Sie stützte sich mit der Hand an der Wand ab und ihre Fingerkuppen betasteten die vertraute Tapetenstruktur. Kleine Kästchen, dicht ineinander gewebt, abwaschbar und in Altweiß. Beruhigend, hygienisch, strukturiert. Ihre Finger fanden es gut, dass die Wand nicht aalglatt war und ihre kraftlose, wackelnde Hand daran abzurutschen drohte, die kleinen Kästchen gaben ihr Halt. Als sie sich erholt hatte und ihren Weg fortsetzte, war sie erstaunt, welche Winzigkeiten von ihr wahrgenommen werden konnten und wie bedeutungsvoll sie in ihrer Lage waren.

Sophie dachte an ihren Gedankenkoffer, den sie neulich zu packen begonnen hatte. Bisher hatte sie das kleine Kreuz und die Gespräche mit Frau Cherny hineingesteckt. Nun legte sie noch den Zettel von Frau Priwell hinzu und die Geschichte vom Sand.

Vor ihrem Inneren Auge tauchten Bilder einer Wüste auf, die sie bisher nur von Fotos kannte. Den Flur, mit diesem gleißenden Kunstlicht, stellte sie sich als Wüste vor. Sie wollte fragen, wo denn die nächste Oase wäre, und hörte hinter ihrem Rücken das Öffnen einer Türe und danach ein Geräusch von zaghaften Fußtritten. Vorsichtig drehte sie sich um und freute sich, denn das Augenpaar über dem Mundschutz kam ihr schon bekannt vor. Es gehörte zu der jungen Frau, die sie kurz am Fahrstuhl getroffen hatte.

Sophie verspürte große Lust auf ein Gespräch: „Hallo Lydia, machst du auch einen kurzen Flurmarathon?“

Erfreut ging die neue Bekanntschaft auf das Wortspiel ein: „Wenn du so willst, ja. Ich trainier in der Gruppe Schneckentempo für die Behindertenolympiade. Und deine Disziplin?“

„Infusionsständer-Hürdenlauf“, konterte Sophie. Sie genoss es, jemanden gefunden zu haben, der ihre Wellenlänge und Spaß an Galgenhumor hatte.

Die beiden schlurften ein paar Minuten nebeneinander her, bis Sophie wagte, ihrer Neugier Luft zu machen.

„Entschuldige, wenn ich so neugierig bin, aber ich würde gerne wissen, wie lange du schon ohne Haare lebst?“

„Seit sechs Monaten. Noch 'ne Chemo, dann wachsen sie wieder. Und wie is' es bei dir? Sind das noch deine alten oder schon die neuen Haare?"

„Alles noch alte Haare", versuchte Sophie betont lässig zu sagen, obwohl sie wieder das komische Gefühl spürte, das sich immer einstellte, wenn es an ihre Substanz ging. „Aber nicht mehr lange. Die erste Chemo habe ich schon hinter mir."

Lydia erklärte ihr, dass nicht zwangsläufig nach einer Chemotherapie die Haare ausfallen müssten. Nur bestimmte Medikamente wären für die Glatze verantwortlich. Sie kenne mittlerweile auch Patienten, die überhaupt keinen Haarausfall hatten. Es gäbe so viele verschiedene Zusammenstellungen von Chemotherapien, dass man nicht sagen könne, jeder der Krebs hat, bekomme zwangsläufig eine Glatze. Jede Therapie hinge immer mit der Sorte der jeweiligen Krebserkrankung zusammen.

„Und was hast du für einen Krebs?", rutschte es Sophie heraus. Im selben Moment wurde ihr klar, dass sie sich nur deshalb traute, so direkt zu fragen, weil Lydia so jung war. An Lydias Blick merkte sie, dass es ihr nichts ausmachte offen darüber zu reden.

„Ich hab' Knochenkrebs."

„Wie, Knochenkrebs? Und da läufst du hier so rum? Hast du keine Schmerzen?"

„Nö, kaum noch."

Sophie traute ihren Ohren nicht, als Lydia erzählte, sie habe gerade das Abitur bestanden und einen Studienplatz für Architektur bekommen, den sie auch in Anspruch nehmen wolle, sobald sie das Kapitel Krebs abgeschlossen habe. Man hatte ihr einen Titanwirbel im Nacken eingebaut, da ihr eigener Halswirbel vom Krebs schon zerfressen war. Leider habe sie eine leichte Muskellähmung davon getragen, aber das sei für eine Architektin nicht so schlimm.

„Und wie hast du deine Krankheit bemerkt?"

„Ich hatte Armschmerzen und das Glück, bei 'nem Orthopäden zu landen, der zur Sicherheit 'ne Kernspintomographie veranlasst hat. Ja, das war natürlich der super Hammer und ich kann mir echt Besseres vorstellen, aber unterm Strich hab ich doch wirklich gute Karten und riesiges Glück gehabt."

Sophie malte sich sofort aus, welche Prozedur es gewesen sein musste, den Titanwirbel einzusetzen. Bei Lydia klang es so, als wenn sie mal eben im Ersatzteillager gewesen wäre, um dort einen neuen Schleuderriemen für die Waschmaschine auszusuchen. Nach dem, was Sophie bisher am eigenen Leibe erlebt hatte, glaubte sie nur zu gut zu wissen, was Leiden bedeutete, und war tief beeindruckt, dass Lydia offensichtlich nicht daran verzweifelt war. Schließlich war sie noch mal ein volles Jahrzehnt jünger als Sophie; im Vergleich zu ihr war Lydia ja noch ein Küken! Für sie ging das Leben doch erst los, der Beruf, womöglich die erste Liebe und viel Lust, die große weite Welt auszuprobieren. Ob Lydia später Kinder haben konnte?

Bisher hatte Sophie hier auf der Station erstaunlich wenig alte Menschen getroffen. Dennoch war sie überrascht, dass Lydia eine Weisheit ausstrahlte, die sie bei einem so jungen Menschen noch nie wahrgenommen hatte. Diese Art, alles Erlebte so undramatisch zu schildern und dazu eine Leichtigkeit auszustrahlen, gefiel Sophie sehr.

Bei dem Gedanken daran, dass Lydia das ja alles tatsächlich durchlebt hatte, überfiel sie ein schwermütiges Gefühl. Aber im Nachhinein ließ sich wohl manches anders erzählen.

„Verrätst du mir, für was diese Gesichtsmaske gut ist?"

„Gesichtsmaske? Du bist gut! Das is'n Mundschutz. Den muss man während der Isolation tragen."

„Isolation?" Sophie dachte an Einzelhaft im Strafvollzug.

„Na ja, wenn die Leukos im Keller sind."

„Oh Lydia, ich verstehe nur Bahnhof. Ich bin doch der totale Neuling."

„Soll ich dir jetzt die Funktion des Knochenmarks erklären, also Blutbildung und so?"

„Das wäre echt super. Ich glaube, wir haben das früher mal in der Schule gehabt, aber ehrlich gesagt weiß ich davon nur noch Bruchstücke."

Sophie erfuhr, dass im Knochenmark alle Blutkörperchen gebildet werden und die Chemotherapie sie zerstört. Wenn die weißen Blutkörperchen, die für die Abwehr von Krankheitserregern zuständig sind, unter einen Wert von 1000 abfielen, begann die Isolation. Dann durfte man das Zimmer nur noch selten und mit Mundschutz verlassen, um sich vor Keimen zu schützen.

Als Krebspatient musste man ja fast ein halbes Medizinstudium im Schnelldurchgang absolvieren, fand Sophie.

„Warum erzählen mir das die Ärzte eigentlich nicht?"

„Weiß ich auch nich', aber vermutlich is' das für dich noch nich' wichtig. Die Phase tritt ja nich' immer ein."

Die beiden liefen während ihres Gesprächs etliche Male den Krankenhausflur rauf und runter und verstanden sich blendend. Schließlich wollte Lydia zurück in ihr Zimmer; sie erwartete einen Anruf von ihrem Vater. Sie verabredeten, sich gegenseitig zu besuchen, für den Fall, dass sie sich nicht wieder auf dem Flur begegneten.

Sophie schlurfte mit müden Beinen in ihr Zimmer. Beim Betreten überkam sie eine heftige Traurigkeit, weil ohne Frau Cherny alles kahl und fremd wirkte.

Heribert verließ die Garage mit federnden Schritten. Sein Tag war erfolgreich verlaufen, und er freute sich jetzt riesig auf seine Kinder sowie auf ein Telefonat mit Sophie. In den letzten Tagen war sie am Telefon oft benebelt gewesen. Ihr Körper brauchte jetzt eine gründliche Erholungsphase. Heute flackerte in Heribert die kleine Hoffnung, sie morgen wieder besuchen zu können, ja vielleicht sogar bald nach Hause holen zu dürfen.

Schade nur, dass es um diese Jahreszeit so früh dunkel wurde, sonst hätte er noch einen Waldlauf eingebaut. Das Garagentor senkte sich langsam durch die elektrische Fernbedienung nach unten, als er plötzlich den irren Verdacht hatte, jemand stände hinter ihm. Statt sich sofort umzudrehen wartete er, bis die Garage richtig geschlossen war. Ein Windhauch fuhr ihm wie eine Geisterhand hinten in den Kragen, er begann zu frösteln und freute sich auf einen Abend am Kamin. Vielleicht hatte Robert ja heute mal wieder Zeit.

Beim Dreh auf dem Absatz, um den richtigen Winkel für die flotte Zwei-Stufen-auf-einmal-Gangart zu erhalten, blieb sein Blick an dem hohen Bambus hängen, der sich für die momentanen Windverhältnisse zu stark bewegte. Marder gab es in dieser Gegend zuhauf, aber dem Leihwagen, den er seit vorgestern fuhr, konnte ja nichts passieren, die Garage war sicher. Etwas unbehaglich war ihm trotzdem. Sicherheitshalber ließ er seinen Blick prüfenden schweifen und schritt wachsam die Einfahrt ab. War da nicht ein Schatten? Heribert beruhigte sich selber, es hing sicher mit der Beleuchtung zusammen.

Er vergaß seine Beobachtungen in dem Moment, als er die Haustüre aufschloss. Aus der Küche schlug ihm eine Welle aus Kochdunst und Schweißgeruch entgegen. Frau Rotter – sie putzt, kocht und bügelt, rief sich Heribert ins Gedächtnis. Er wollte sich nicht vorstellen, wie sein Heim aussähe, hätte er nicht ihre helfenden Hände. Seine Nase konnte sich jedoch an diesen neuen Stallgeruch immer noch nicht gewöhnen.

Das Haus war verdächtig ruhig. Wo waren sie denn alle? Es rechnete wahrscheinlich noch niemand mit ihm, und so stellte er in aller Ruhe seine Tasche im Arbeitszimmer ab, blätterte kurz die Post durch, lief dann nach oben und hängte erst mal das Jackett auf den Bügel und lockerte den Knoten der Krawatte. Befreit atmete er durch. Wer um alles in der Welt hatte sich diesen Schwachsinn für Männer nur ausgedacht? Er hasste zu enge Hemdkragen, die seinen Adamsapfel einschnürten, und auf Krawatten, diesen Strick um den Hals, könnte er sofort verzichten.

Aus Friedrichs Zimmer hörte er leise Stimmen und ging zügig hinüber. Beim Öffnen der Türe traute er seinen Augen nicht, die füllige Frau Rotter lag wie ein Nilpferd am Fluss inmitten der Legosteine. Drum herum bauten die Jungs mit Freund Marc eine Straßenlandschaft mit Autos.

„Hallo Papa, sei leise, sie schläft. Wir dürfen sie nicht aufwecken, sonst schimpft sie wieder mit uns."

Wie sollte er diese Situation nur auflösen? Sollte er Frau Rotter weiter schlafen lassen oder die Kinder auffordern, ordentlich Krach zu machen, um zu testen, ob sie wirklich schimpfen würde?

„Kommt, schleicht euch mal zu mir raus auf den Flur und erzählt mal kurz."

Die drei folgten seinem Vorschlag, obwohl sie viel lieber weiter gebaut hätten. Lego-Bauen war der große Hit. Das konnten sie nur tun, wenn Julika nicht in der Nähe war, denn die klaute immer Steine. Sie berichteten Heribert, dass Frau Rotter heute öfters geschimpft, ja sogar geschrien habe, weil nicht alles so ordentlich sei. Beim Spiel habe sie sich dann wie ein Wachhund dazwischen gelegt und sei eingeschlafen.

Auf einmal ging die Kinderzimmertüre auf, Frau Rotter erschien mit leicht gerötetem Teppichabdruck auf der feisten Wange, und Heribert erhielt eine Kostprobe ihres Originaltons. Er war deftig und passte absolut nicht zu ihrer sonst so höflichen Art zu sprechen.

Als sie entdeckte, dass der Hausherr längst anwesend war, verwandelte sie sich augenblicklich. Überhöflich entschuldigte sie sich bei ihm und schob es auf ihre Nerven, die so strapaziert würden von den Kindern. Heribert wollte keinen Streit vom Zaun brechen und sagte ziemlich streng, er hoffe, dass er diesen Tonfall in Zukunft nicht mehr zu Ohren bekäme. Eingeschüchtert wackelte sie Richtung Küche, um das Abendbrot zu richten.

Heribert spürte große Lust, die Kinder möglichst schnell ins Bett zu schicken, auch wenn sich sein schlechtes Gewissen meldete. Er testete ihre Selbstständigkeit, indem er sie nach dem Essen nach oben schickte und eine Stunde Lego-Bauen mit Freund Marc vorschlug, mit der Auflage, sich anschließend alleine bettfertig zu machen. Das fanden sie erwartungsgemäß klasse, und Heribert hatte Zeit zum Telefonieren.

Als erstes fragte er bei seiner Schwiegermutter an, was mit Julika geplant war, und hörte, dass es ihr deutlich besser gehe. Sie könne aber noch bei ihr bleiben, ließ Rosemarie verlauten.

Dann wählte er Sophies Nummer und plauderte ausgiebig mit ihr. Er versprach, sie am nächsten Tag wieder anzurufen, weil er ihr noch nicht sicher zusagen konnte, ob er einen Besuch zeitlich schaffen würde. Etwas traurig nahm Sophie seine Nachricht entgegen.

Danach versuchte er es bei Robert und hatte Glück. Seinen Vorschlag, einen weiteren gemeinsamen Kaminabend zu verbringen, fand dieser ausgezeichnet.

Heribert hatte beim Lesen seiner E-Mails die Zeit völlig vergessen, da tauchte Marc bei ihm auf und wollte sich auf den Heimweg machen. Er wohnte zwar direkt nebenan, aber es war schon richtig dunkel draußen. Heribert begleitete ihn.

Auf dem Rückweg hörte er ein Knacken und sah aus dem Augenwinkel eine Bewegung im Bambus. Vorsichtig ging er näher und blickte erneut auf die wahllos herumliegenden Bambusrohre. Der Herbstschnitt war fällig. Er spähte flüchtig hinein, war aber in Gedanken schon beim bevorstehenden Kaminabend mit Robert.

Wieder im Haus schaute er nach den Kindern und war gerührt. Sie schliefen tatsächlich schon und hatten sich zusammen in Friedrichs Bett gelegt, wie zwei Bananen in der Kiste aneinander geschmiegt. Geschwisterbande sind so wichtig und stark, dachte er und musste an seinen Bruder denken, bei dem er damals Zuflucht gesucht hatte, wenn ein Gewitter ihn aus dem Schlaf hochschrecken ließ.

Mit einem Lächeln im Gesicht schichtete er die Holzscheite im Kamin aufeinander. Er freute sich riesig auf seinen Freund und spürte fast so etwas wie Entspannung, besser gesagt, den Beginn einer gewissen Routine im Umgang mit Sophies Erkrankung und allen Unannehmlichkeiten, die sich durch sein Leben zogen. Voller Übermut kramte er eine seiner alten Jazzplatten hervor und legte sie auf.

Er konnte sich dieses Ritual einfach nicht abgewöhnen. Die alten Platten konnten es zwar tontechnisch nicht mit den CDs aufnehmen, aber das Säubern mit dem Reinigungstüchlein, mit dem er liebevoll über die Rillen strich, war für ihn so ähnlich wie das Polieren seines Wagens am Samstagnachmittag in der Sonne vor der Garage. Diese Kleinigkeiten wie die Leidenschaft für alte Schallplatten, die, verglichen mit manchen anderen Dingen, keine große Nützlichkeit besaßen, konnte er sich nicht mehr aus seinem Leben wegdenken. Gerade jetzt erschienen sie ihm durch ihren Ritualcharakter wie ein Schutzschild im Kampf gegen das Böse in der Welt!

Das Feuer knisterte, etwas Trinkbares hatte er kühl gestellt, da klopfte es an der Tür. Robert war sehr aufmerksam und hatte nicht vergessen, dass Heribert ihn gebeten hatte, nicht zu klingeln, um die Kinder nicht aufzuwecken. Aufgeregt und außer Atem stand sein Freund vor der Tür und machte keine Anstalten ins Haus zu treten.

„Hallo Robert, komm rein! Was ist denn los?"

„Hallo, ähm, ja, Heribert. Ich stehe schon eine Weile vorm Haus und habe eine seltsame Beobachtung gemacht."

„Jetzt komm erst mal herein und erzähl mir alles in Ruhe."

Die beiden gingen Richtung Wohnzimmer und Robert begann: „Ich will dich ja nicht ängstigen, aber ich habe den starken Verdacht, dass dir jemand nachspioniert. Da draußen steht eine Person mit einem Fernglas und starrt unablässig hier in dein Fenster."

Heribert zuckte zusammen, er wollte sofort das Fenster aufreißen und in die dunkle Nacht brüllen, dieser Jemand möge sofort verschwinden, sonst werde er die Polizei rufen. Robert hielt ihn jedoch am Ärmel fest und machte ihm klar, dass er damit nichts bewirken würde.

„Hast du gesehen, wie die Person aussah?"

„Ein wenig."

„Ja, sag schon! War es ein Mann oder eine Frau?" Robert wirkte irgendwie gar nicht bei der Sache. Heribert musste ihm jedes Wort aus der Nase ziehen. So kannte er ihn nicht.

„Ich glaube, eine Frau!"

„Weiter, wie sah sie denn aus?"

Robert schwieg. Das machte Heribert rasend. Er wollte sich schon die Schuhe anziehen und selbst nachsehen, was da vor seinem Haus gespielt wurde. Wieder hielt ihn Robert zurück und war auf einmal ganz klar.

„Bitte Heribert, lass uns jetzt nichts Unüberlegtes tun. Ich habe wirklich ein sehr komisches Gefühl bei der Sache."

„Ja, soll ich vielleicht die Polizei rufen? ‚Dein Freund und Helfer' oder was?"

„Nein! Wir sind doch Männer genug."

Die beiden schlichen vorsichtig über die Terrassentür nach draußen und gingen durch den Garten um das Haus herum. Sie brauchten eine Weile, bis sie sich an die Dunkelheit gewöhnt hatten. Dann konnten sie schemenhaft die Umgebung erkennen: Das Grundstück war seitlich und zur Straße hin mit einer Mauer und einer blickdichten Hecke begrenzt. Das Licht aus dem Wohnzimmer drang nach außen und hellte einen Teil des Gartens auf. Nichts war auffällig.

Heribert atmete schon erleichtert auf, doch just in diesem Moment wackelte der Bambus. Es knackte und raschelte und sie hörten, wie eine Person leichtfüßig über die Mauer sprang und zu rennen anfing. Geistesgegenwärtig machte Heribert einen Satz hinterher, rannte ein Stück die Straße hinunter und kam keuchend zu Robert zurück.

„Mist! Die war schneller. Ich konnte sie nur noch um die Ecke biegen sehen."

Robert plädierte dafür, erst mal zurück ins Haus zu gehen und zu beratschlagen. Heribert traf fast der Schlag, als er bemerkte, dass die Terrassentür sperrangelweit offen stand. Kaum auszudenken, wenn sich zwischenzeitlich noch jemand ins Haus geschlichen hätte! Es wäre doch möglich, dass es sich hier um eine Bande handelte, die ihn ausrauben wollte, oder nicht? Man hörte schließlich dauernd von solchen Ganoven. Womöglich wollten sie die Kinder entführen und ihn dann erpressen! Seine Fantasie ging mit ihm durch, und er rannte nach oben, um sich zu vergewissern, dass Friedrich und Justus in ihren Betten lagen.

Ein Schreck durchfuhr ihn, denn Friedrichs Bett war leer! Panik stieg in ihm auf. Er rannte nach unten und erzählte Robert von seiner grausigen Feststellung. Keine Zweifel, sein Verdacht war richtig!

Robert blieb völlig gelassen und stoppte seinen Freund. „Ich glaube, du siehst jetzt wirklich Gespenster. Komm, jetzt schnauf erst mal durch. Hast du in allen anderen Zimmern nachgeschaut?"

Nein, das hatte er natürlich nicht. Die zwei Männer gingen die Treppe nach oben. Heribert öffnete die Tür des zweiten Kinderzimmers, aber dort war das Bett auch leer. Auch in Julikas Bettchen war keiner zu finden. Kam nur noch das Ehebett in Betracht, und Heribert hätte am liebsten vor Freude geheult, denn da lagen seine Jungs, friedlich schlafend. Friedrich in seinem Bett, und Justus hatte es sich in Sophies Teil gemütlich gemacht.

Himmel! Was war nur mit ihm los? Hatte er denn keinerlei Stressresistenz mehr in seinen Knochen? Zu Zeiten der Jäger und Sammler hätte er mit so einer Nummer total versagt. Er wäre längst Opfer irgendwelcher Banditen oder Raubtiere gewesen. Funktionierten denn seine archaischen Reflexe nicht mehr? Robert war wieder derjenige, der ihm vorschlug, jetzt erst mal ins Kaminzimmer zu gehen. Offenbar war er durch seine Erfahrungen mit dem Tod seiner Frau doch der Krisenerprobtere, und Heribert folgte ihm nach unten.

Als die Kronkorken zischten und Heribert den ersten Schluck aus der Flasche nahm, erzählte er seinem Freund, dass er heute schon zweimal vor dem Bambus gestanden hatte, weil er ein komisches Knacken gehört, sich aber nicht weiter ernsthaft gesorgt hatte.

„Jetzt sag doch mal, was du gesehen hast!", forderte er abschließend den Freund auf.

Robert berichtete von einer ziemlich verhüllten Person, die er vom Auto aus ein Weilchen beobachtet habe. Es sei schwer zu sagen, ob es sich um eine Frau oder einen Mann handelte, nach der Form der Beine tippe er auf eine Frau. Sie trug Stiefel, einen Mantel und eine dunkle Sonnenbrille. Sie hatte ein Tuch um den Kopf geschlungen, das sie fast so verhüllte wie streng muslimische Frauen. Sie stand wie angewachsen auf dem gegenüberliegenden Bürgersteig und starrte ununterbrochen durch ein Fernglas in die Fenster.

Als sie ihn bemerkte, verschwand sie mit federnden schnellen Schritten in die entgegengesetzte Richtung. Er sei ihr noch nachgegangen, allerdings nicht aufdringlich schnell, sondern eher wie rein zufällig, aber bereits an der Ecke war nichts mehr von ihr zu sehen gewesen. Sie war wie vom Erdboden verschluckt.

„Hm, das klingt ja wirklich komisch."

Plötzlich fiel Heribert Frau Wünschelmann ein. Er erinnerte sich an den seltsamen Anruf gestern Nacht. Jetzt erst wurde ihm klar, dass er sie heute im Büro nicht gesehen hatte. Sein Verdacht hatte womöglich Bestand. Er erzählte ihn Robert.

„Wenn ich damit zur Polizei gehe, halten die mich doch für total übergeschnappt, oder?"

„Vermutlich. Ich fürchte, dass du stichhaltige Verdachtsmomente liefern musst."

Heribert war innerlich total aufgewühlt. Er wollte Sicherheit haben, vor allem für die Kinder. Robert versprach ihm zu helfen. Er hatte im Moment ausreichend Zeit. Auch wenn seine neue Arbeit bald beginnen würde, warteten noch keine Verpflichtungen in der Freizeit auf ihn. Schließlich hatte er noch keine Bekannten hier außer Heribert. Robert versprach regelmäßige Patrouillefahrten vorbei an Heriberts Haus zu übernehmen und Frau Wünschelmann zu beschatten.

Zur gleichen Stunde hatte Sophie einen seltsamen Traum. Von der Nachtwache, einem anderen jungen Medizinstudenten, dem sie die Etikettierung „vertrauenserweckend" gab, hatte sie sich ein Schlafmittel geben lassen. Sie fühlte sich ausgezehrt und sehnte sich nach dem murmeltierähnlichen Schlaf eines Kindes, um ihre Kraftreserven wieder aufzufüllen.

Die Erlebnisse der letzten Wochen hatten zu einem gehörigen Ungleichgewicht zwischen Ruhen und Wachen geführt. Ihr Organismus schien auf Dauerspannung programmiert zu sein. Anfangs hatte ihr das wenig ausgemacht, aber mittlerweile spürte sie eine Art Entfremdung zu sich selbst. Sie war zwar sehr wach und aufnahmefähig, mehr als jemals in ihrem Leben, aber immer öfter erlebte sie sich, als ob sie neben sich stünde. Sie war der Meinung, Schlaf sei jetzt das Beste.

Kurze Zeit nach der Tabletteneinnahme hatte Sophie den Eindruck, zu fallen und in Watte aufgefangen zu werden. Dann schlief sie tief und fest und wurde noch nicht einmal vom Donnern des Hubschraubers wach, der zwei Häuser weiter auf dem Dachlandeplatz einen Schwerverletzten nach einer Karambolage auf der Autobahn ablieferte.

In ihrem Traum trat der Tod an ihr Bett. Seine Hände waren die des klassischen Sensenmanns. Mit seinen knöchernen Fingern tippte er ihr auf die Schulter und forderte sie auf, mit ihm zu gehen. Beim Blick in sein Gesicht spiegelten sich ihre Augen in einer schwarzen Sonnenbrille. Mit seinem schwarzen Anzug und einem ungemein schicken Hut erinnerte er eher an einen Geschäftsmann als an den von jedem gefürchteten, von manchen auch ersehnten Tod. Dass er mit ihr sprach, verunsicherte sie vollends. So hatte sie sich ihn nicht vorgestellt! Und warum ihre Zeit schon gekommen sein sollte, jetzt, wo der Krebs schon eine ordentliche Portion Gift verabreicht bekommen hatte, leuchtete ihr ganz und gar nicht ein. Etwas kleinlaut brachte sie den Einwand hervor, dass sie noch so viel vorhabe und ihre Kinder eine Mutter bräuchten. Ganz abgesehen von Heribert, der doch nie etwas verbrochen habe und nicht schon jetzt als Witwer enden könne, aber ihre Argumente zeigten keine Wirkung.

Sophie erwartete, dass der Gevatter Tod streng mit ihr ins Gericht gehen würde, aber stattdessen wurde seine Stimme verführerisch. Er erzählte ihr, wie gut es all denen ginge, die er schon mitgenommen habe. Unerwartet wurde sie schwach und hingebungsvoll. Sie vergaß alle guten Vorsätze und spürte eine unabwendbare Faszination. Dieses nette Etwas, das ein wenig aussah wie ein charmanter Kollege, bezirzte sie unablässig. Sophie fühlte eine heftige Erregung in sich aufsteigen. Als er sich dann noch auf ihrer Bettkante niederließ und den Arm um sie legte, lehnte sie sich voller Vertrauen an seine Schulter, vergaß Raum und Zeit und plauderte mit ihm über das Jenseits.

Wie aus weiten Sphären ertönte wunderbare Musik, die immer lauter wurde, und schließlich tanzte Sophie mit dem Sensenmann durch das Krankenhauszimmer, das sich in einen endlos großen Saal verwandelt hatte. Zwischenzeitig ließen sie sich los, neckten sich, fanden sich wieder und schließlich nahm er sie auf seine Arme und trug sie hinaus in die weite dunkle Nacht, wobei mancher Stern ihnen zublinzelte. Sophie erlebte ein Glücksgefühl sondergleichen.

Mit weit aufgerissenen Augen starrte sie auf einmal in das Gesicht des jungen Medizinstudenten, der das Licht über ihrem Bett angeschaltet hatte, um ihre Infusionsflasche zu wechseln. Sie fing an, fürchterlich mit ihm zu schimpfen. Er solle sie nicht stören und sich nicht einmischen. Das Fliegen sei so wunderbar und ihr würde es jetzt für immer gut gehen, faselte sie vor sich hin.

Der Medizinstudent rüttelte sie am Arm, woraufhin Sophie sich mit den Fingernägeln so in seinen Unterarm krallte, dass er zu fluchen begann. Verunsichert und schmerzgeplagt redete er auf Sophie ein.

„Frau Krebs, hören Sie auf! Was ist denn mit Ihnen los? Kommen Sie bitte zu sich!"

„Neeiin!", schrie Sophie aus Leibeskräften und erschrak über ihre eigene Stimme, denn auf einmal war sie hellwach und starrte völlig verdattert auf ihr Gegenüber.

„Was ist denn los?", wollte er wissen.

„Ich war eben ganz weit draußen."

„Sie haben geträumt."

„Nein. Es war echt!"

„Was war denn echt?"

„Er hat mich geholt." Ein Leuchten huschte über ihr Gesicht. „Der Tod hat mich eben tanzend mitgenommen. Und es war gar nicht schlimm, wirklich!"

Der junge Medizinstudent war sichtlich überfordert. Er hatte ja während seiner Nachtdienste schon so manches erlebt, aber das hier ging einfach zu weit. Was sollte er tun? Sie einfach weiter spinnen lassen und hoffen, dass die Wirkung der Schlaftablette noch nicht aufgebraucht war und sie bald weiter schlafen würde? Oder handelte es sich hier um einen Fall, bei dem er verpflichtet war, den ärztlichen Nachtdienst zu benachrichtigen?

Als Sophie Anstalten machte aus dem Bett zu steigen, weil sie dringend zur Toilette musste, glaubte der Student seine Befürchtungen bestätigt. Er drückte sie kräftig ins Bett zurück und brüllte sie an.

„Frau Krebs, ich verbiete Ihnen aufzustehen! Sie bleiben still liegen, bis ich Unterstützung geholt habe. Ist das klar?"

„Nein!“, schrie Sophie voller Verzweiflung, was seinen Handlungsdruck noch verstärkte. Mit dem tragbaren Stationstelefon piepste er die Oberärztin an.

„Wer sind Sie denn? Und was wollen Sie hier an meinem Bett?“, wollte Sophie wissen. Sie wusste noch nicht mal seinen Namen und fand es unverschämt, wie er mit ihr sprach. Sie war doch nicht bescheuert! Sie wollte auf die Toilette, und dass sie eben ein Rendezvous mit dem Tod gehabt hatte, war schließlich einzig und alleine ihre Privatangelegenheit. Was mischte er sich hier eigentlich ein?

Auf einmal wurde ihr klar, dass sie geträumt hatte. Sie sackte in sich zusammen und wurde nachdenklich. Das mit dem Tod war nur ein Traum gewesen. Natürlich. Sie wusste noch genau, wie sie eingeschlafen war, wie sie in den watteähnlichen Zustand hinab gesunken war. Der Traum war so wunderbar, dass sie einfach nicht aufhören wollte. Sie hatte keine Angst verspürt, als sie mit dem Tod davon getanzt war. Was musste dieser junge Medizinstudent nur von ihr denken? Wahrscheinlich glaubte er, sie wäre völlig übergeschnappt.

Der Druck ihrer Blase war so stark, dass sie befürchtete, jetzt auch noch ins Bett machen zu müssen, wenn sie dieser Pfleger nicht augenblicklich zur Toilette gehen ließ. Da kam ihre Rettung.

‚Los, Sophie, frag ihn ganz korrekt nach seinem Namen und trage dann deine Bitte noch mal laut und deutlich vor!‘

Der Eingebung von Sophie der Zweiten folgend hörte sich Sophie deutlich sprechen.

„Wären Sie bitte so freundlich und würden mir Ihren Namen nennen?“

Seinerseits verdattert antwortete der junge Mann in fast normalem Ton. „Ich heiße Norbert.“

„Norbert, wo Sie gerade hier sind, helfen Sie mir bitte, ich muss ganz dringend zur Toilette! Schnell, sonst passiert ein Unglück!“

Wieder versuchte er ihr zu erklären, dass sie nicht aufstehen dürfe, bis die Dienst habende Oberärztin käme, aber Sophie konnte nicht mehr warten. Mit einem Ruck setzte sie sich an die Bettkante und zog los.

Dem Studenten war es peinlich, hinter ihr und dem Infusionsständer zur Toilette herzutrotten, und er überlegte krampfhaft, was er der bald nahenden Oberärztin sagen sollte. Es zählte zu den größten Fauxpas, wenn man wegen nichtiger Gründe eine und besonders diese Oberärztin aus dem Schlaf holte. Die wenigen Stunden, die sie überhaupt beim Bereitschaftsdienst in der Klinik schlafen konnten, waren ihnen lieb und teuer.

Ausgerechnet in dem Moment, als Sophie im Badezimmer verschwunden war, betrat die Ärztin das Zimmer und erkundigte sich in strengem Ton nach der Patientin. Stotternd und mit roten Ohren berichtete Norbert über den Vorfall. Er hatte Glück, es gab keine Standpauke.

Zurück an ihrem Bett wurde Sophie rasch von der Oberärztin untersucht, auch wenn sie nicht verstand, warum. Währenddessen erklärte die Ärztin dem Nachtpfleger, dass ausgerechnet das Schlafmittel, das er Sophie verabreicht hatte, zu Nebenwirkungen wie Erregbarkeit und Halluzinationen führen konnte und daher normalerweise nicht bei Krebspatienten benutzt wurde. Nachdem die Oberärztin und Norbert das Zimmer verlassen hatten, war an Schlaf nicht mehr zu denken. Sophie schaltete den Fernseher ein, fand aber nur einen Sender, der sie durch sein gähnend langweiliges Mathematik-Volkshochschulprogramm einlullte.

Als Norbert gegen drei Uhr wieder bei ihr vorbei kam, schaltete er den Fernseher aus und schrieb erleichtert in das Protokoll ihrer Krankenakte: Patientin schläft ruhig.

Unmittelbar nach ihrem Erwachen am nächsten Morgen stand auch schon wieder Dr. Bock an ihrer Seite, um die tägliche Kontrollration aus ihrem Halskatheter abzuholen, damit die Computer im Labor ihr Zählwerk vollbringen konnten. Penibel genau wurden alle lebensnotwendigen Einzelteile ihres Blutes gezählt, notiert und überwacht. Ein paar der sonderbaren Eigennamen hatte sie sich schon gemerkt. Die sagten ihr soviel wie die Namen der Aktienpakete an der Börse. Die Höhe des Kurses war die einzige Frage. Wehe, die Werte waren zu niedrig, dann wurde nachgeholfen.

Heute war dies der Fall und Sophie erhielt zum ersten Mal eine Blutkonserve. Dr. Bock erklärte ihr alles, zeigte ihr ihren Namen auf dem Beutel und machte vor ihren Augen die Kreuzprobe, die letzte Überprüfung der Blutgruppe. Sophie erspähte noch ihre Identitätsnummer am oberen Rand des Aufklebers und ließ sich beruhigt in die Kissen sinken.

Sie war überrascht, dass sie ohne inneren Widerstand zustimmte. Es war ihr sogar ziemlich egal, dass die Portion roter Blutkörperchen von einem fremden Menschen kam. Hauptsache, die Blutgruppe stimmte und die Konserven waren auf HIV-Erreger geprüft.

In Gedanken hing sie noch ihrem Traum nach. Immer wieder sah sie vor ihrem inneren Auge den Tanz mit dem Tod und empfand zum ersten Mal in ihrem Leben eine Art Sympathie für den Tod. Sie spürte, dass er eigentlich immer präsent war, ja dass er Teil des Lebens war und sie mit ihm genauso sprechen konnte wie mit einer Freundin. Komisch, dass er immer als Mann dargestellt wurde. Sie überlegte, ob es eine weibliche Variante geben könnte, aber ihr fiel nur die Todesnähe, die Todessehnsucht oder die Todeserfahrung ein.

Ihr Blick zog mal wieder mit den Wolken und Sophie ließ ihre Gedanken treiben. Das Frühstück war weder in Sicht- noch in Hörweite. Sie versuchte zu vergessen, was hier mit ihrem Körper geschah, und dachte an die Geschichte vom Sand, die ihr Gaby erzählt hatte. Dann entschied sie sich, in die geöffneten Arme des Windes zu gehen. Sie stellte sich vor, auf einer dieser üppigen Wolken zu sitzen, die gerade draußen an ihrem Fenster vorbeizogen, und grübelte über die Frage nach der Religion. Braucht der Mensch sie oder ist sie ein Teil von ihm?

‚Hey, zweite Sophie! Wofür braucht der Mensch überhaupt eine Religion? Zum ewig dankenden Lobgesang dafür, dass es ihm gut geht?'

‚Wieso nicht? Die Existenz ist doch immer einen Lobgesang wert, oder? Sonst steigt uns der Wohlstand ja irgendwann über die Hutschnur. Wir werden viel zu eingebildet und glauben tatsächlich, alles wäre unser Werk. Aber wenn wir uns eingebunden in eine größere Dimension erleben, beziehen wir nicht alles auf uns selbst. Dann werden wir vielleicht dankbar dafür, dass es uns gut geht.'

‚Aber jetzt sag doch mal ehrlich, brauchen wir die Religion nicht auch, wenn's ans Sterben geht? Was ist denn dann mit uns? Wo kommen wir hin?'

‚Heh?!? Wer spricht denn hier von Sterben? Ich dachte, du willst den Krebs überleben?'

‚Ja, will ich ja auch, aber tu doch nicht so! Eine Garantie kann mir im Moment keiner geben. Ist die Vorstellung nicht schön, dass es mit uns gut weiter geht, wenn alle Stricke reißen, anders als jetzt?'

‚Ja, das gefällt mir, Sophie. Aber mach dich doch frei davon, es heute schon wissen zu müssen. Alle Vorstellungen über das Jenseits sind nur Konstrukte. Diese göttliche Kraft ist doch so viel größer, die können wir nicht denken.'

‚Aber es ist schön glauben zu können, dass ich dann aufgehoben bin in dieser riesengroßen Kraft. Und mein Heribert und die Kinder, werden wir uns, wenn wir alle unsere körperlichen Hüllen abgestreift haben, wieder sehen?'

‚Ja, vielleicht, aber noch ist es nicht so weit; ich will dich trotzdem auf den Boden der Tatsachen zurückholen. Mach dir bitte klar, dass du hier in diesem Leben dankbar sein solltest. Du liegst in einem Luxuskrankenhaus! Würdest du in Afrika leben, dann könntest du dich schon mal mit dem Jenseits beschäftigen. Da hättest du mit diesem Krebs absolut keine Chance.'

So hatte sie die ganze Angelegenheit noch nicht betrachtet. Sie konnte sich mit ihrem Krebs noch glücklich schätzen, dass die Medizin in den letzten Jahren solche Fortschritte gemacht hatte und eine gute Chance auf Heilung bestand. Jemand, der einen Motorradunfall hinter sich hatte und womöglich zeitlebens ein Krüppel blieb, hätte viel schlechtere Karten.

Der Beutel war leer und Sophie drückte auf den Klingelknopf. Das frische Blut kreiste bereits lustig in ihrem Körper und sie stellte sich vor, wie die neuen Blutkörperchen sich mit ihren eigenen bekannt machten. ‚Guten Morgen, Erythrozyt Nr. 2040567 aus Gerd Maier.' Dabei musste sie an Hunde denken, die sich gegenseitig beschnüffelten. Auf irgendeinem Poster hatte sie gigantisch vergrößerte Blutkörperchen gesehen, die aussahen wie kleine Gummibote, und für Sophie nahmen sie nun die Form kleiner comicartiger Hunde an. Schwester Susanne betrat das Zimmer mit dem Frühstückstablett. Sie entfernte den leeren Blutbeutel und wünschte guten Appetit.

Wenig später wurde mit einem Ruck die Türe aufgerissen und Frau Cherny samt Bett hereingefahren. Sie hing an etlichen Flaschen und hatte in der Nase einen kleinen Stöpsel an einem grünen Schlauch. Oh wei, dachte Sophie, die Arme.

Sophie hatte einen Hauch von Lust auf ein knackiges Brötchen. Sollte das ein Zeichen für zurückgekehrte Lebensgeister sein? Oder womöglich das zuversichtliche Wohlgefühl, den Krebs schon ein Stück besiegt zu haben? Sophie spürte wieder ihre außergewöhnliche Situations-Gänsehaut auf dem Rücken. Sie jubilierte im Inneren und biss voller Genugtuung in das mit Butter bestrichene Brötchen. Doch wieder registrierte sie, dass sie nichts schmeckte. Ihr Geschmackssinn meldete so etwas wie Pappmaschee! Sie kaute aufmerksam, aber es machte sich nur Enttäuschung in ihr breit.

In diesem Moment öffnete Dr. Bock schwungvoll die Türe und steuerte geradewegs Sophies Bett an. Sofort befürchtete sie eine erneute medizinische Maßnahme und lag mit ihrem Verdacht nicht verkehrt: „Frau Krebs, wir haben Sie beim CT angemeldet. Sie sollen sofort kommen."

„Nein, nicht schon wieder ...", nölte Sophie mit verzagter Stimme, wohl wissend, dass sie sich einer ärztlichen Anweisung nur schwer entgegen stellen konnte. Sie hatte keine Lust, schon wieder die ganze Prozedur zu durchlaufen. Doch dann erfuhr sie von Dr. Bock, dass diese CT-Aufnahme dazu diene, den Nachweis zu erbringen, in welchem Umfang sich der Krebs verkleinert habe. Dann könne man auch sagen, ob die Chemo angeschlagen habe und wie die Therapie weitergeführt werden müsse. So gesehen war Sophie nur allzu bereit, ihren Körper durchleuchten zu lassen. Vielleicht war der Krebs ja schon ganz verschwunden.

„Ziehen Sie sich warm an. Eine Schwester begleitet sie."
Als sie in ihre Jogginghose stieg, spürte sie, dass ihre Muskeln dünn und wabbelig geworden waren. Pudding wäre der richtige Ausdruck gewesen. Wie sollte sie mit diesen Wackelbeinen den ganzen Weg schaffen? Sophie die Zweite meldete sich zu Wort und kannte keine Gnade: ‚Denk positiv! Sei froh, dass du mal wieder Ausgang hast. Wenn du nur im Bett liegst, werden deine Muskeln nicht kräftig.'

‚Ja, ja, ist ja schon gut. Leise Zweifel hab' ich trotzdem. Neulich erst hast du gesagt, ich solle nicht die Heldin mimen. Und jetzt? Soll ich gleich wieder mit Dauerlauf beginnen?'

Da stand Schwester Susanne schon in der Tür und bot ihr an, sich bei ihr unterzuhaken. Es war das erste Mal seit Tagen, dass sie ohne den Infusionsständer das Zimmer verließ. Im Fahrstuhl nach unten erfuhr sie, dass sie in Anbetracht des schlechten Wetters einen unterirdischen Gang benutzen würden. Auf diese Weise kämen sie trockenen Fußes in die Radiologie.

Die düstere tunnelartige kleine Straße, die sie wenig später betraten, wirkte auf Sophie unheimlich und Angst erregend. Ihre Begleiterin erklärte ihr, dass die gesamte Klinik mit einem unterirdischen Straßennetz versorgt sei, welches noch aus dem zweiten Weltkrieg stamme. Damals sei das heutige Klinikgelände eine Kaserne gewesen.

Na klasse, dachte Sophie, es fehlt nur noch, dass wir hier Kriegsveteranen begegnen. Und just kam ihnen ein Mann entgegen, der einen solchen Metallsarg vor sich her schob wie den, mit dem Sophie bei ihrer Einlieferung fast zusammengestoßen wäre. Sie wäre lieber nass geworden und hätte sich die Herbstluft um die Nase wehen lassen, als hier im Weltkriegslabyrinth unterwegs zu sein.

Die Schwester packte sie ein wenig fester am Unterarm. „Wir müssen jetzt nach rechts abbiegen. Dann noch mal links, dann sind wir gleich da."

Auch in diesem Gang hingen ein paar vereinzelte Lampen und gaben kaltes trübes Licht ab. Auf der rechten Seite der Kellerwand befanden sich Schilder mit Richtungsangaben: B 8 und B 4, was immer das bedeuten mochte. Schwester Susanne schien sich bestens auszukennen, und Sophie trottete an ihrem Arm neben ihr her.

Die Länge der Strecke und die schlechte Luft machten ihr zu schaffen. Plötzlich war ein polterndes, metallisches Geräusch zu hören und sie drehte den Kopf erschreckt nach hinten. In ihrer Fantasie sah sie Züge von Metallsärgen auf sich zu rollen und sie beschleunigte ihren Gang, so als wollte sie sich vor der drohenden Invasion retten.

Susanne spürte ihre Angst und beruhigte sie: „Das sind nur die Wagen, die die Frühstückstabletts in die Zentralküche fahren."

Da kam der Zug auch schon an ihnen vorbeigerollt. Wie bei einer Eisenbahn hingen die Tablettwagen aneinandergereiht; vorne saß ein Mann auf der Zugmaschine. Er grüßte freundlich in gebrochenem Deutsch, und Sophie sah das Weiße in seinen Augen blitzen.

Kaum war er vorbei, konnte sie von fern zwei Schwestern sehen, die ein weißes Gittergestell vor sich her schoben. Beim Näherkommen sah Sophie ein schlafendes Kleinkind, wie ein Affe in einem Käfig. Schrecklich, solche Käfige! Unwillkürlich musste sie an Julika denken, wie sie in einem solchen Bett liegen und wie es ihr als Mutter das Herz brechen würde, auch wenn sie wusste, dass solch ein Gitter das Kind schützen sollte. Welchen Schaden würde eine Kinderseele nehmen, die in einem solchen Gitterbett nach der Mutter weinend die Nacht verbracht hatte?

Zwei junge Ärzte überholten sie im Dauerlauf. Voller Neid betrachtete Sophie ihre dynamischen Bewegungen. Fröhlich schnatternd näherte sich dann eine Gruppe junger Menschen in weißen Kitteln. Das war bestimmt eine Ausbildungsgruppe Medizinstudenten, unterwegs zum praktischen Unterricht am Krankenbett.

Wie gut, dachte Sophie, dass die ihr bisher noch nicht zu nahe getreten waren. Das hätte ihr gerade noch gefehlt! Auf zusätzliche Untersuchungen konnte sie verzichten.

Am Ende des Ganges stieg die Straße langsam an und sie gelangten in einen Kellerflur mit der klassischen Krankenhausbeleuchtung. Vor ihnen öffnete sich ein Fahrstuhl, den sie erst betreten konnten, nachdem sich zwei Pfleger mit einem zerwühlten leeren Bett herausgequält hatten. Die Schwester lieferte sie im Wartebereich der Radiologie ab, und Sophie hatte genug Zeit, alle Mitwartenden ausgiebig zu studieren.

Der Radiologe trat nach der Untersuchung aus seinem Glaskasten heraus, hinter dem er geschützt vor den Strahlen am Computer die Bilder aus Sophies Innerem betrachtet hatte. Sophie lag noch auf der harten Liege, als er ihr die Hand schüttelte und ihr freundlich lächelnd mitteilte, dass es gut aussehe.

Sie war so verdattert, dass sie im ersten Moment gar nicht verstand, was er meinte, und starrte nur unablässig auf seine Nase. So etwas hatte sie noch nie gesehen, und das war auch nur im Liegen möglich: Aus der Nase des Arztes quollen Massen an schwarzen Härchen. Am liebsten hätte sie ihm auf der Stelle einen Nasenhaarrasierer geschenkt.

‚Über was du dir Gedanken machst!, tadelte sie Sophie die Zweite. ‚Hier, hör zu, was er sagt! Frag ihn schnell, was das für dich bedeutet, wenn's gut aussieht. Los, beeil dich, bevor er wieder in seinem Glaskasten verschwindet!'

Stotternd formulierte Sophie ihre Frage: „Herr Doktor, was genau heißt das denn? Ist der Krebs weg?"

Bei diesen Worten tauchten in Sophie die Bilder eines längst vergangenen Urlaubs mit Heribert auf. Damals, als sie noch keine Kinder hatten, waren sie frisch verliebt nach Sri Lanka geflogen. Bei ihrem ersten romantischen Abendspaziergang am Strand wäre Sophie vor Schreck fast ohnmächtig geworden, weil es überall von Krebsen wimmelte. Durch die Erschütterung ihrer Fußtritte waren sie jedoch blitzschnell im Sand verschwunden. Die Tierchen hatten viel mehr Angst vor ihnen gehabt als umgekehrt.

Sie hatten ausgelassen darüber gelacht und Sophie, die damals noch nicht Frau Krebs gewesen war, zog Heribert mit seinem Nachnamen auf. Sie neckten sich und rannten am Strand entlang. Sophie wollte Heribert erschrecken, wie die Krebse, aber er verschwand nicht. Stattdessen hatte er Sophie ganz nah an sich heran gezogen und sie lange und voller Leidenschaft unter dem herrlichen Sternenhimmel geküsst.

Der Krebs ist weg! Der Krebs ist weg! Bei diesem Gedanken sah sie wieder die Löcher im Sand, in denen die Schalentiere verschwanden.

Die Stimme des Arztes holte sie zurück in den nüchternen und stickigen Untersuchungsraum.

„Nein, so kann man das nicht sagen. Aber er ist deutlich geschrumpft, im Vergleich zu den Voraufnahmen. Die Therapie schlägt gut an. Ich wollte Ihnen das nur gleich mitteilen. Die genaue Auswertung erfahren Sie später auf Station."

Er bemerkte, dass Sophie immer noch zögerte aufzustehen und unschlüssig wirkte, so als habe sie seine Botschaft nicht ganz verstanden.

„Frau Krebs, Ihre Untersuchung ist fertig. Machen Sie weiter so!" Dabei klopfte er ihr aufmunternd auf die Schulter.

Die Röntgenassistentin von vorhin erschien im Raum und forderte sie mit singender Stimme auf.

„Frau Kreeebs, Sie können sich wieder anziehen und auf Station gehen."

Mit dem Nachhall der Worte „Der Krebs ist geschrumpft" stand Sophie auf einmal im Freien und fing langsam an zu kapieren. „Der Krebs ist geschrumpft" bedeutete, sie würde leben und nicht sterben!

Sie wollte gerade einen Freudenschrei ausstoßen, als um die Ecke ein Krankenwagen mit Blaulicht bog, neben ihr bremste und sofort die Türen aufgerissen wurden. Ein Mann wurde auf einer Trage mit Rollen im Eilschritt dahin gefahren, woher sie gerade gekommen war. Der Freudenschrei blieb ihr im Halse stecken. Sie stand im Nieselregen und musste immer wieder an die unglaublich schnell laufenden Krebse am Strand von Sri Lanka denken. Damals hatten auch etliche tote Krebse herumgelegen. Die Beine der Krebse wurden von den an den Strand rollenden Wellen hin und her bewegt, sie waren ganz weich, und die Panzer glänzten noch.

Melancholie machte sich in ihr breit, während sie mit wackeligen Schritten durch den Nieselregen ging und ihr Blick zu den Platanen gegenüber wanderte. Manche hatten schon ihre großen Blätter abgeworfen. Sie nahm eines davon in die Hand, es glänzte vom Regen und strahlte in einem wunderbaren Gelb. Der ganze Sommer war in diesem Blatt begraben, dachte sie und drehte es zwischen ihren Fingerkuppen wie einen Propeller herum. Sie schaute ins Leere. Wie kam sie jetzt wieder auf ihre Station und in ihr Bett? Der Krebs war zwar geschrumpft, aber sie hatte längst noch keine Kondition. Ihre Beine fühlten sich an wie die einer Gummipuppe, in den Kniegelenken nicht mehr gerade und ziemlich wackelig.

Sophie hatte eine Art Filmriss. Sie stand da wie bestellt und nicht abgeholt und begann zu frieren. Sophie die Zweite hatte Erbarmen mit ihr.

‚Was hältst du davon, wenn du schön brav wieder zurück gehst und der Dame an der Anmeldung klarmachst, dass du mit einem Taxi zurückgebracht werden musst. Das hat das letzte Mal doch auch gut geklappt.'

Beschämt darüber, dass ihr die einfachsten Dinge nicht mehr einfallen wollten, folgte sie dem Rat. Ob die Therapie auch ihren Hirnzellen zugesetzt hatte? Oder war ihr durch den langen Krankenhausaufenthalt der Sinn fürs Praktische und Naheliegende abhanden gekommen?

Wenige Minuten später stieg Sophie aus dem Taxi und traf in der Eingangshalle inmitten der anderen Menschen auf Lydia. Ein Lächeln huschte über ihr Gesicht, weil sie ein Gefühl der Vertrautheit spürte.

„Hallo Lydia! Schön, dich zu sehen. Stell dir vor, der Krebs ist geschrumpft!"

„Oh, Wahnsinn. Hey, darauf müssen wir anstoßen." Die beiden fielen sich in die Arme.

„Wir können uns ja heut Nachmittag um halb vier im Café hier vorne treffen, wenn sonst nichts ansteht", meinte Lydia und Sophie nickte zustimmend, „aber jetzt muss ich erst noch zum Röntgen. Mach's gut, bis später."

Winkend verschwand Lydia im Menschenstrom, fast so wie im wirklichen Leben draußen am Flughafen. Sophie stand freudestrahlend da und begriff, dass ihr wirkliches Leben hier und jetzt stattfand, und nicht erst irgendwann, wenn der Krebs ganz besiegt war. Hier stand sie, Sophie Krebs, mit einem neuen Lebensgefühl in der Brust.

Sie betrat ihr Zimmer und erschrak heftig: Frau Cherny lag mit geschlossenen Augen und schwer atmend da, ihr Gesicht war maskenhaft starr. Um ein Haar wäre Sophie ihr Lächeln vergangen, aber im letzten Moment steuerte sie gegen. Nein, dachte sie, ich darf mich trotzdem freuen! Nach diesem bewegenden Vormittag war sie aufgekratzt; sie konnte jetzt nicht einfach in ihr Bett steigen.

Vorsichtig näherte sie sich dem Bett von Frau Cherny und blieb stehen. Sie berührte zart ihre Hand und merkte, dass sich der Atemrhythmus der Bettnachbarin veränderte. Sie blieb andächtig stehen und bewahrte dabei ihr Lächeln. Frau Cherny öffnete die Augen und zeigte ihr mit einem schwachen tapferen Lippenpressen einen Funken Freude.

Sophie streichelte ihr den Arm. „Alles wird gut."
Komisch, wie kam sie nur darauf, in einer solchen Situation davon zu reden, dass alles gut werden würde? Aber sie hatte plötzlich die tiefe Überzeugung, dass es stimmte. Sie sah, dass Frau Cherny ganz trockene Lippen hatte, und fragte sie, ob sie etwas trinken wolle.

Sie nickte, und Sophie schob ihr die Hand unter den Kopf. Mit der anderen Hand hielt sie ihr vorsichtig ein Glas Wasser hin. Frau Cherny trank langsam und Sophie spürte, wie selbst das ihr Kraft abverlangte. Als sie ihren Kopf wieder sanft auf das Kissen abgelegt hatte, flüsterte Frau Cherny:

„Sie sind wie ein Engel für mich. Danke."
Das rührte Sophie zu Tränen. Liebevoll strich sie ihr über den Kopf, und Frau Cherny atmete aus. „Das tut sehr gut."

Schweigend stand sie am Bett und ihr Blick blieb wieder bei den Tropfen der Infusion hängen. Diesmal wollte ihr kein Dreivierteltakt einfallen, dafür zählte sie die Tropfen, wie andere Leute beim Einschlafen die Schäfchen zählen.

„Kann ich noch irgendwas Gutes für Sie tun?"
„Ja! Bitte legen Sie noch einmal Ihre Hand auf meinen Kopf. Das ist so beruhigend."

Sophie hatte diese Handbewegung nicht verlernt. Wie oft hatte sie die zarten Köpfe ihrer Kinder einfach nur gehalten. Sie erinnerte sich, wie ihr die Hebamme nach Justus' Geburt gezeigt hatte, wie sie durch Berühren der Fontanelle, dieser kleinen weichen Stelle am Schädel, ihr Baby beruhigen konnte. Irgendwie sah der kahle Kopf von Frau Cherny auch aus wie ein Babykopf.

Erst kam sie sich etwas komisch vor bei dieser Geste, die man im Grunde nur bei jemandem sehr Vertrauten verwendet. So gut kannte sie Frau Cherny doch gar nicht; die kurze Zeit, in der sie ihr Schicksal teilten, hatte sie allerdings mehr zusammengeschweißt, als Sophie in Worten ausdrücken konnte. Ohne lange weiter zu denken, legte sie ihre Hand auf Frau Chernys Kopf, da wo früher die Fontanelle gewesen sein musste. Frau Cherny hielt die Augen geschlossen. Sophie spürte die zarte Kopfhaut. Bald würde sie sich auch die Hand auf den Schädel legen können und aussehen wie ein nacktes Vogeljunges.

Die Tatsache, dass der Krebs geschrumpft war, ließ die Aussicht auf die Glatze weniger schlimm erscheinen. Ja, sie fühlte so etwas wie Frieden mit sich selbst. Einen Schluck Wasser reichen oder die Hand halten, diese kleinen Dinge wurden in Anbetracht von Krankheit und Tod wichtig. Ob Frau Cherny womöglich schon sterben musste? Hier im Zimmer, neben ihr? Konnte sie sich denn über ihren ersten Therapieerfolg freuen, wenn daneben ein anderer Mensch dem Tode geweiht war?

Sophie kamen erneut die Tränen; sie konnte nichts dagegen tun. Sie fühlte sich so verletzlich und hätte am liebsten aufgeschrien über die ungerechte Verteilung von Gesundheit und Krankheit.

„Weinen Sie nicht um mich", hörte sie die Kranke flüstern. „Mir tut im Moment nichts weh und ich habe keine Angst."

Sophie war sprachlos. Sie verstand nicht, wie Frau Cherny so tapfer sein konnte, aber sie merkte, dass es viel mehr war als das. Sie hielt nochmals die Hand ihrer Zimmergefährtin und wusste ganz sicher, dass Frau Cherny ihre missliche Lage angenommen hatte. Es gab keine Auflehnung mehr. Sie nahm ihr Leben, so wie es war, und lebte es, Sekunde für Sekunde. Sophie fühlte Ergriffenheit, eine Art religiöse Ehrfurcht. Gott hatte gewollt, dass Leid und Freud in der Welt waren. Leben war beides, das Schöne und das Schwere gehörten zusammen.

Frau Cherny war unterdessen eingeschlafen, und Sophie schlich sich in ihr Bett. Als sie ihre Hose auszog und erneut an ihren Beinen hinabsah, stieg eine unbändige Lust in ihr auf. Sie wollte wieder schnell laufen können, wieder die Einkaufskörbe schleppen, ihr Kleinkind tragen und Familienfeste feiern. An ihren Beruf, der ihr bislang so viel gegeben hatte, dachte sie keine Minute. Sie dachte nur an Friedrich, Justus und Julika.

Sie wollte endlich wieder in ihrem eigenen Bett schlafen und Heribert an ihrer Seite spüren. Es reichte jetzt!

Am liebsten wäre sie Dr. Bock um den Hals gefallen und stellte es sich bildlich vor: Sie im Nachthemd klebte dem Stationsarzt am Hals und knutschte ihn. Schreck lass nach, was sollten denn die Leute denken! Natürlich würde sie das niemals machen, aber vor Freude hätte sie es fast getan.

Nach dem Mittagessen kam er zu ihr, zog sich einen Stuhl heran und erklärte ihr die Ergebnisse der CT-Untersuchung vom Vormittag. Sie seien erstaunlich gut ausgefallen. Zwei ihrer Blutwerte seien noch grenzwertig und er wolle bis morgen abwarten. Würden sie bis dahin ansteigen, könne Sophie vorerst nach Hause.

Ihre Freude wurde allerdings durch die Erläuterung aller weiteren Maßnahmen leicht gedämpft. Alle drei Tage müsse sie ihre Blutwerte kontrollieren lassen. Sollte sich Fieber einstellen, müsse sie postwendend auf Station anrufen und eventuell wieder in die Klinik aufgenommen werden. In drei Wochen wäre dann die nächste Chemodosis fällig. Wenn irgendwelche unerklärlichen oder schwerwiegenden Krankheitszeichen auftreten würden, müsse Sophie immer auf Station anrufen. Alle Ärzte seien in der Lage, ihr schnell und sicher Auskunft zu erteilen. Bei Kleinigkeiten könne sie selbstverständlich auch zu ihrem Hausarzt gehen. Für den hätte er dann auch noch einen Brief, aber das hätte ja noch Zeit bis morgen.

„Haben Sie sonst noch irgendwelche Fragen? Jetzt habe ich mal Zeit für Sie."

Sophie überlegte. Es fiel ihr auf die Schnelle nichts ein. Immer war es bisher so gewesen, dass die Fragen erst Stunden später auftauchten. Eine Frage kam ihr in den Sinn.

„Darf ich denn alles essen?"

„Im Moment dürfen Sie essen, was Ihnen schmeckt und bekommt. Sie werden ja schon bemerkt haben, dass es nicht so einfach ist und Magen und Darm sehr empfindlich geworden sind. Schälen Sie Obst und seien Sie vorsichtig mit frischer Milch, es können Bakterien enthalten sein, die Sie zurzeit gefährden. Und was die Schonung betrifft, kann ich Ihnen auch nur raten, achten Sie auf das, was Ihnen wirklich hilft. Sie werden es selbst merken, dass ein Dauerlauf im Moment nicht möglich ist."

Nach einer kurzen Pause fügte er hinzu: „Sicher gibt es in Ihrer Stadt auch eine Selbsthilfegruppe nach Krebs. Viele Patienten erzählen mir, dass sie dort wichtige Informationen erhalten haben, gerade auch in Gesprächen mit Betroffenen."

„Das ist eine gute Idee."

„Sie werden das schon alles gut in den Griff bekommen. Mein Leitspruch ist, wer die erste Chemobehandlung so gut erträgt, schafft den Rest auch."

Sophie war sich nicht sicher, ob er das wirklich ernst meinte oder das nur so daher sagte. Manchmal hatten Ärzte gewisse Sprüche drauf, denen sie nicht traute. Sie hasste es, wenn sie so vor ihr standen und sich in der weißen Kittelrüstung versteckten, womöglich noch mit den Händen in den Taschen oder über der Brust verschränkt, und Fachchinesisch von sich gaben. Sie taten dann immer so unangreifbar! Klar, Diagnosen und Ratschläge waren ihr Job. Sie konnten nicht mit jedem mitleiden, sie wären am Abend völlig fertig, aber ernst genommen werden wollte Sophie doch. Wenn ein Verkäufer sie so wenig einfühlsam behandelte, würde sie sich auf dem Absatz umdrehen. Aber in einem Krankenhaus war man eben Patient und nicht „König Kunde“. Manchmal hatte sie sogar den Eindruck, sie müsse, um eine optimale Behandlung zu bekommen, sich brav und willig zeigen. Von unten nach oben schauen, vom Bett zum Halbgott in Weiß.

Was war nur mit ihr los? Auf einmal so kämpferisch? Ein gefundenes Fressen für Sophie die Zweite.

‚Dir scheint es ja wieder richtig gut zu gehen, so wie du drauf bist. Übertreib mal nicht! Als es dir schlecht ging, warst du froh über jede medizinische Hilfe. Jetzt sei nicht so gesellschaftskritisch! Das sind auch nur Menschen und sie geben alles für dich!‘

‚Na klar, das weiß ich doch. Mir geht es wirklich besser, da wird man sich doch auch mal darüber Gedanken machen dürfen. Die Seele eines Patienten empfindet eben so. Da bin ich mir hundertprozentig sicher!‘

‚Dann nutze die Gunst der Stunde und begreife, dass du einen erheblichen Teil dazu beitragen kannst, wie sich dein Verhältnis zu Ärzten gestaltet. Was ist denn dein Ziel? Sei mal etwas selbstbewusster und zielorientierter. In der Wirtschaft würde dir das jeder raten!‘

Sophie wurde nachdenklich. Was war ihr Ziel? Hatte sie so was nicht auch auf ihrem Zettel in der Schublade stehen? Zielorientierung in der Medizin? Ich will endlich raus hier, schrie es in ihr, aber Sophie die Zweite ließ nicht locker.

‚Würdest du dich bitte nicht wie ein Kleinkind benehmen, sondern wie eine erwachsene Frau!‘

Hä, was sollte das denn? Sie hatte doch ein Recht auf Mitleid! Schließlich hatte sie doch Krebs! Durfte man sich da nicht mal hilflos und schutzbedürftig zeigen? Musste sie denn jetzt immer und überall voll zielorientiert drauf sein? Sophie empfand es als schwierig genug, die Laufbahn einer guten Patientin angetreten zu haben. Es war offensichtlich nicht damit getan, eine handfeste Diagnose zu haben und schicksalsergeben allen medizinischen Maßnahmen zuzustimmen. Nein, sie sollte sich auch noch selbstverantwortlich ein Ziel setzen und dafür eintreten.

‚Ach, zweite Sophie, ich find's so schwer!', stöhnte sie.

‚Ja, Patient sein ist schwer, aber ich kann dich in dem Punkt nicht schonen. Wenn du dein Leben retten willst, solltest du aufwachen und dein Leben selbst in die Hand nehmen.'

Die Worte schwirrten Sophie nur so durch die Hirnwindungen. Ziel, bequemster Weg, überleben? Was war ihr Ziel? Ja, verdammt noch mal, gesund zu werden natürlich! Das war doch ganz klar und einfach! Aber das passierte doch auch ohne ihr Zutun. Schließlich hatte sie Unmassen an Gift erhalten, und geschrumpft war der Krebs auch schon. Krebs auf dem Rückzug! Was wollte Sophie die Zweite von ihr?

Kaum hatte sie diesen Gedanken beendet, war diese schon wieder zur Stelle.

‚Versteh doch, Sophie, du hast verschiedene strategische Möglichkeiten. Eine wäre, gottergeben alles zu ertragen und sich zu fügen. Die andere wäre, zu überlegen, was du selbst dazu beisteuern könntest, um deine Heilungschancen so gut es eben geht zu verbessern. Also eine Überlebensstrategie auszuarbeiten, die für dich passt. Sicher gibt es noch eine dritte, vierte oder fünfte Möglichkeit, aber egal für welche du dich entscheidest, wenn du im Gespräch mit dem Arzt sachlich sein kannst, hast du einen wichtigen Baustein, um ein gutes Arzt-Patienten-Verhältnis aufzubauen und damit dein Ziel zu erreichen.'

Allmählich verstand sie. Sie sollte mutig sein und offen Fragen stellen. Die meisten Ärzte schätzten das und gaben dann auch gute Antworten, diese Erfahrung hatte sie ja nun auch schon mehrmals gemacht. Auf einmal schien es ihr ganz leicht. Die Unsicherheit, ob Dr. Bock seinen Leitspruch wirklich ernst meinte, ließ sie nicht einfach so ihm Raum stehen, sondern fragte nach, wie er diesen Leitspruch gemeint habe.

Seine Reaktion war verblüffend. Er legte sich richtig ins Zeug, ihr seine Sicht der Dinge zu erklären.

„Wissen Sie", begann er, „viele Patienten tun so, als ob wir Ärzte zaubern könnten und das Krankenhaus eine Reparaturanstalt wäre. Verstehen Sie mich nicht falsch, in manchen Fällen läuft es ja auch problemlos, aber hier, beim Thema Krebs, scheint die innere Einstellung des jeweiligen Betroffenen und die Art, wie er damit umgeht, sehr wichtig zu sein. Das Vertrauen in die Chemotherapie unterstützt die Verträglichkeit und damit auch, wie gut die Chance auf Heilung genutzt wird. Ich meinte es bei Ihnen wirklich so, wie ich es gesagt habe. Sie haben bis jetzt alles gut gemacht. Weiter so!"

Sophie freute sich, den offensichtlich richtigen Weg eingeschlagen zu haben und hörte aufmerksam zu.

„Auf einer Krebsstation wollen viele Patienten offen und ehrlich wissen, woran sie sind. Aber vergessen Sie bitte nicht, dass ich keine Garantien vergeben kann, wer es nun tatsächlich schafft oder nicht. Das hängt von so vielen Faktoren ab, die keiner vorhersagen kann. Ihr Weg wird noch eine Weile dauern, doch der Anfang war gut."

Eben hatte Sophie den Eindruck, dass Dr. Bock vor allem als Mensch mit ihr sprach und nicht nur als Arzt. Wie er seine Worte formulierte und dass er ihr ganz klar ins Gesicht sah, unterschied dieses Gespräch von früheren.

Sie musste an einen Lehrer ihrer Schulzeit denken, Herrn Zabel. Er hatte es den Schülern manchmal nicht leicht gemacht, weil er nachgehakt und Fragen gestellt oder sie mit einem spontanen Test auf die Probe gestellt hatte. Manches Mal hatten sie ihn dafür gehasst. Aber er war der Lehrer gewesen, der am meisten Akzeptanz von den Schülern erhalten hatte und zu dem man immer gehen konnte, wenn etwas zu bereden war. Herr Zabel nahm die Schüler ernst und konnte gut zuhören. Beim letzten Jahrgangstreffen erinnerten sich alle an die Geschichten, die sich um seine Person rankten.

„Jetzt muss ich weiter", beendete Dr. Bock ihr Gespräch, „und bitte bleiben Sie offen. Ob Sie morgen nach Hause gehen dürfen, hängt noch von zwei Blutergebnissen ab. Seien Sie nicht enttäuscht, wenn es doch ein paar Tage länger dauert."

Als Sophie wieder alleine war, griff sie zum Telefon und rief Heribert auf dem Handy an. Voller Übermut sprudelte sie ihm die frohe Nachricht ins Ohr und merkte erst zu spät, dass er ziemlich kurz angebunden war.

„Das ist ja prima, aber im Moment bin ich in einem Gespräch. Lass uns später über alles reden, okay?"

„Schade, ja, ist gut, also bis dann."

Beim Blick auf die Uhr wurde ihr klar, dass sie Heribert um diese Zeit nicht hätte stören dürfen und ihr dämmerte, dass sie sich gehörig würde umstellen müssen, um nach all den Wochen wieder in der normalen Welt Fuß zu fassen. Irgendwie hatte sie sich mehr an die Krankenhausatmosphäre gewöhnt, als sie sich je hätte träumen lassen. Sophie kam sich fast vor wie ein Häftling kurz vor der Entlassung. Freude, aber auch Furcht machten sich in ihr breit, aber sie hatte ja noch etwas Zeit. Sie drehte sich um und holte ihren Mittagsschlaf nach.

Seit die Nebenwirkungen der Chemotherapie abgeklungen waren und das Fieber wie durch ein Wunder verschwunden war, fühlte sie sich unerwartet gut. Natürlich konnte sie noch keine Bäume ausreißen, aber sie war, insbesondere durch die guten Nachrichten seitens der Ärzte, innerlich von einer Welle der Zuversicht und Freude erfasst worden. Sie ging ins Badezimmer, machte sich frisch und nahm einen leicht glänzenden Lipgloss, um zu testen, ob sie damit noch gesünder aussehen würde. Das Ergebnis war wenig überzeugend, aber sie fühlte sich vollkommener als ohne.

Als sie aus dem Badezimmer kam, betrat ein untersetzter brünetter Mann das Zimmer. Sie war irritiert, ein fremder Mann ohne Kittel! Er stellte sich höflich als Herr Cherny vor, und Sophies Weltbild stimmte wieder. Sie war froh, dass ihre Bettnachbarin den Nachmittag ungestört mit ihrem Mann verbringen konnte.

Aufgeregt machte sie sich auf den Weg zu Lydias Zimmer. Lydia war schon angezogen und empfing Sophie mit Freude. Auch bei ihr gab es Fortschritte, ihre Isolation war aufgehoben worden, die Zahl ihrer weißen Blutkörperchen angestiegen. Sie durfte sich wieder ohne Mundschutz unter die Menschen wagen.

„Wie heißen die Dinger noch mal schnell?“, wollte Sophie wissen. Sie wollte die medizinischen Begriffe lernen, um bei zukünftigen Gesprächen mit den Ärzten mithalten zu können.

„Leukozyten, oder kurz Leukos“, antwortete Lydia wie aus der Pistole geschossen.

„Und wie viele hast du?“

„1500, das is' 'n super Wert!“

Lydia trug jetzt einen blauseidenen Turban, der Sophie magisch anzog. Auf ihre Nachfrage erklärte Lydia ihr, dass sie diese Technik von einer anderen Patientin gelernt habe und dass sie ganz einfach sei. Die beiden verschwanden im Badezimmer, und Sophie blickte begeistert in den Spiegel, als Lydia ihr einen solchen Turban gewickelt hatte. Kein Härchen schaute mehr hervor und sie fand sich mit diesem Tuch richtig elegant.

Als Kind hatte sie sich oft verkleidet und damals eine ganze Truhe mit verschiedenen Tüchern und Stoffen besessen, aus denen sie die tollsten Kostüme gezaubert hatte. Stunden hatte sie so mit ihrer besten Freundin verbracht und sich das Leben im Orient ausgemalt. Mit diesem blauen Turban konnte sie sich zum ersten Mal vorstellen, wie sie ohne Haare aussehen würde. Gar nicht so übel, fand sie.

„Hast du keine Perücke?“, wollte sie von Lydia wissen.

„Doch, aber die kratzt und rutscht und nervt mich. Ich trag' sie nur für offizielle Anlässe."

„Darf ich sie mal sehen?"

Lydia kramte ein blondes Knäuel aus ihrem Schrank, schüttelte es und setzte es sich auf den Kopf. Sophie war beeindruckt. Erst der direkte Vergleich mit und ohne Haare machte ihr den Unterschied wirklich deutlich. Haare machen Leute. Lydia wirkte mit dieser blonden Kurzhaarperücke völlig anders. Sie sah gleich gesund aus und viel erwachsener. Und irgendwie sah sie mit den kurzen Haaren Sophie fast ein wenig ähnlich.

„Willst du sie nicht auflassen?"

„Wieso sollt' ich?"

„Ach bitte! Wir gehen ins Café und tun ganz normal. Dann sieht keiner, dass wir Krebs haben. Ich muss doch schon ein bisschen üben, vielleicht darf ich morgen nach Hause."

„Du hast Ideen!", antwortete Lydia kopfschüttelnd. „Wir tun so, als ob wir kein' Krebs hätten. Das hab' ich ja noch nie gedacht, aber mir gefällt's."

Die beiden meldeten sich bei Schwester Mareile ab und fuhren mit dem Fahrstuhl ins Erdgeschoss. Dort tauchten sie in das übliche Nachmittagsbesuchergewimmel ein und studierten erst mal die Schlagzeilen der Klatschblätter: Die Scheidung eines Tennisprofis, den Alkoholentzug eines Schauspielers und noch eine Fehlgeburt im Königshaus, was hatten die Promis für Sorgen. Die beiden hatten Spaß am Lästern und kamen sich vor wie Teenager beim gemeinsamen Stadtbummel.

Sophie wollte sich doch hinsetzen, und sie suchten sich im Café einen Zweiertisch, von wo aus sie den ganzen Raum im Blick hatten. Leute beobachten war früher eine Leidenschaft von Sophie gewesen, aber das war schon Jahre her. Seit sie die Kinder hatte, blieb dafür wenig Zeit.

Die beiden schauten sich um und stellten fest, dass es tatsächlich nicht so einfach war, die Patienten von den Gesunden zu unterscheiden. Bei denen, die ein dickes Gipsbein vor sich hertrugen oder im Bademantel den Infusionsständer neben sich stehen hatten, war es ja klar, aber die Normalbekleideten waren schwer zu definieren. Sophie und Lydia rätselten herum und versuchten Kriterien zu finden, an denen sie erkennen konnten, dass es sich um einen Krankenhauspatienten handeln könnte. Kichernd einigten sie sich auf verschiedene Merkmale: dauergewellte und plattgelegene Haare am Hinterkopf bei den Frauen und strähnige fettige Haare nebst Bartstoppeln bei den Männern, ein trauriger und ins Leere gehender Blick.

Die Kategorie ohne Haare war anscheinend nicht vertreten, außer durch Lydia, aber das war ja ihr Geheimnis.

Sophie stieg plötzlich ein aus der Küche herüberziehender Fettgeruch in die Nase und eine Welle der Übelkeit rollte heran. Sie atmete langsam und ganz flach durch den Mund, damit sie nicht mitten im Café erbrechen musste, und schloss für einen Moment die Augen.

„Was is' los?", wollte Lydia wissen.

„Warte mal, erklär ich dir gleich." Es dauerte ein paar Minuten, bis Sophie wieder sprechen konnte. Sie fühlte sich elend und ganz klein. Am liebsten hätte sie sich sofort in ihr schützendes Bett verkrochen, aber dann wäre ja der ganze Nachmittag gelaufen gewesen. So schilderte sie Lydia ihre plötzliche Übelkeit und wie sie dagegen atmete.

„Kenn' ich, bei mir is' es nach der Chemo am stärksten", erklärte Lydia, „und wenn ich ehrlich bin, dann hab ich das schon einige Monate. Mein Geschmacks- und Geruchssinn sind völlig durcheinander. Das kann so bleiben, haben mir die Ärzte gesagt."

Oh je, dachte Sophie, das wäre ja furchtbar, wo sie doch so ein Geruchsmensch war. Sich voll und ganz von einem Geruch verzaubern zu lassen, bei einer Prise getrocknetem Lavendel binnen Sekunden wie mitten der Provence fühlen, das Leder neuer Schuhe, die frisch gewaschenen Söckchen von Julika. Nicht auszudenken, wenn ihr das verloren ginge!

Ihre heitere Stimmung war auf einmal wie weggeblasen. Sophie hatte keine Lust mehr so zu tun, als ob. Ihr brannten Fragen unter den Nägeln, und sie glaubte in Lydia einem Menschen begegnet zu sein, mit dem sie darüber reden konnte. So berichtete sie ihr von Frau Cherny.

Lydia lächelte verständnisvoll. Sie hatte in den letzten Monaten sehr viele unterschiedliche Mitpatientinnen gehabt. Manchmal waren es ganz nette Menschen und manchmal war es einfach furchtbar. Einmal hatte sie sogar darum gebeten, in ein anderes Zimmer verlegt zu werden. Ihrem Wunsch wurde stattgegeben, auch deshalb, weil es ihr damals so schlecht ging. Sie erzählte Sophie, dass die Oberschwester bemüht war, wenn es sich irgendwie machen ließ, etwa gleichaltrige Patienten zusammen zu legen.

„Aber weißt du, das Alter is' nich' unbedingt entscheidend darüber, ob du mit den anderen klar kommst. Ich fand, bisher war's eher die Art, wie diejenigen mit ihrer Situation umgegangen sind. Am schlimmsten finde ich die Patienten, die immer nur meckern oder totale Jammerlappen sind."

„Wie meinst du das? Gehör ich auch zu denen?", wollte Sophie wissen.

„Nö, eher nich'. Na klar gibt's Momente, in denen du nich' mehr weißt, ob du Männlein oder Weiblein bist. Das lässt sich nich' wegdiskutieren, bei dem was hier mit einem passiert. Aber sich bei der Schwester über 'ne Falte im Betttuch zu beschweren, find ich schon übertrieben."

Sophie erzählte weiter von Frau Cherny und wie sie sie bewundere. In ihren Gespräche habe sie eine Menge gelernt.

„Neulich nachts habe ich vom Tod geträumt. Es war irgendwie gar nicht schlimm. Kennst du so was auch?", flüsterte sie, weil sich am Nebentisch neue Besucher niederließen.

Lydia trank einen Schluck Tee und verspeiste das letzte Stück Apfelkuchen. Sie räusperte sich, und Sophie hatte den Eindruck, dass ihr dieses Thema unangenehm war. Ihr Gesichtsausdruck wirkte auf einmal anders. Nicht mehr jung und frech, sondern wie eine alte Frau blickte sie unter ihrer Perücke hervor. Leise und stockend begann sie zu reden.

„Nee, ich hab noch nich' von ihm geträumt. Lass uns das Thema wechseln, ich hab keinen Bock darüber zu reden."

Sophie war besorgt, zu weit gegangen zu sein. Lydia war noch so jung, natürlich hatte man da Angst.

„Wenn dir das Thema zu nahe geht, dann vergiss meine Frage einfach", versuchte Sophie sie zu beruhigen.

„Nee, eigentlich is' es gut. Bisher hat sich noch niemand getraut, mit mir drüber zu reden. Und je mehr ich's zu verdrängen versuche, umso mehr Angst bekomm ich. Weißt du, meine ganze Familie spielt so'n Freundlichkeitstheater, das geht mir ziemlich auf'n Keks. Alle haben Angst, dass ich sterben könnte, aber sie tun so, als könne's nich' passieren. Ich will sie nich' damit belasten, weil sie schon genug für mich getan haben."

Sophie war erstaunt, sie hatte Lydia anders eingeschätzt. Sie hatte erwartet, dass Lydia mit ihrer lockeren Art auch zu diesem Thema eine Patentlösung bereit hatte.

Sie ließ ihren Blick Richtung Kasse schweifen und beobachtete die dicke Frau mit dem weißen Häubchen auf dem Kopf und der Schürze vor dem Bauch, die mit ihren Wurstfingern die Einnahmen in die Kasse tippte. Wie eine Ameise lief sie geflissentlich hin und her und brachte die weißen Zettelchen an die Tische, um dann das Geld nachzuzählen und mit freundlichem Blick ihr Trinkgeld entgegen zu nehmen.

Ob diese Frau sich Gedanken über den Tod machte? Ob Menschen, die nicht damit konfrontiert waren, überhaupt in ihrem Alltag darüber nachdachten? Was war eigentlich der Tod in der zivilisierten Welt? War es das, was kam, wenn die Medizin nicht mehr weiter wusste? In diesem Teil der Erde starben die Menschen, wenn ihnen kein neues Medikament zur Verfügung gestellt werden konnte. War der Tod also etwas Unnatürliches, ein Versagen der Ärzte?

Sophie überfiel eine innere Unruhe. Sie saß so siegessicher im Klinikcafé und war bisher fest davon ausgegangen, dass ihr die Medizin selbstverständlich helfen konnte. Jetzt begriff sie, dass nichts sicher war. Auch wenn ihr Krebs nach der Giftkeule einen Rückzieher gemacht hatte, war sie gefangen im Spannungsfeld zwischen der Hoffnung gesund zu werden und der Befürchtung des Todes. Sie kam sich auf einmal vor wie ein Tennisball, der in schnellem Wechsel über das Netz gespielt wurde. Ohne Pause, hin und her, von einem Schläger zum anderen. Einmal war es die Hoffnung, einmal war es der Tod. Keiner der Schläger wollte den Ball lange behalten, zügig weiterspielen war die Devise und Punkte sammeln. Zu schnell für Sophie. Sie wollte auf dem Schläger der Hoffnung sitzen bleiben und sich keinen Millimeter bewegen.

Sie dachte wieder an ihre Kinder, an die Kinderaugen, die sich wie Magnete an sie hefteten und so ihre Liebe entfachten. Morgen würde sie wieder bei ihnen sein! Morgen hätte sie wieder das pralle Leben an ihrer Seite! Morgen wäre die Hoffnung ganz stark! Sie wollte mutig sein für ihre Süßen. Sie wollte genau wie Lydia ihre Lieben daheim nicht zusätzlich ängstigen und ihnen nicht den Gedanken an Tod und Sterben zumuten.

Sophie erinnerte sich an die Dankbarkeit, die sie nach jeder Geburt erlebt hatte. Mit dem Bündel Leben, das ihr die Hebamme in die Arme gelegt hatte, war immer auch ein Funke Angst geboren worden, dass diesem Leben etwas zustoßen könnte. Jetzt hatte sie kein Baby in den Armen, aber beim Blick auf Lydia waren genau diese Gefühle präsent.

Lydia saß wie festgewachsen da und hatte ihren Blick nach unten gesenkt. Mit den Fingerspitzen rollte sie unablässig den Stoff der Tischdecke zusammen. Sie wirkte jetzt zerbrechlich wie ein Kind. Sophie verstand ihre Unruhe als Zeichen der Angst, sie fühlte sich verantwortlich für den Stimmungswechsel dieser jungen Frau, schließlich hatte sie das Thema begonnen. So konnten sie unmöglich ihren Ausflug beenden.

‚Was soll ich denn machen?', fragte sie Sophie die Zweite. ‚Lass ihr Zeit und fühl dich nicht schuldig. Es ist eine Form des Vertrauens, wenn Lydia ihre wahren Gefühle zeigen kann. Das passiert manchmal unter Mitpatienten und ist etwas Seltenes und Kostbares. Ihr kennt eure Situation besser als jeder Außenstehende und könnt einander Wegbegleiter sein.'

Sophie hatte zu Hause in einer Schublade ein Buch, in das sie über Jahre hinweg schöne Gedichte oder Sprüche geschrieben hatte. In diesem Moment erinnerte sie sich an einen Spruch, den sie sich mit großen roten Lettern notiert hatte. „*Nicht müde werden, sondern dem Wunder leise wie einem Vogel die Hand hinhalten*", las sie in Gedanken. Sie stellte sich vor, wie sie Lydia vorsichtig ihre Hand reichte, die auf einmal riesig groß wurde und sich verselbstständigte. Sie spürte deutlich, dass sich ein neues Spannungsgefüge zwischen ihnen anbahnte. Die Luft schien leicht zu vibrieren, das Licht im Café schien etwas heller zu leuchten als sonst, und Sophie war sich sicher, sie fühlte Gottes Hand, die sie beide trug.

Sie sah, wie Lydia ihren Blick wieder nach oben richtete und ein schüchternes Lächeln sie aus der Erstarrung löste. Ihre Augen trafen sich für einen kurzen Moment und beide lächelten sich an, als hätten sie sich im Spiegel der Wasseroberfläche in der Tiefe eines Brunnens erkannt. Lydia sprach nun mit einer festen und klaren Stimme.

„Weißt du, ich hab keine Angst vorm Tod. Meine Familie hat Angst, mich zu verlieren, das kann ich natürlich verstehen. Aber ich weiß, dass ich noch nich' sterben muss. Ich hab noch Zeit. Aber wenn er kommt, der Tod, dann geh ich mit, wenn's mein Weg sein soll."

Sophie war überrascht, aber gleichzeitig auch tief gerührt. Dann platzte sie mit einer Frage heraus, die ihr brennend auf der Zunge lag.

„Und wie stellst du dir den Tod vor?

Lydia antwortete ohne lange zu überlegen.

„Für mich is' es 'n schwarzer Mann, wie in den Büchern. Er steht in meiner Nähe und bewacht mich. Wenn meine Zeit gekommen is', wird er mich einfach untern Arm klemmen und mitnehmen."

Sophie bekam riesengroße Augen. Diese Beschreibung ähnelte ja ihrer Vision. Gleichzeitig wurde ihr klar, wie kindlich und trivial diese Vorstellung war. Trotzdem stand dieses Bild für die Lage, in der sie sich beide befanden; es hatte etwas Einfaches, Klares und damit Tröstliches.

„Und glaubst du daran, dass es ein Jenseits gibt?"

„Nee! Für mich is' es mit'm Tod aus und vorbei."

„Wirklich?"

„Ja! Ich möchte am liebsten verbrannt werden. Meine Asche soll auf'm Meer verstreut werden. Meine Überreste werden in den Kreislauf der Natur übernommen, und das war's dann!"

Nach einer Pause vervollständigte Lydia ihre Gedanken.

„Ich bewunder' alle, die an Gott glauben und daran, dass es nach'm Tod weiter geht. Ich kann das nich'."

Nun knibbelte Sophie mit den Fingerspitzen an der Tischdecke herum und war sehr nachdenklich. War ihr bisheriger Glaube vielleicht doch eine Illusion? Lydias Formulierung gefiel ihr auch. Was konnte sie glauben in Anbetracht der Tatsache, womöglich schon längst dem Tod geweiht zu sein?

Verdammter Tod, verdammte Grübelei! Sie wollte nicht weiter über all das nachdenken. Sie wollte einfach wieder ein ganz normales Leben führen. Sie hatten den Nachmittag doch so lustig und leicht begonnen, so sollte er auch zu Ende gehen, aber so einfach ließen sich ihre Gefühle nicht umpolen. Als Sophie aufschaute, merkte sie, dass schon fast alle Tische leer waren und eine seltsame Ruhe im Raum schwebte, fast so ergreifend wie damals in der Kapelle.

„Lydia, diese Zeit und dieses Gespräch mit dir waren für mich sehr wichtig. Ich danke dir für dein Vertrauen. Komm, lass uns jetzt nach oben gehen."

Für Heribert ging ein anstrengender Bürotag zu Ende, der seine ganze Aufmerksamkeit gefordert hatte. Er hatte Frau Wünschelmann nicht zu Gesicht bekommen, aber durch einen karierten Rock, den er an einer Türlaibung von weitem verschwinden sah, glaubte er ihre Anwesenheit in der Firma bestätigt. Lieber wäre es ihm gewesen, sie wäre ihm direkt vor die Füße gelaufen, obwohl er ahnte, dass er sich in einem solchen Fall nicht hätte beherrschen können. Er war sich absolut sicher, dass sie am Abend vor dem Haus gestanden und ihm nachspioniert hatte. Seine Wut auf sie war so groß, dass es wirklich besser schien, ihr nicht zu begegnen. Immer wieder rätselte er, was in ihr vorging, dass sie ihm hinterher spionierte und seine familiäre Situation auf so rücksichtslose Weise belastete.

Bei diesen Gedanken spürte er eine Nervosität, die ihm bisher fremd war. Eine innere Unruhe hatte von ihm Besitz ergriffen, ausgelöst durch etwas, das nicht von ihm ausging, sondern von außen auf ihn einwirkte. Er fühlte sich ferngesteuert, absolut machtlos und gereizt. Schon das Klingeln des Telefons setzte die Spannung herauf, und er musste sich beherrschen, seiner Sekretärin gegenüber den richtigen Ton zu treffen. Der Umstand, nach außen nicht im Geringsten zeigen zu dürfen, wie er sich fühlte, erschien ihm wie eine metallene Rüstung, in die er sich zwängen musste.

Seit Wochen mimte er nun schon den fröhlichen und belastbaren Kerl, weil er es gegenüber seinen Mitarbeitern als selbstverständlich erachtete, Privates von Geschäftlichem zu trennen. Keiner konnte was dafür, dass seine Frau Krebs hatte. Und das mit der Wünschelmann ging erst recht niemanden etwas an. Egal, was er tun oder unterlassen würde, die Situation war verfahren und er musste sofort handeln!

Zuerst wollte er Sophie anrufen. Bei ihr war besetzt.

Als nächstes musste er mit Robert sprechen, doch das wollte er auf keinen Fall vom Büro aus erledigen.

Er beschloss, den Feierabend einzuläuten. Er nahm seine Aktentasche, ging zum Auto und zückte sein Handy, aber er hörte nur die elektronische Frauenstimme von Roberts Mailbox. Mist!

Also gut, wieder Sophie. Immer noch besetzt.

Dann versuchte er es bei seiner Schwiegermutter, aber auch hier ertönte das monotone Piepsen. Wahrscheinlich sprach sie gerade mit Sophie.

Heribert wurde ärgerlich. Was nutzte ihm die ganze Technik, wenn damit keine Kommunikation herzustellen war? Er brauchte Informationen! Wie sonst sollte er wissen, wie er sich den Abend dieses Tages vorzustellen hatte, geschweige denn die nächsten Tage? Er hasste es, wenn er nicht Herr der Lage war!

Das Blinken des Displays sagte ihm, dass Robert in der Leitung wartete. Ohne nachzudenken schaltete er durch und knurrte unwirsch.

„Ja, was gibt's?"

„Was ist denn mit dir los? Du wolltest doch mich sprechen!"

Heribert hielt inne und bemühte sich tief durchzuatmen. Nein, Robert konnte nichts dafür, dass er sich schlecht informiert und hilflos fühlte.

„Entschuldige bitte," erwiderte er in gemäßigterem Tonfall, „ich bin nervlich etwas aufgerieben, du hast ja Recht, ich sollte das nicht an dir auslassen." Und nach einer kurzen Pause fügte er hinzu: „Ich wollte von dir den Stand der Dinge wissen, gibt's irgendeine Veränderung?"

„Nichts Neues."

„Wo bist du?"

„Immer noch auf Position. Ich habe dein Haus und den Bambus im Visier."

„Okay, dann fahre ich jetzt nach Hause. Wir sprechen in drei Stunden wieder, wenn sich soweit nichts verändert."

„Einverstanden. Gute Heimfahrt."

Er klemmte sein Handy in die Freisprechanlage und fühlte sich ein wenig besser. Die Situation war zwar alles andere als komisch, aber das Blatt schien sich zu wenden. Sein Freund Robert und er würden es schaffen, davon war er felsenfest überzeugt. Eine Welle der Stärke löste das Gefühl des Fremdgesteuertseins ab. Er versuchte es noch mal bei Sophie. Er wollte jetzt ihre Stimme hören, denn sie besaß Zauberkraft, auch wenn sie krank war. Diesmal hatte er Glück, lehnte sich entspannt zurück und gab das Gewicht des Kopfes an die Kopfstütze ab.

„Liebes, wie geht es dir?"

An ihrer Stimme merkte er, dass es ihr besser ging.

„Heribert, ich darf vielleicht morgen nach Hause, vorerst zumindest, solange es mir einigermaßen gut geht. Die nächste Chemo soll dann in drei Wochen stattfinden. Ob ich gehen darf, hängt allerdings davon ab, ob zwei Blutwerte sich verbessern. Das erfahre ich morgen bei der Visite."

Morgen schon, schoss es ihm durch den Kopf, das wäre ja verdammt schnell. Unmöglich! In geübter Manier ließ er sich nichts anmerken und hatte auch keine Lust, dieses schöne Gespräch mit solcherlei Gedanken zu verderben.

„Soll ich den Kindern schon davon erzählen?"

„Nein, bitte erst, wenn es ganz sicher ist."

„Ja, du hast Recht. Sie werden eh aus dem Häuschen sein, wenn sie das hören."

„Wie geht es unserer Kleinen? Sie wird mich gar nicht mehr kennen. Wahrscheinlich hat sie ihre Oma als Ersatzmutter ins Herz geschlossen. Ich habe solche Sehnsucht nach ihr!"

„Sophie, mach dir darüber mal keine Gedanken. Es wird alles gut", versuchte er ihr Mut zu machen. Beide fühlten schon im Gespräch miteinander Trost und Beruhigung. Heribert konnte es kaum erwarten, seine Liebste endlich wieder in seinen Armen zu halten. Sophie versprach, sich sofort bei ihm zu melden, wenn sie Bescheid wüsste. Er versicherte ihr, das Handy nicht aus den Augen zu lassen.

Gerade als er sich von Sophie mit einem Kuss durch die Leitung verabschiedet hatte, entdeckte er im Rückspiegel wieder den karierten Rock. Er traute seinen Augen nicht. Tatsächlich, die Wünschelmann kam aus der Firma. Was hatte sie um diese Zeit noch dort zu suchen? Ihr Dienst war doch längst beendet! Sie stieg auf ein altes Herrenfahrrad und hievte dabei umständlich ein Bein über die Stange.

Frau Wünschelmann war schon ein skurriler Typ Mensch. Ihr Äußeres erinnerte ihn an eine Schaufensterpuppe, die einem Secondhandladen entlaufen war. Sie sah immer aus, als wäre sie mitten in den Sechzigern stecken geblieben, mit ihren karierten Kostümen und komischen Hüten auf dem Kopf. Dazu ihr bohnenstangenähnlicher Körperbau mit völlig verkrampften und übertriebenen Bewegungen. Nach ihrem Äußeren zu schließen, war sie wirklich im Archiv gut aufgehoben, bei den alten Akten. Obwohl das ja nicht stimmte, denn das Archiv war auf dem neusten Stand der Technik und fast alles wurde mit Mikrofilmen verwaltet. Aber diese musste Frau Wünschelmann ja nicht bedienen. Sie hatte sich geweigert, das neue Verfahren in ihrem Alter noch zu lernen. Mit Ende Vierzig gehörte sie eher zu denen, die umständlich altmodisch verwalteten. Dabei nahm sie jede sich bietende Gelegenheit wahr, auf ein Schwätzchen vorbei zu kommen, und flirtete mit den jüngeren Mitarbeitern.

Im Grunde hatte er nie besondere Notiz von ihr genommen. Jetzt schaute er aus Neugier besonders genau hin. Man musste seine Feinde schließlich gut kennen.

Ihr Gesicht hatte sie hinter einem dicken Schal versteckt, und Heribert konnte nur noch ihre in schrillem Tizianrot gefärbten schnittlauchglatten Strähnen von hinten im Wind wehen sehen. Ohne lange zu überlegen ließ er den Motor an und nahm ihre Spur auf. Sie stellte ihr Fahrrad zwei Straßen weiter ab und verschwand in einer Dönerbude. Wollte er herauskriegen, ob sie wieder in seinem Bambus Quartier beziehen würde, dann musste er jetzt warten. Eigentlich passte ihm das gar nicht in den Kram, doch er konnte jetzt unmöglich kneifen. Wollte er seinen Verdacht erhärten und beweisen, dass es tatsächlich sie war, die ihm mit dem Fernglas am Abend nachstellte, dann half jetzt nur Geduld.

Sein Magen knurrte. Bei der Vorstellung, wie sie jetzt einen Döner verspeiste, lief ihm das Wasser im Munde zusammen. Frau Rotter hatte sicher schon den Tisch gedeckt und sich wieder irgendetwas Nettes zum Essen einfallen lassen. Wahrscheinlich warteten schon alle auf ihn.

Er griff erneut zum Handy: „Robert, kannst du schnell kommen? Ich bin ihr auf der Spur! Hier in der Wielandstraße ist sie gerade in einer Dönerbude abgetaucht."

„Bleib dran. Ich komme."

Heriberts Blick saugte sich an der Eingangstüre des Imbiss fest. Die Farben der bunten Leuchtschrift verschwammen vor seinen Augen und er musste ständig blinzeln, um scharf zu sehen. „Anfänger!", sagte er zu sich selbst. „Du darfst doch nicht so auffällig immer auf die gleiche Stelle glotzen!"

In seiner Jugendzeit war er begeisterter Krimileser gewesen und hatte die Tricks der Kommissare bewundert. Damals hatte er davon geträumt, bei einer Schandtat den Übeltäter zu überführen und selbst als der große Held dazustehen. Jetzt fand er das alles eher lästig, aber ein Abbruch war nicht mehr möglich. Er inspizierte seine Aktentasche und fand einen alten SPIEGEL. Er schob seinen Sitz weiter nach hinten und klemmte das Magazin gegen das Lenkrad. So konnte er entspannt lesen und gleichzeitig im Augenwinkel jede Bewegung vor der Dönerbude registrieren.

Er war so intensiv in sein Tun vertieft, dass er Robert erst bemerkte, als der plötzlich die Beifahrertür öffnete und Platz nahm.

„Mensch, hab' ich einen Schreck gekriegt. Aber gut, dass du da bist."

„Wir sind ihr auf den Fersen."

„Na ja, noch nicht. Das können wir erst sagen, wenn wir sie in flagranti ertappt haben."

„Welche Strategie schlägst du vor?"

„Schwer zu sagen. Ich werde ja schon eine Weile zu Hause erwartet. Wenn sie nicht bald rauskommt, könntest du ja mal reingehen. Du erkennst sie an ihrem karierten Rock und roten, etwas strähnigen Haaren."

„Und wenn sie jetzt kommt?"

„Dann musst du sie verfolgen und rauskriegen, was sie so treibt. Es ist ja anzunehmen, dass sie erst mal nach Hause fährt, um ihre Tarnkleidung anzuziehen."

„Wer weiß, vielleicht kommt sie heute gleich zu dir und stellt sich in den Bambus."

Sie einigten sich darauf, dass Heribert erst mal zu den Kindern fahren sollte und Robert abwarten würde. Per Handy würden sie sich später austauschen, wenn nicht schon vorher etwas Unerwartetes geschehen würde.

Als Heribert zu Hause eintraf, hatte er sich davon überzeugt, dass weder eine verrückte Frau Wünschelmann noch ein Marder in seinem Bambus steckten. Müde, aber siegessicher stellte er seine Schuhe ins Schuhregal und schlüpfte wieder in seine Rolle des fürsorglichen Familienvaters.

Dieser Abend bot auch zu Hause eine Überraschung dar. In der Küche hockten ein verheulter Justus, ein Fensterbilder bastelnder Friedrich und Nachbarin Frau Möricke. Als Justus seinen Vater erblickte, klammerte er sich an ihn und schluchzte herzzerreißend. Stotternd machte er seiner Seele Luft.

„Papaaaa, die Frau Rotter war sooo gemein zu uuuns. Weil du nicht gekommen biiist, hat sie geschiiimpft und uns alleine gelassen. Die is' sooo blööód!"

Hier waren sachliche Überlegungen angesagt, um die Emotionen erst mal runterzufahren. Und vielleicht auch detektivischer Spürsinn? Befragung aller Anwesenden wegen des

Verdachts der Vernachlässigung von Schutzbefohlenen? Etwas strenger als gewöhnlich fiel seine Stimmlage aus.

„Friedrich, stimmt das?"

„Ja, Papa, ehrlich. Du hast doch gestern selbst gehört, wie die schimpfen kann. Die hat richtig gebrüllt und gesagt, du bist ein schlampiger Papa, weil du nicht nach Hause kommst!"

Jetzt wurde Heribert stocksauer. Das musste er sich nicht bieten lassen! Er hatte von Anfang an kein gutes Gefühl mit dieser Person gehabt, und wenn sie so mit seinen Kindern umging, konnte er das nicht länger hinnehmen. Morgen früh würde er sie zur Rede stellen und fristlos entlassen. Mit einer ordentlichen Beschwerde bei der vermittelnden Diakoniestation musste sie rechnen.

Zum ersten Mal hoffte er, Sophie würde morgen noch nicht zurückkommen. In solch einem Chaos könnte sie unmöglich gesund werden, geschweige denn seine Nerven könnten das noch lange ertragen.

Frau Möricke in ihrer zurückhaltenden freundlichen Art war ihm schon mal zu Hilfe gekommen und tat es auch jetzt.

„Herr Krebs, die beiden Buben kamen vorhin tatsächlich ganz aufgelöst zu mir gelaufen, weil diese Frau sie einfach hat stehen lassen. Wir haben ein bisschen gebastelt. Was halten Sie davon, wenn wir jetzt zusammen das Abendessen einnehmen? Ich habe jede Menge Zeit."

Heribert war gerührt auf einen Menschen zu treffen, der behauptete Zeit zu haben und diese dann auch noch bereitwillig verschenkte. Freudig willigte er ein, und Justus vergaß schnell seinen Kummer. Heribert war überrascht, wie gut die Kinder sich an die Situation anzupassen wussten, ohne dabei nachtragend zu sein.

Plötzlich fiel ihm ein, dass er ja Julika ganz vergessen hatte. Bei seiner Schwiegermutter war vorhin das Telefon ständig besetzt gewesen. Ohne Erklärung sprang er auf und lief zum Telefon.

„Ja, Heribert, ist schon gut“, beschwichtigte ihn Rosemarie, „ich kann mir denken, dass du im Moment andere Sorgen hast. Weißt du was? Wir machen es so, dass Julika erst mal hier bleibt. Sophie erzählte mir vorhin, dass sie vielleicht bald nach Hause darf. Die Kleine macht doch noch mehr Unruhe und hier ist sie gut versorgt. Heute schläft sie schon. Mach dir mal keine Sorgen! Julika geht es gut bei uns.“

Heribert fiel ein Stein vom Herzen. Sich jetzt noch mit den Bedürfnissen eines Kleinkindes zu befassen, schien ihm unvorstellbar. So sehr er seine Tochter liebte, aber diese Lösung war tatsächlich für alle im Moment die Beste.

Mit federndem Schritt lief er wieder in die Küche, doch dort war niemand mehr. Stattdessen hörte er die Kinderstimmen aus dem Badezimmer. Er schmierte sich schnell ein Brot und lief nach oben. Herrlich, wie sie in der Badewanne ihren Spaß hatten, während Frau Möricke daneben saß und über das Wohl der Kinder wachte. Es wäre doch alles so einfach, er müsste nur Frau Rotter durch Frau Möricke austauschen.

„Ich kann gerne Ihre Buben zu Bett bringen. Sie könnten die Zwischenzeit für sich nutzen, oder?“

Heribert war fast verlegen. Hatte sie seine Gedanken erraten? Konnte er das annehmen? Justus krähte voller Überzeugung: „Papa, geh schon. Wir zeigen Frau Möricke, wo alles liegt. Und außerdem sind wir keine Babys mehr!“

„Abgemacht. Vielen Dank schon mal, Frau Möricke. Also dann, bis später! Ihr ruft mich, wenn ihr Gute-Nacht-Kuss-fertig seid, ja?“

Kaum war er in seinem Arbeitszimmer angelangt, musste er an Robert denken. Wo er wohl steckte? Würde er die Spannerin heute fassen? Wieder war diese Unruhe in ihm, die ihn wie ferngesteuert überfiel. Eigentlich hätte er die Post durchsehen und E-Mails abfragen müssen, aber er tigerte nur untätig herum. Draußen war es schon stockfinster und er stellte sich vor, wie Frau Wünschelmann wieder vor seinem

Fenster stehen und ihn durch ein Fernglas beobachten würde. Wie ausgezogen kam er sich bei diesem Gedanken vor. Aber nein, dann hätte ihn Robert mit Sicherheit gewarnt. Sicherheitshalber ließ er trotzdem alle Rollläden herunter. Diesen Einblick in sein Privatleben wollte er ihr nicht ermöglichen.

„Na warte, wir kriegen dich! Und dir wird Hören und Sehen vergehen! Pass bloß auf!“, flüsterte er vor sich hin und machte sich endlich an die Post.

Er fischte ein paar Briefumschläge heraus, die an Sophie adressiert waren, und öffnete sie. Eine Arztrechnung nach der anderen, unverständliche Fachbegriffe und Zahlenkolonnen, die in die Tausende gingen. Das hatten sie jetzt davon, dass sie privatversichert waren. Bisher hatte er noch nie darüber nachgedacht, was der ganze medizinische Kram kosten könnte. Bis Sophie den Behandlungsmarathon hinter sich gebracht hatte, kam wahrscheinlich noch einiges zusammen. Ein Gespräch mit seinem Bankberater würde hier wohl nicht schaden. Heribert legte den Briefstapel auf die Seite und beschloss, alles in Ruhe mit Sophie zu besprechen.

Zwei Hände wurden rasch von hinten über seine Augen gelegt. Natürlich wusste er sofort, das konnte nur Friedrich sein, aber erschreckt hatte er sich doch. Übertrieben fröhlich machte er den Scherz mit.

„Papa, los komm, wir sind sauber gewaschen und riechen gut. Du kannst uns jetzt küssen.“

Seine Kinder drängten unerbittlich auf eine Erzählrunde im Bett, mit dem Vater an ihrer Seite, doch er hatte weder Lust auf Diskussionen noch sich eine Geschichte auszudenken. Er schlug Friedrich als Erzähler vor, was der begeistert annahm. Er wurde auf maximal zehn Minuten festgenagelt. Sicherheitshalber programmierte er seine Uhr. Dann schlug Friedrichs Fantasie Purzelbäume. Heribert schweifte in Gedanken ständig ab und war kurz davor einzuschlafen, als seine Uhr piepste.

„Sooo kurz", meckerte Justus, „das is' gemein. Es war gerade so spannend! Und ich bin noch gar nicht müde!"

Heribert raffte sich auf und griff aus purem Selbsterhaltungstrieb in die autoritäre Schublade seiner erzieherischen Möglichkeiten.

„Jetzt ist Schluss!", befahl er streng.

Seine kleinen Monster gaben sich geschlagen, und jeder kroch in sein Bett. Nur Justus setzte noch eins drauf.

„Aber Papaaa", fügte er schüchtern hinzu, „du musst unbedingt die Türe offen und das Licht an lassen, sonst kann ich nicht schlafen."

Müde gab Heribert klein bei. Hauptsache, es kehrte Ruhe hier oben ein. In der Küche wartete zu seiner Überraschung Frau Möricke auf ihn. Sie hatte aufgeräumt und sauber gemacht und ihm ein Bier hingestellt. Freudig nahm er die Flasche und ließ den kühlen Gerstensaft genüsslich in seinen Lieblingshumpen laufen.

„Herr Krebs, ich wollte Ihnen einen Vorschlag machen. Ich könnte mich um die Kinder und den Haushalt kümmern. Was halten Sie davon?"

Heribert traute seinen Ohren nicht. Um diese Zeit ein solches Angebot, das grenzte an ein Wunder! Ihm kam nur ein leicht gestottertes „Jaaha" über seine Lippen. Das passte jedoch in keiner Weise zu diesem Angebot, und nach einem Räuspern schaffte er einen ganzen Satz.

„Vielen Dank, Frau Möricke, das wäre wirklich toll. Ich weiß gar nicht, wie wir das jemals wieder gutmachen können."

„Müssen Sie nicht. Also dann, bis morgen früh. Ich komme um halb neun."

Bis dahin musste er Frau Rotter die Leviten gelesen und sie hoffentlich ohne große Unruhe entlassen haben. Um seiner Dankbarkeit in irgendeiner Form Ausdruck zu verleihen, schlug er gentlemanlike vor, Frau Möricke noch eben nach Hause zu begleiten. Vorher lief er rasch in den Keller und steckte sich eine Taschenlampe in die Jackentasche. Beim

Hinausgehen waren seine Augen auf die höchste Wachsamkeitsstufe eingestellt, und er spähte so unauffällig wie möglich in alle Richtungen. Nichts. Ein völlig normaler dunkler Abend Anfang Oktober, allerdings mit einem schnellen und viel zu frühen Herbstsbeginn. Der Wind wehte scharf, und es war für die Jahreszeit zu kalt.

Mit einem freundlichen „Gute Nacht, vielen Dank nochmals und bis morgen!" verabschiedete er Frau Möricke.

Auf dem Rückweg leuchtete er den Gehsteig entlang. Kein Robert in Sicht, der irgendwo in seinem Auto Wache schob, keine Frau Wünschelmann, noch nicht mal der Nachbar mit den beiden Hunden. An seinem Grundstück angekommen sah er den Garten vom Bewegungsmelder an der Terrasse hell erleuchtet, was nur darauf hindeuten konnte, dass irgendjemand im Garten sein musste.

Flink wie ein Wiesel sprang er das kleine Mäuerchen hoch und riss den Bambus auseinander. Im Inneren war alles plattgetreten, sonst war nichts Auffälliges zu sehen. Noch nicht einmal ein Marder. Heribert war enttäuscht, aber nicht beruhigt. Außerdem träumte er immer noch davon, nach der Art von Sherlock Holmes sein Opfer festnehmen zu können, und schlich zur Terrasse. Der Bewegungsmelder ging aus und er stand wieder im Dunkeln.

Er knipste die Taschenlampe an und blickte direkt in die Augen der Nachbarskatze. Sie hatte eine noch zuckende Maus im Maul und legte diese stolz vor seine Füße, streifte um seine Beine und wollte gelobt werden. Ihm entfuhr nur ein derbes „Mistvieh", und er beendete seinen Rundgang, indem er noch einmal den Garten inspizierte. Alles war ruhig, die Natur schlief.

Kaum war er im Haus angelangt, griff er zum Telefonhörer und versuchte Robert zu erreichen. Es tutete lange, dann endlich konnte er loslegen.

„Mensch Robert, ich warte dauernd auf Nachricht von dir, was gibt's Neues?"

„Nichts, deshalb habe ich mich ja auch nicht gemeldet."

„Ja, wie, und wo bist du?"

„Ich hocke hier im Auto, bin kurz vorm Einschlafen und hoffe, dass sie noch mal rauskommt."

„Und wo bist du?"

„Na, vor der blöden Dönerbude!"

Er sei schon mehrmals hinein gegangen, habe sogar einen Döner gegessen und sich überlegt, ob er es für heute gut sein lassen konnte.

„Aber was macht die denn da in der Dönerbude?"

„Ach so, das hab' ich dir noch gar nicht gesagt. Die hilft beim Servieren und beim Abwasch."

„Oh Mann, was für 'ne Story, die glaubt uns doch keiner."

Sie überdachten das weitere Vorgehen, und Heribert hegte leise Zweifel, ob sein Verdacht tatsächlich richtig war. Enttäuscht über die geringen Fortschritte erzählte er Robert noch die Sache mit Frau Rotter.

Danach war es wie jeden Abend: Wenn sich die Anspannung des Tages aufzulösen begann, drohte er vor Sehnsucht und Verzweiflung auseinanderzubrechen. Verlassen stand er in seinem Wohnzimmer, die Fenster verrammelt. Das Ticken der Uhr und das leise Brummen des Kühlschranks aus der Küche drangen an sein Ohr. Heribert ließ seinen Blick umher wandern und überlegte, was er gegen den langsam aufsteigenden Katzenjammer unternehmen könnte.

Im Regal fiel sein Blick auf ein Foto, das ihn mit einer lachenden Sophie zeigte. Unbeschwerte Zeiten waren das, Lichtjahre entfernt, obwohl dieses Lachen im letzten Jahr aufgenommen worden war. Was würde er darum geben, Sophie jetzt im Arm zu halten, ihr liebevoll den Nacken zu küssen und sie nach oben ins Bett zu führen! Sich gegenseitig zu necken, zu streicheln und vielleicht noch ein kurzes, aber leidenschaftliches Feierabendliebesspiel zu genießen, um dann völlig entspannt in den Schlaf zu sinken. Die aufsteigende Erregung, die ihn schon den ganzen Tag unterschwellig begleitete, ließ sich nicht mehr zurückhalten. Schnellen Schrittes ging er ins Schlafzimmer, ließ sich ohne lange zu überlegen auf das Bett fallen, öffnete seine Hose und tat, wonach ihn seine Natur drängte.

Am nächsten Morgen war Heribert, ganz entgegen seiner Gewohnheit, schon eine Stunde vor dem Klingeln des Weckers hellwach. Ausgeschlafen und entspannt schmiss er die Bettdecke nach hinten und stand auf. Er warf sich den Bademantel um und schlich in die Küche. Dort kochte er Tee und freute sich, gleich in Ruhe und ausgiebig die Zeitung zu lesen. Als er jedoch die Haustüre aufschloss, um die Tageszeitung aus dem Briefkasten zu holen, erschienen wie auf Knopfdruck alle Bilder der vergangenen Wochen im Zeitraffer auf der Leinwand seiner Hirnwindungen.

Kopfkino schon am frühen Morgen. Das versprach kein guter Tag zu werden.

Missmutig hockte er in der Küche, um hinter geschlossenen Rollläden den Tag ohne Hektik anzugehen. Nachdem er die Tagespolitik, die Sportnachrichten und den Lokalanzeiger durch hatte, blieb sein Blick auf der Medizinseite hängen, die einmal pro Woche erschien. Amerikanische Forscher vermeldeten neue Erfolge im Kampf gegen den Krebs bei Experimenten mit Antikörpern. Es las sich wie ein Krimi. Im Labor hergestellte Proteine konnten ein bestimmtes Molekül erkennen und damit das Wachstum von Krebszellen hemmen, im Idealfall sogar ein Selbstzerstörungsprogramm der betroffenen Zellen auslösen. Ob das auch was für Sophie wäre?

In Sophie würden Antikörper wüten und allen Krebszellen den Garaus machen. Aber was, wenn sie aus Versehen auch anderen Zellen die Lebensgrundlage wegnahmen und nicht mehr zu stoppen waren? Die Forscher, so könnte man dann lesen, bedauerten das sehr, man habe sich wohl verkalkuliert.

Im Labor funktioniere es zwar, aber leider nicht am lebenden Objekt. Wie schrecklich! Heribert verbot sich weiter darüber nachzudenken. Er brauchte Fakten! Wie sollte er sich sonst eine eigene Meinung bilden! Was in einer Tageszeitung stand, musste noch lange nicht stimmen.

Er suchte die Bücher, die ihm Freundin Gaby anvertraut hatte, und blätterte ziellos darin herum. Das Thema war komplex, er fand keinen vernünftigen Einstieg. Aber Aufgeben entsprach nicht seiner Art. Noch hatte er Zeit und Ruhe. Er entschied sich, das Internet zu benutzen, und gab als Suchwort Antikörper ein.

Seitenweise erschienen Hinweise auf weiterführende Verknüpfungen, die meisten in englischer Sprache. Oh nein, dachte er, dazu hab ich jetzt überhaupt keine Lust. Muss denn immer alles so kompliziert sein? Er hörte Schritte auf dem Flur und drehte sich erschrocken um. Die Kinder! Die Schule, der Kindergarten und Frau Rotter, mit der er heute ein Wörtchen zu reden hatte!

Sein Schreck war zu voreilig. Friedrich und Justus standen angezogen vor Heribert und strahlten: „Hallo Papa, wir machen uns heute selbst Frühstück. Du brauchst dich nicht um uns zu kümmern. Wir brauchen Frau Rotter nicht mehr."

Er war von der Selbstständigkeit seiner Kinder überwältigt. Ein Blick auf die Uhr zeigte ihm, dass er sich innerlich auf das Abschlussgespräch mit Frau Rotter einstellen sollte, das er unmöglich im Bademantel erledigen konnte. Sie würde ihn wahrscheinlich noch nicht einmal ernst nehmen, mit der Arbeit beginnen und so tun, als sei nichts gewesen.

„Kinder, ich geh mal schnell unter die Dusche, könnt ihr euch bitte das Pausenbrot selbst schmieren?"

„Jaaha, machen wir", kam es aus der Küche, und schon drehte Heribert den Wasserhahn auf und genoss die Erfrischung. Er rubbelte sich gerade mit sportlichem Ergeiz den Rücken trocken, als ein herzzerreißendes Geschrei aus der

Küche an seine Ohren drang. Mit dem Handtuch um die Hüften rannte er nach unten.

Blut tropfte auf den Boden, und Justus schrie aus Leibeskräften. Es war die Fingerkuppe seines Zeigefingers, die einen tiefen klaffenden Schnitt hatte. Friedrich, der befürchtete ausgeschimpft zu werden, weil er nicht auf seinen kleinen Bruder aufgepasst hatte, ging sofort in die Verteidigung.

„Ich kann da nichts dafür, Papa. Der Justus hat nicht auf mich gehört und das Brotmesser nicht hergegeben. Er wollte unbedingt selbst schneiden."

Heribert beruhigte seinen Großen, holte ein Küchentuch aus der Schublade und wickelte es um die ganze Hand. Dann setzte er Justus auf seinen Schoß und befahl ihm mit dem Schreien aufzuhören. Zu seiner Überraschung tat er das auch. Ein Schluchzen löste den Sirenenton ab, und der Kleine lehnte sich gegen Heriberts Brust.

Es klingelte und Heribert traf fast der Schlag, denn nun war alles schlimmer als zuvor. Er saß hier mit Lendenschurz in der Küche, und gleich würde Frau Rotter vor ihm stehen. Und er wollte sie abservieren? Friedrich rannte sofort an die Haustür und kam voller Freude zurück.

„Papa, hier kommt unsere Retterin", brüllte er und brachte Frau Möricke mit in die Küche. Heribert vergaß vor lauter Erleichterung seine dürftige Bekleidung. Binnen weniger Sekunden hatte Frau Möricke die Lage ohne viele Worte verstanden und begann mit der ersten Hilfe. Justus ließ sich ohne Widerspruch von ihr auf den Stuhl setzen und den notdürftigen Verband abnehmen.

„Ich glaube, es ist nicht so schlimm, aber sicherheitshalber würde ich doch zum Hausarzt fahren", sagte Frau Möricke mit Sachverstand. Heribert hielt sein feuchtes Handtuch fest und begann zu frieren.

„Herr Krebs, ich fahre geschwind mit Justus zum Arzt, nehme Friedrich mit zur Schule und Sie können sich in aller

Ruhe fertig machen. Schreiben Sie mir einfach auf, was heute anliegt, ich erledige es dann später."

Heribert kannte diese Situationen mittlerweile schon. Er sollte und wollte etwas anderes tun, dann kam wieder irgendetwas Verrücktes dazwischen und ihm wurde unerwartet Hilfe zuteil, die er einfach annehmen musste. Zudem sollte er demnächst in seinem Büro erscheinen.

Nachdem sich Frau Möricke mit den Jungs aufgemacht hatte, rasierte er sich im Schnellverfahren, suchte sich einen passenden Anzug heraus und ging ins Arbeitszimmer. Frau Rotter würde wohl nicht mehr kommen; sie hatte ihn offensichtlich verstanden. Es war auch besser so. Er wählte die Nummer der Diakoniestation und hinterließ die offizielle Kündigung und eine Beschwerde bei der Leiterin der Einrichtung. Die tat völlig überrascht, aber am Klang ihrer Stimme merkte Heribert sofort, dass er nicht der Erste war, der sich über Frau Rotter beschwerte.

Nun gut, die sind wir los, für irgendwas muss es gut gewesen sein und wenn es nur alle Hemden waren, die sie gebügelt hat. Damit hakte er das Kapitel Rotter innerlich ab.

Da er nun sowieso schon zu spät ins Büro kommen würde, informierte er schnell seine Sekretärin und setzte sich ins Arbeitszimmer, um noch flugs einen Tagesplan für Frau Möricke nebst allen wichtigen Telefonnummern zu schreiben. Den schönsten Teil des Morgens, seinen Anruf bei Sophie, sparte er sich für den Schluss auf, um mit gutem Gefühl das Haus verlassen zu können.

Würde sie heute entlassen? Wie sollte er das alles hinkriegen? Er gab sich einen Ruck und versuchte, entspannt und locker zu wirken.

„Hallo und guten Morgen, meine Liebste", flüsterte er in den Hörer, als er Sophie endlich an der Strippe hatte. „Wie geht es dir?"

„Insgesamt ein bisschen besser", sagte sie, und Heribert traute seinen Ohren kaum, denn diese Aussage hatte er seit Wochen nicht gehört. Doch dann wurde ihre Stimme von Tränen fast erstickt, und sie brachte nur mühsam ihre Worte heraus: „Heribert, ich platze vor Sehnsucht nach dir und den Kindern. Ich wusste nicht, dass es so schmerzt, dieses Gefühl. Ich darf erst morgen nach Hause, meine Blutwerte sind noch nicht stabil."

Heribert beruhigte Sophie und versprach ihr, alles gut vorzubereiten und sie morgen abzuholen. Er hatte zwar große Sehnsucht nach ihr, war aber erleichtert, dass ihm so etwas mehr Zeit blieb.

Oh, verdammt, schoss es ihm durch den Kopf, ich muss ja noch das Auto aus der Werkstatt holen! Er wollte sich gerade auf den Weg machen, als er Justus hörte, der vergnügt die Treppe zur Haustüre herauf gestiefelt kam. Stolz hielt er ihm eine dick verbundene Hand entgegen und erzählte, dass er heute zu Hause bleiben müsse. Für Frau Möricke stellte das kein Problem dar.

Heribert war erleichtert und aus lauter Vorfreude gestand er Justus: „Und dann habe ich noch eine ganz spezielle Nachricht für dich, Justus. Stell dir vor, morgen darf Mama wieder zu uns nach Hause kommen!"

Mit großen Augen blickte Justus seinen Vater nachdenklich an und meinte mit sehnsüchtiger Stimme: „Ist Mama dann wieder gesund und bleibt für immer bei uns?"

Mit dieser Gegenfrage hatte Heribert nicht gerechnet. Hatte er denn erwartet, dass Justus sich einfach nur freuen würde? Was sollte er jetzt sagen? Es war keine Zeit für die Wahrheit. Frau Möricke lenkte Justus ab.

„Komm Justus, wir zwei gehen jetzt einkaufen und danach basteln wir eine Girlande für die Haustüre, damit morgen alles schön aussieht, wenn die Mama kommt."

Heribert konnte endlich das Haus verlassen.

Als Sophie bei der Visite ihre Entlassung für den nächsten Tag bestätigt wurde, war ihre Freude dennoch mit Unsicherheit und Angst vermischt. Sie kam sich vor wie in der Pubertät. Zuerst himmelhochjauchzend über die Nachricht, das Krankenhaus verlassen zu dürfen, dann zu Tode betrübt über die Frage, wie sie zu Hause in diesem geschwächten Zustand zurecht kommen sollte. Zweifel machten sich in Sophie breit, und sie fragte sich nicht zum ersten Mal, wie sie alles den Kindern erklären sollte. Mit einfachen Floskeln, das wurde ihr immer deutlicher, würden sich ihre beiden Buben nicht zufrieden geben. Ihr Frage- und Forschertrieb war so stark ausgebildet, dass sie mit an Sicherheit grenzender Wahrscheinlichkeit schnell spüren würden, ob ihre Antworten stimmten oder nur beruhigen sollten.

Zu gerne hätte sie jetzt darüber mit einem Fachmann gesprochen oder einer Mutter, die Ähnliches erlebt hatte. Sie wusste immer gerne im Vorfeld Bescheid, wenn kniffelige Angelegenheiten geregelt werden mussten. Sie erinnerte sich an die Bücher von Gaby und schaute sich in aller Ruhe die Auswahl an. Leider war keines dabei, das ihre Fragen auf den ersten Blick hätte beantworten können. Sie entschied sich für die Lektüre des Buches „Leben mit Krebs“. Es enthielt jede Menge praktischer Hinweise sowie Ansätze, sich aus psychologischer Sicht mit dem Thema zu befassen. Sophie las sich fest in dem Kapitel mit der Frage „Warum gerade ich?“

Auf einmal wich ihr jegliche Kraft aus den Händen, sie ließ das Buch auf ihre Bettdecke sinken und schloss die Augen. Wieder hämmerte es in ihrem Kopf und ihre Augenlider fühlten sich an wie Blei. Sie legte sich flach hin und versuchte, einen Moment der Ruhe und Entspannung zu finden. Eine Frage in dem Buch ließ ihr keine Ruhe.

Konnte sie aus ihrer misslichen Lage und der Tatsache, so schwer erkrankt zu sein, irgendetwas lernen? Eine vernünftige Antwort hatte sie noch nicht gefunden, wohl aber den Eindruck, dass der Mensch nichts von alledem brauchte, mit dem er sich so gerne umgab, wie den ganzen Schnickschnack, der zu Hause rumstand und abgestaubt werden musste und nur dazu diente, ein hübsches Ambiente zu schaffen. Nur die Gesundheit zählte!

So richtig zufrieden war Sophie aber mit ihrer Antwort nicht, denn gerade auf all das freute sie sich doch so sehr. Ihr Bett, ihr Wohnzimmer, ihr Bad, die eigene Toilette und die grüne Blumenvase, in der Rosen so hübsch leuchteten. Alles Besitztümer, an denen sie hing und die sie nicht missen wollte. Alles nur Tand?

Sophies Zerrissenheit bündelte sich in eine irre Wut. Langsam, wie eine Welle, kam diese aus der Bauchgegend angerollt und stieg ihr die Kehle hinauf. Sie drückte und rumorte in ihrem Inneren wie ein Wirbelsturm. Sophies Beine zuckten und in ihrem Kopf hämmerte es heftig. Am liebsten wäre sie aufgestanden, hätte laut geschimpft und irgendwo draufgeschlagen, aber das traute sie sich nicht, denn ihrer Bettnachbarin ging es unverändert schlecht.

Als die Wut in Verzweiflung umzuschlagen drohte, versteifte sie sich am ganzen Körper wie ein Brett. Sie hielt die Luft an, schloss die Augen, ballte die Fäuste und spannte ihre Muskeln vom Kopf bis zu den Fußspitzen so stark an, bis sie schmerzten. Diese Spannung hielt sie so lange aus, dass ihr beinahe die Luft wegblieb.

Beim Loslassen kribbelte ein wohliges Gefühl der Entspannung in ihren Muskeln, und in ihrem Innersten fühlte sich Sophie auf wundersame Weise gestärkt. Die Wut war verschwunden. Sie schlug die Augen auf und musste lächeln.

Da war sie wieder, die Frage, ob sie etwas lernen konnte. Sie war im Begriff zu lernen, sich nicht aufzugeben, sich nicht vom Strudel der Wut und Verzweiflung in die Tiefe ziehen zu lassen. Das gab ihr ein enormes Selbstvertrauen, das sie gut gebrauchen konnte.

Morgen war Kofferpacken angesagt. Damit hatte Sophie die erste Etappe zurückgelegt. Die ganze Reise war sicherlich noch lang und beschwerlich und erst abgeschlossen, wenn alle therapeutischen Maßnahmen auch wirklich hinter ihr lagen. Sie musste die Wüste schon ganz durchqueren; wenn sie sich zu früh am Ziel glaubte, würde sie vielleicht versickern wie der Bach im Sand.

In Gedanken klappte sie ihren Koffer auf und betrachtete ihre Schätze: Da waren das Kreuz, der Vers von Bonhoeffer, die Geschichte vom Sand und nun noch das Gefühl der Selbstsicherheit, dass sie Wut in Stärke umzuwandeln vermochte. Die Gespräche der letzten Zeit gehörten dazu, auch wenn sie nicht in der Lage war, alle einzeln zu benennen. Das Gefühl der Stärke blieb konstant, und sie spürte eine tiefe Zuversicht, die Anforderungen der nächsten Zeit meistern zu können.

Pfleger Norbert betrat das Zimmer, schaute nach Frau Cherny und spritzte eine durchsichtige Flüssigkeit in den Schlauch ihrer Infusion. Anschließend brachte er Sophie das Tablett mit dem Mittagessen.

Sie fragte ihn, ob es hier einen Psychologen gäbe; zu gerne hätte sie gewusst, wie sie mit ihren Kindern reden sollte, und erhoffte sich einige gute Tipps.

„Ja, natürlich, es gibt den psychoonkologischen Dienst. Ich kann versuchen, einen Gesprächstermin zu organisieren."

„Das wäre prima, aber da ich morgen entlassen werde, müsste es heute noch sein."

„Ich schau mal, was ich machen kann. Lassen Sie sich das Essen schmecken! Ich sage Ihnen später Bescheid."

Sophie war stolz auf sich! Sie hatte sich getraut, eine Bitte zu äußern, die sie in der Kürze der Zeit für unerfüllbar hielt. Sophie die Zweite lobte sie.

‚Du machst Fortschritte! Kranke, die, selbstverantwortlich mit ihrer Krankheit umgehen, trauen sich auch dann Fragen zu stellen, wenn sie zweifeln. Es gibt immer eine Möglichkeit, du musst sie nur finden oder dir dabei helfen lassen. Dann siehst du, wie schön es ist, wenn man die Hoffnung nicht aufgibt.'

Gut, sie hatte ihn noch, den Krebs, aber er war geschrumpft und sie fühlte deutlich, dass ihr die Chemotherapie geholfen hatte. Wie hatte doch Sophie die Zweite gesagt? Die Chemo sei wie Gold in den Adern. Vor ein paar Tagen hatte sie noch nicht ganz verstehen können, was Sophie gemeint hatte, aber jetzt hatte die Chemo ihre Wirkung gezeigt; sie war Gold wert.

Nach dem Essen war Sophie tief eingeschlafen und fühlte sich beim Erwachen erholt. Sie blieb still liegen, jede unnötige Bewegung könnte diesen Zustand sofort zunichte machen. So musste es einem Wanderer gehen, der hungrig und müde an einer Hütte ankommt, dort gastfreundlich aufgenommen wird und sich satt essen und ausschlafen kann.

Wie auf Bestellung brachte Norbert den Nachmittagstee und ein Stückchen Kuchen. Außerdem hatte er die Nachricht, dass die Klinikpsychologin Frau Schultheis noch mit Sophie sprechen könne.

„Die psychoonkologische Abteilung ist gleich hier gegenüber. Schaffen Sie das alleine?"

„Ja, ich werde es versuchen, denn morgen muss ich ja auch gehen können. Ein bisschen Übung kann nicht schaden."

„Gut, dann bestätige ich Ihren Termin für 16.00 Uhr."

Beim Blick aus dem Fenster fröstelte es Sophie. Der Herbst war nun vollends da. Zu Hause hingen noch die Sommerkleider auf dem Kleiderständer, die sie unmittelbar vor der Einweisung in die Klinik getragen hatte. Das schien ihr jetzt lange her. In Gedanken holte sie schon ihre Winterjacke aus dem Schrank, die innen mit einem weichen Stoff gefüttert war und sie wärmen würde. Jetzt musste sie mit ihrer Strickjacke vorlieb nehmen.

Auf dem Weg zur Psychologin schaute sie bei Lydia vorbei. Die kaute noch an ihrem Kuchen und freute sich über die Abwechslung. Sie war von der gleichen Vorfreude ergriffen, denn auch für sie war ein vorläufiges Ende der Krankenhauszeit in Sicht. Sie tauschten ihre Adressen aus und versprachen sich, in Kontakt zu bleiben.

Schon nach den ersten zehn Minuten wusste Sophie, dass es richtig gewesen war, dieses Gesprächsangebot wahrzunehmen. Frau Schultheis hatte zahlreiche Ratschläge und machte ihr Mut darin, ihre Kinder nicht übermäßig von ihrer Erkrankung abzuschotten. Jedoch räumte sie ein, dass man Kinder stets gut beobachten sollte; sie dachten anders als Erwachsene und stellten sich unter Wörtern und Begriffen, die Erwachsene selbstverständlich benutzten, manchmal völlig wirre Dinge vor, die Angst erzeugen konnten.

„Nehmen Sie beispielsweise Spritzen: Für die meisten Erwachsenen ist es eine Kleinigkeit," erläuterte sie, „Kindern dagegen erscheint die Spritze und insbesondere das Einstechen als schlimm. Den so häufig gebrauchten Ausdruck, dass alles nicht so schlimm ist, könnten Ihre Kinder also falsch verstehen. Am besten erklären Sie ihnen sachlich, was tatsächlich auf ihre Mama zukommt. Verheimlichen Sie nicht die ohnehin sichtbaren Folgen; Kinder sind im Nehmen oft härter als man denkt, aber sie vertragen keine Heuchelei."

Sie empfahl Sophie, ein kleines Tagebuch anzulegen und ihre Erlebnisse aufzuschreiben. Darin könne sie auch Beobachtungen über ihre Kinder notieren und diese zu einem passenden Zeitpunkt mit ihrem Mann oder einer anderen Person ihres Vertrauens besprechen. Der Vorschlag gefiel ihr.

Die Stunde verging wie im Flug, und als Sophie sich wieder auf den Rückweg machte, wäre sie am liebsten sofort nach Hause gefahren. Sie hatte absolut keine Lust mehr auf ihr Klinikbett.

Unschlüssig stand sie am Ausgang des Gebäudes und ließ ihren Blick schweifen, so als warte sie auf eine gelungene Abwechslung, bevor sie wieder zurück auf ihre Station musste. Zwischen den Gebäuden erspähte sie eine kleine Parkanlage, die ihren Blick magisch anzog. Sie folgte dieser Anziehung und gelangte zu einem Springbrunnen, der außer Betrieb war und nackt und kahl vor ihr lag. Sogleich dachte sie wieder an die Glatzen, die ihr genauso nackt und kahl erschienen.

Dann erblickte sie eine kleine Kapelle in der Nähe. Neugierig ging sie hin und öffnete zaghaft und mit größter Mühe eine schwere, quietschende Holztüre. Im Inneren der Kapelle war niemand zu sehen, und sie ging hinein. Ihr Blick wurde angezogen vom Altar in der Mitte des Raumes, auf dem viele kleine Kerzen leuchteten, deren Glanz sie sonderbar ergriff. Sie nahm auf einem der Stühle in der ersten Reihe Platz und genoss die Stille, den Frieden und den Hauch des Heiligen.

Nach einer Weile stand sie auf, drehte sich um und entdeckte am Ende der Kapelle ein Gestell mit neuen Kerzen. Sie blickte sich zaghaft um und vergewisserte sich, dass ihr niemand zusah, nahm fünf Kerzen und zündete für jedes ihrer Kinder, für sich und für Heribert eine an. Dann starrte sie auf das Kreuz mit dem leidenden Jesus und bat um Schutz und Unterstützung. Schließlich drehte sie sich auf dem Absatz herum und ging Richtung Tür. Dabei fiel ihr Blick auf ein großes aufgeschlagenes Buch mitten auf einem Holzstehpult. Unentschlossen blätterte sie und fand seitenweise Gebete von Kranken und Angehörigen.

An den unterschiedlichen Schriften konnte sie erkennen, dass Menschen aller Altersstufen hineingeschrieben hatten, und sie war gerührt von dem, was sie las.

„*Lieber Gott, bitte lass meine Mama nicht sterben und mach sie wieder gesund. Ich brauche sie, deine Annika.*"

Kinder brauchten ihre Mütter; Gott konnte so etwas doch nicht zulassen! Sofort stellte sich Sophie eines ihrer Kinder vor, das vielleicht auch abends im Bett ein ähnliches Gebet gesprochen hatte, und sie spürte einen Kloß im Hals. Schnell las sie weiter.

„Gott, bitte hilf mir, dass ich es aushalte, mein krankes Baby hier lassen zu müssen und nicht zu wissen, ob ich es jemals wieder mit nach Hause nehmen kann. Warum tust du mir das an?“

Oh nein, wie schrecklich, wenn ein Baby krank war. Das war für Sophie mit das Schlimmste, was sie sich überhaupt vorstellen konnte. Wie dankbar fühlte sie sich, dass ihr das erspart geblieben war.

Sie wurde sehr nachdenklich, über das, was sie dann las.

„Warum hast du mir meinen Mann genommen? Warum? Ich begreife dich nicht, du großer Gott. Warum hast du uns Menschen so krankheitsanfällig geschaffen? Was hast du dir verdammt noch mal gedacht, Allmächtiger? Ich hasse dich! Ich kann nicht mehr an dich glauben, seit sie meinen Mann in einem Metallsarg aus dem Zimmer gefahren haben und er nun im Kühlhaus liegt und darauf wartet, aufgeschnitten zu werden, damit sie die genaue Todesursache erforschen können. Ich wünschte, ich wäre auch tot. Aller Glauben ist vergeblich, wenn einem das Liebste genommen wird.“

Sophie bekam eine Gänsehaut. Wie verzweifelt musste diese Frau sein, die sich ihren eigenen Tod wünschte, weil der Mann gestorben war? Sie konnte nicht weiter blättern. Was sie bisher gelesen hatte, reichte ihr.

Nein, halt, da unten stand noch etwas Nettes. Da schrieb eine krakelige Schrift:

„Danke, dass ich hier wieder gesund geworden bin!“

Sophie schwor sich, sollte das für sie in ein paar Monaten auch zutreffen, an diesen Ort zurückzukehren und ein Dankgebet in das Buch zu schreiben. Für heute wollte sie es gut sein lassen.

Beim Verlassen der Kapelle dreht sie sich noch mal um und blickte ein letztes Mal in den Glanz der Lichter, insbesondere zu denen, die sie angezündet hatte.

Auf dem Weg zu ihrer Station musste sie immer wieder an den Vorwurf und die Verzweiflung der fremden Frau denken. Was hatte sich Gott dabei gedacht? Er hätte es doch auch anders machen können, oder nicht? Wie viel Leid wäre den Menschen erspart geblieben? Wäre die Welt dann noch so, wie sie jetzt war? Warum ließ Gott manche Menschen so leiden? Wollte er womöglich damit ihren Glauben testen? Meine Güte! Welche Fragen schossen ihr nur schon wieder durch den Kopf? Immer wieder beschäftigte sie sich in letzter Zeit mit diesen existenziellen Fragen: Wo kommt der Mensch her, wo geht er hin und ist er nicht gemessen an der Riesenhaftigkeit des gesamten Universums ein klitzekleiner Furz, der völlig unbedeutend für den Rest des großen Ganzen ist?

‚Ach, Sophie, zerbrich dir nicht den Kopf. Vielleicht bist du wirklich nur ein kleiner Furz und dein Krebs dazu. Komm, mach dich auf die Socken', mahnte Sophie die Zweite, ‚dein Abendbrot steht schon auf dem Nachttisch und das Telefon hat in deiner Abwesenheit verdammt oft geklingelt.'

Sophie versuchte ihren Schritt zu beschleunigen, kam dabei aber völlig aus der Puste. Ihre Beine drohten in sich zusammenzusinken und die Luft zum Atmen reichte kaum. Als sie dann endlich erschöpft in ihrem Zimmer ankam, freute sie sich doch, dass dort ein Bett auf sie wartete.

Kurz vor Feierabend lief sie ihm tatsächlich vor die Füße, aber statt wie üblich schmeichelnd und affektiert zu grüßen, tat sie so, als wäre Heribert Luft. Übertrieben laut grüßte er Frau Wünschelmann, was sie völlig ignorierte. Seltsam, dachte er und hätte sie am liebsten zur Rede gestellt. In seinem Büro rief er sofort Robert an.

„Hallo, hier Heribert, ich bin ihr eben begegnet. Geh auf Position, sie müsste demnächst das Gebäude verlassen."

„Geht klar. Bis später."

An Roberts Stimmlage glaubte Heribert ablesen zu können, dass ihm das Ganze fast Spaß bereitete. Er erinnerte sich daran, wie sie während des Studiums festgestellt hatten, dass sie in ihrer Jugend beide bei den Pfadfindern gewesen waren und noch immer von den Verfolgungsjagden mit echten Funkgeräten schwärmten. Das hier hatte einen ähnlichen Charakter, wenn nicht der makabre Beigeschmack wäre.

Heribert sah den Rest der Tagespost durch und erledigte zwei wichtige Telefonate. Für morgen hatte er kurzerhand Urlaub genommen. Er hatte Glück, dass es in seiner Firma zurzeit ruhig zuging, sonst wäre so viel Flexibilität unmöglich.

Beim Verlassen des Gebäudes umgab ihn Abenddämmerung. Er hielt Ausschau nach Roberts Wagen, doch der war weit und breit nicht zu sehen. Sicher hatte er schon ihre Spur aufgenommen, denn auch das alte Herrenrad stand nicht mehr im Fahrradständer. Von Neugierde getrieben fuhr er auf dem Heimweg bei der Dönerbude vorbei und tatsächlich, dort saß Robert in seinem Wagen auf der Lauer. Er parkte im Sicherheitsabstand von zweihundert Meter weiter, um unter keinen Umständen Frau Wünschelmann zu begegnen, sollte sie just in diesem Moment heraustreten. Mit dem Handy verständigte er sich mit Robert.

„Du Armer, musst heute wieder Döner essen."

„Hör auf, das hab ich schon. Ich flippe aus, wenn ich wieder den ganzen Abend hier stehen muss und nichts passiert."

„Heute klappt's bestimmt. Ich fahr mal heim. Bis später."

Zu Hause angekommen traute er seinen Augen nicht. Über der Haustüre hing ein großes Schild mit der Aufschrift: *Herzlich willkommen*. Es war mit Papierblumen und Kinderzeichnungen verziert. Im Flur sah alles viel freundlicher aus als sonst. Frau Möricke hatte auf dem Sideboard frische Blumen drapiert, alle Schuhe standen ordentlich nebeneinander, als würde morgen der Nikolaus erwartet, und auch sonst, so weit sein Auge reichte, war keine Staubfluse und kein Spielzeug zu sehen. Es duftete dezent durch ein Potpourri von Orange und Zimt, und in einer Schale türmte sich frisches Obst. Ein frischer Apfelkuchen, der zum Abkühlen in der Küche stand, verströmte einen Geruch, der ihn geradezu verlockte, sich gleich ein Stück in den Mund zu schieben. Heribert verließ schnell die Küche, um der Versuchung zu widerstehen, und erledigte die Durchsicht der Post.

Zwischen mehreren Rechnungen angelte er einen Brief hervor, der weder einen Absender hatte, noch an der Schrift für ihn irgendeiner ihm bekannten Person zuzuordnen war. Er war auch nicht frankiert und gestempelt, also offensichtlich direkt in den Hausbriefkasten eingelegt worden. Er vermutete einen Brief für die Kinder, denn die Schrift war eher kindlich. Von weitem hörte er die Stimmen der Jungs und er zögerte einen Moment, doch dann öffnete er ihn kurzerhand. Zu seiner Überraschung hielt er ein Stück Papier in den Händen, auf dem nur ein Satz stand: *Herr Krebs, ich erwarte Ihren Anruf.*

„Diese Schlange“, zischte er vor sich hin. Warum drängte sie sich in sein Leben? Er hatte doch weiß Gott gerade genug um die Ohren! Wieder überzog ihn das seltsame Gefühl des Fremdbestimmtseins wie Frost eine Glasscheibe. Unfähig sich zu rühren stand er für Minuten starr in seinem Arbeitszimmer. Wenn nur Sophie nichts davon mitbekam! Das wäre schrecklich.

Heute wollte er die Rollläden nicht herunter lassen, auch wenn ihn die Vorstellung, beobachtet zu werden, ekelte. Heute hoffte er, dass sie käme, damit Robert sie endlich auf frischer Tat ertappen und sie so in die Mangel nähme, dass sie niemals mehr Lust verspüren würde, ihm noch einmal in die Augen zu sehen!

„Papaaa“, hörte er von weit her, „kommst du endlich?“
Der Ruf aus dem Reich seiner Kinder wirkte wie eine Zauberformel. Er stürmte voller Freude nach oben. Hier spielte das wahre Leben, seins und das von Sophie, die morgen endlich auch wieder daran teilhaben konnte! Hier saßen zwei Lausbuben in der Badewanne und hatten ihren Spaß. Nur Julika, die kleine Prinzessin, fehlte und Heribert spürte, wie sehr er sie mittlerweile vermisste.

„Papa, hast du gesehen, wie schön wir alles gemacht haben?“, fragte Friedrich.

„Ja, Mama wird staunen und sich wahnsinnig freuen.“

Justus wollte aufstehen, dabei rutsche er aus und Heribert konnte ihn im letzten Moment noch halten. „Justus, dein Finger. Halt ihn hoch, der darf doch nicht nass werden."

Frau Möricke betrat das Badezimmer, fischte Justus zielstrebig aus der Wanne, wickelte ihn in das große Badetuch und rubbelte ihn trocken.

„Jetzt aber schnell, ihr zwei. Es ist Zeit für euch. Ihr wollt doch morgen ausgeschlafen sein, oder? Wer zuerst fertig ist, bekommt noch eine Geschichte vorgelesen!"

Vom Schlafzimmer aus konnte Heribert das Auto von Robert erkennen. Aha, dachte er voller Genugtuung, sie muss da sein, im Bambus vermutlich. Heute würde es klappen.

Er verabschiedete Frau Möricke, die versprach, ihm am nächsten Tag wieder zur Seite zu stehen. Am liebsten wäre er mit ihr nach draußen gegangen, um die Lage zu peilen, aber das hätte sicher den Plan gestört. Seine Anspannung stieg, weil er im Moment nur warten konnte. Ein Wimmern aus dem Kinderzimmer forderte seine Aufmerksamkeit.

Während Heribert damit beschäftigt war, den träumenden Justus in sein Bett zu tragen und dessen Bett abzuziehen, weil es eine Überschwemmung gegeben hatte, fror sich Robert im Wagen fast die Finger ab. Es war verdammt kalt geworden. Frau Wünschelmann hatte keine Anstalten gemacht die Dönerbude zu verlassen, und er hatte das Warten satt gehabt. Aufgeben wollte er nicht und so unternahm er eine Patrouillefahrt zu Heriberts Haus.

Zu seiner eigenen Verblüffung sah er, wie die Person in ihrer seltsamen Verkleidung im Bambus verschwand. Er hatte keine Zeit sich zu fragen, wie es Frau Wünschelmann gelungen war hierher zu kommen. Beim Gedanken, ob ihm möglicherweise ein Fehler in der Überwachung unterlaufen sein könnte, sah er, wie sich der Bambus stark bewegte. Sie musste zur Gartenseite herausgetreten sein.

Vorsichtig verließ Robert den Wagen und schlich zur Garage. Sie schien ihn nicht zu bemerken, denn sie putzte sich ungeniert die Nase. Dann war Ruhe, nur ihr leiser Atem war zu hören. Robert war unschlüssig, welcher Moment für das Überlistungsmanöver der beste war. Er musste unbemerkt in den Garten gelangen, um sie von hinten zu packen. Er entschied sich, um das Haus herum zu gehen und von der anderen Seite seinen Plan zu verwirklichen.

Kaum war Robert um die letzte Hausecke gebogen, schaltete sich der Bewegungsmelder ein. Dann ging alles rasend schnell: Sie wollte gerade von der Mauer springen, und Robert griff nach ihrem Ärmel, aber sie entwischte ihm. Er sprang hinterher und rannte, was das Zeug hielt. Sie war verdammt schnell, er blieb ihr auf den Fersen. Noch zwei Meter, dann hatte er sie! Robert setzte zum Endspurt an, überholte sie und öffnete seine Arme; sie lief geradewegs hinein. Er umklammerte sie und drückte seine Arme gegen ihren Körper.

Sie waren beide völlig außer Puste. Ihr Atem wurde von der kalten Luft in weiße Wolken verwandelt. Sein Puls raste. Zwischen ihnen stand eine Mauer des Schweigens. Seit dem Tod seiner Frau hatte er kein weibliches Wesen mehr so gehalten, und ausgerechnet jetzt spürte er, was er seitdem vermisst hatte. Die Vergangenheit mit seiner Frau übermannte ihn. In rasanter Schnelligkeit sah er Bilder von ihr und sich, als sie noch jung verliebt waren, bis hin zum dem Tag, als er an ihrem Sterbebett saß. Das Bild des kahlen weichen Schädels mit den ernsten müden Augen hatte sich in seiner Seele festgefressen und ihn immer wieder in Träumen verfolgt. Jetzt wurde es noch einmal riesengroß, und sein Herz schien fast zu zerspringen, ja, er fühlte sich wie unter elektrischer Spannung. Auf einmal lösten sich die Teile des Bildes auf, sie wurden immer größer und dünner, zogen wie ein Nebel hoch zum Sternenhimmel und der Schmerz in seiner Brust ebbte ab.

Unverändert hielt er die fremde Frau im Klammergriff. Zu seinem Erstaunen leistete sie keinerlei Gegenwehr, ja, sie schmiegte sich fast an ihn. Ihre Körper schienen untrennbar miteinander verbunden zu sein. Zunächst starr wurden sie zunehmend weicher, und flossen ineinander und formierten sich zu einer Innigkeit und Ganzheit, die er so schon lange nicht mehr gespürt hatte.

Die Straßenlaterne übergoss sie mit einem fahlen Licht, in dem er ihr Gesicht zu erkennen versuchte. Unter der Verschleierung sah er nur dunkle Augen, die ihn ängstlich wie ein Reh anstarrten und ihn für den Bruchteil einer Sekunde an die Augen seiner Frau erinnerten. Allerdings spürte er auf einmal keine Enge mehr in seiner Brust, sondern eine Form der inneren Befreiung und Freude, ein überbordendes Wohlwollen. Vorsichtig streifte er ihr den schwarzen Stoff herunter. Er war wie vom Donner gerührt, denn die Person, die er hier immer noch in den Armen hielt, war nicht die Frau Wünschelmann, die er seit Tagen beim türkischen Imbiss beobachtet hatte! Im Gegenteil: Er blickte in ein zartes Gesicht, umrahmt von dunkelblonden Locken.

Er starrte wie hypnotisiert in diese Augen und vergaß seinen Auftrag. Leise fragte die Fremde, wer er sei, und ihre Stimme versetzte ihn in Trance. Im fahlen Licht sah er die Umrisse ihres schönen Mundes und konnte sich nicht beherrschen. Überfallartig presste er seine Lippen auf ihre. Seine Verblüffung war komplett, als sie seinen Kuss zaghaft erwiderte. Das Spiel ihrer Lippen wurde von Sekunde zu Sekunde inniger.

Von schlechtem Gewissen geplagt, ob er das seiner verstorbenen Frau antun konnte, ließ er die Spannung in seinen Armen abflauen. Als er ganz losgelassen hatte, hätte die junge Frau Reißaus nehmen können, aber sie blieb stehen und bewegte sich keinen Millimeter von der Stelle.

Was sollte er jetzt tun? In welch unmögliche Situation hatte er sich begeben? War er noch zu retten? Sie könnte ihn der Belästigung und Nötigung bezichtigen und mit größter

Wahrscheinlichkeit würde sie es auch tun. Er hatte keinen Zeugen. Seine Zukunft war ruiniert!

Egal, in Robert erwachte der Gentleman von früher und er fragte geradeheraus, ob er sie nach Hause bringen dürfe. Als sie mit einem klaren Ja antwortete, bekam er weiche Knie. Sie hatte wirklich eine wunderschöne Stimme. Schweigend gingen sie nebeneinander her zu seinem Wagen. Er öffnete ihr die Autotüre, ließ sie einsteigen und nahm auf dem Fahrersitz Platz. Mit einem Gefühl innerer Genugtuung ließ er den Motor an und rauschte mit ihr in die Nacht.

Heribert hatte die Unsicherheit nicht mehr ausgehalten und ging nach draußen, um nach dem Rechten zu sehen. Völlig verdattert starrte er Roberts Wagen hinterher. Als er Minuten später Roberts Handynummer wählte, hörte er nur die elektronische Frauenstimme: „The person you've called is temporarily not available."

Draußen war es noch stockdunkel, als für Sophie die Nacht abrupt endete. In ihrem Bauch grummelte es schrecklich. Oh je, dachte sie, das ist ja wie früher. Vor lauter Aufregung bekam sie damals Durchfall. Neben sich hörte sie Frau Chernys schweren Atem. Sie wollte sie auf keinen Fall wecken, doch sie konnte nicht mehr warten. Sie musste zur Toilette. Ihr war wieder speiübel. Sie musste sich beeilen! Kaum war sie angelangt, stülpte sich ihr Inneres auch schon nach außen.

Sie fühlte sich hohl und leer, kraftlos und trotz der Vorfreude bezweifelte sie auf einmal, wie sie es schaffen sollte, nach Hause zu gehen. Würde sich jetzt eine Bodenfliese auftun und sie könnte hineinrutschen, um lautlos, schmerzlos, spurlos zu verschwinden, so wie Wasser in einem Gully, sie hätte sich nicht dagegen gewehrt. Sie befahl sich Standhaftigkeit und Optimismus: Lächle, Sophie, lächle! Ihr Gesicht wirkte zwar nicht mehr so aufgedunsen, aber ihre bleiche Fassade sah Mitleid erregend aus.

Vor der Badezimmertür hörte sie Dr. Bock. Sie öffnete die Tür und trat ihm mit einem Lächeln entgegen. Er war in Eile, das merkte sie sofort, auch wenn er sich bemühte es vor ihr zu verbergen.

„Frau Krebs, entschuldigen Sie, dass ich so früh am Morgen schon zu Ihnen komme. Ihre Werte sind gut. Sie dürfen nach Hause. Bitte setzen Sie sich doch einen Moment."

Er deutete mit der Hand auf die zwei Stühle, die am Tisch mit der gelben Decke standen, und Sophie folgte ihm.

„Ich sehe, Sie freuen sich schon sehr. Das ist gut. Ich habe nur noch ein kleines Problem. Wir haben einen Notfall und brauchen dringend ein freies Bett. Wäre es möglich, dass Sie gleich nach dem Frühstück abgeholt werden? Ihre Unterlagen für den Hausarzt habe ich schon fertig gemacht."

„Ja sicher", hörte sich Sophie sagen, „ich werde meinen Mann anrufen."

„Danke, dann bis gleich", und schon verschwand Dr. Bock aus dem Zimmer.

Sophie vergaß, dass ihr schlecht war. Sie suchte straßentaugliche Kleider zusammen und schlüpfte hinein. Dann packte sie ihre Habseligkeiten ein, die in den letzten Wochen so wichtig geworden waren, und war erstaunt, wie viel sich angesammelt hatte. Allein die Bücher von Gaby! Bepackt mit Plastiktüten würde sie die Klinik verlassen, als käme sie vom Großeinkauf.

Als sie ihren Bademantel vom Haken nahm blieb ihr Blick für Sekunden an dem kleinen Holzkreuz hängen. Automatisch zogen alle Bilder der letzten Tage an ihr vorbei. Die schlimmen und die schönen, und Sophie liefen die Tränen über das Gesicht. Erst in diesem Moment wurde ihr klar, was sie alles erlebt hatte und wie viel Glück sie bei alledem gehabt hatte.

Sie kam sich plötzlich so winzig klein und unbedeutend vor wie ein Sandkorn in der Wüste.

Im Stillen verabschiedete sie sich. Sie spürte, dass alles zu ihr gehörte und sich in ihr eine neue, vorher unbekannte Dimension entfaltet hatte. Sie wandte sich der schlafenden Frau Cherny zu und überlegte, ob sie sich beim nächsten Krankenhausaufenthalt noch wiedersehen würden. Bei dieser Vorstellung lief ihr ein Schauer über den Rücken.

Das Telefonklingeln riss sie aus ihren Gedanken.

„Guten Morgen, meine Liebste“, flötete Heribert, „wie sieht es aus bei dir?“

„Stell dir vor, die wollen mich hier tatsächlich so schnell wie möglich loswerden. Du kannst auf der Stelle losfahren.“

„Nicht nötig. Ich bin schon da.“

„Mach keine Witze.“

„Mach ich auch nicht. Ich stehe unten in der Halle und bin gleich oben bei dir. Pass auf!“

Sophies Wangen begannen sich leicht rosa zu färben und eine Mischung aus Aufregung und Sehnsucht versetzte sie in eine hektische Betriebsamkeit, mit der sie sich daran machte, den Rest ihrer vielen Utensilien zusammen zu räumen. Kaum hatte sie im Badezimmer ihre Kosmetika verstaut und in die Reisetasche gezwängt, stand Heribert tatsächlich vor ihr und nahm sie schwungvoll in den Arm. Sie blieben eine Weile aneinandergeschmiegt stehen und hörten ihre Herzen klopfen.

„Eine neue Zeit beginnt für uns“, schwärmte Heribert.

„Nicht so stürmisch“, versuchte Sophie ihn zu bremsen, „wir haben erst den Anfang geschafft. Es wird noch eine Weile dauern, bis wir alles vergessen können.“

„Ja, aber den ersten Teil könnten wir abhaken.“

„Von mir aus.“

Dann kam ein schwieriger Moment für Sophie, denn sie musste sich nun tatsächlich von Frau Cherny verabschieden. Sie hatte ihr viel zu verdanken. Ein dicker Kloß setzte sich in ihrem Hals fest und sie glaubte, ihre Stimme würde versagen.

Dabei hatte sie sich vorgenommen, freundlich und hoffnungsvoll zu wirken. Frau Cherny wachte auf, als Sophie an ihrem Bett stand, und verstand sofort.

„Danke für alles", flüsterte Sophie und strich zärtlich über die dünne Haut auf dem Handrücken ihrer Zimmergenossin, „ich wünsche Ihnen alles Gute."

„Ich Ihnen auch. Viel Spaß mit Ihrer Familie. Sie waren mir eine sehr gute Mitpatientin. Sicher sehen wir uns wieder."

Sie lächelte zuversichtlich.

Dr. Bock kam ihnen mit einem großen weißen Umschlag entgegen, und ihr wurde erneut bewusst, dass sie in wenigen Minuten die schützenden Klinikmauern verlassen würde. Im Fahrstuhl nach unten fühlte sie die Abwärtsbewegung im Magen und lehnte sich schutzbedürftig an Heriberts Schulter. Glücklicherweise verflog die Übelkeit schnell wieder. Als sich die riesige Glastüre in der Eingangshalle wie von Geisterhand öffnete, wehte ihnen ein eisigkalter Wind entgegen, und sie spürte den Herbst bis in die Knochen.

Heribert bemerkte ihr Frösteln und bat sie, in der Eingangshalle zu warten, bis er die Taschen im Auto verstaut und ihr ihren Wintermantel gebracht hätte. Widerwillig ging sie zurück und mischte sich noch mal unter die Kranken, die nach einem unsichtbaren Regieplan an ihr vorbeizogen.

Automatisch passte sich Sophie noch einmal dieser Atmosphäre an, ihre Schultern sackten nach unten und sie bekam diesen leeren Krankenhausblick. Das konnte Sophie die Zweite kaum ertragen und mischte sich vorsichtig ein.

‚Hey, Sophie', flüsterte sie, ‚aufwachen! Du bist bald wieder draußen. Denk an die Reise, die du angetreten hast. Heute steht ein Hotelwechsel auf dem Plan und dazu noch der Grenzübergang in ein anderes Land. Dort scheint die Sonne und freundliche Menschen erwarten dich. Sie haben einen Empfang für dich vorbereitet. Komm, fang an zu lächeln!'

Als Sophie die vertraute Stimme hörte, musste sie tatsächlich lächeln, gleichzeitig kamen ihr schon wieder die Tränen.

‚Ach, zweite Sophie, was ist nur mit mir los? Ich bin so zart beseelt. Ich kann nicht so schnell umschalten, mich gar nicht richtig freuen. Irgendwie muss ich diesen Teil der Reise hinter mir lassen, aber ich spüre, dass er auch sehr wichtig war. Dauernd muss ich noch an alle denken, mit denen ich hier Zeit verbracht und Erfahrungen ausgetauscht habe.'

‚Ja, das darfst du doch auch. Du musst sie ja nicht vergessen. Verwahre dieses Stück Vergangenheit wie einen Schatz in dir. Das Leben geht weiter, und heute ist heute. Du kannst dich in jedem Moment entscheiden, mit welcher Idee du deine Zukunft begleiten willst. Schau nach vorne und nimm dein Glück an, bis hierher heil davongekommen zu sein!'

Sophie war tief berührt und begriff jetzt erst, wie wichtig ihr Sophie die Zweite geworden war. Was hätte sie ohne sie gemacht? Sie hatte sie so gut verstanden und war immer zur rechten Zeit zur Stelle gewesen. Keiner hätte das geschafft, auch nicht ihre beste Freundin Gaby und ihr geliebter Heribert.

‚Ich hab's kapiert. Ich nehme mein Leben jetzt wieder in die Hand und beginne den nächsten Teil der Reise. Aber eines musst du mir versprechen: Bitte begleite mich weiterhin!'

In diesem Moment schritt Schwester Mareile mit etlichen Krankenakten unterm Arm an ihr vorbei.

„Hallo Frau Krebs! Gehen Sie heute nach Hause?"

„Ja!", antwortete sie im Brustton der Überzeugung.

„Dann wünsch ich Ihnen alles Gute!"

„Danke", rief Sophie und ließ alle Kranken hinter sich.

Als sie wenig später warm eingehüllt neben Heribert saß und sie über die Autobahn rollten, schwor sie sich, den Krebszellen, die noch in ihrem Körper übriggeblieben waren, Paroli zu bieten. Mutig und selbstbewusst wollte sie ihnen klar machen, dass sie nichts bei ihr zu suchen hätten und die nächste Giftkeule schon auf sie wartete. Aber jetzt standen erst mal wieder das normale Leben und Erholung auf dem Plan. Sie stellte sich vor, ihre Kinder in den Armen zu halten. Diese Vorstellung war so gigantisch, dass ihr schon wieder ein paar Tränen über die Wangen liefen. Sie wischte sie mit dem Ärmel beiseite und strahlte übers ganze Gesicht. Als sie im Radio auch noch Gloria Gaynor mit ihrer vollen Stimme „I will survive“ singen hörte, war sie sich ganz sicher, dass sie es schaffen würde.

Teil III

Sophie schnaufte heftig beim Hochsteigen der Treppen von der Garage zur Haustür. Ihre Beine waren müde und der Kopf schmerzte. Sie konnte kaum das bunte Willkommensschild der Kinder gebührend bewundern, als die Türe aufgerissen wurde. Heraus rannten Friedrich und Justus und brüllten beide: „Mamaaaaa!"

Sophie beugte sich zu ihnen herunter und drückte beide Kinder gleichzeitig fest an ihren Körper. Ein tiefer Moment innigen Schweigens erfüllte sie, bis sich die Kinder aus der Umarmung lösten.

„Komm, Mama, wir haben alles für dich schön gemacht!", flötete Justus und zog sie am Handgelenk ins Haus.

Als Sophie im Eingangsbereich stand, hatte sie tatsächlich den Eindruck, in einem anderen Hotel zu sein. Alles wirkte neu für sie. Friedrich half Heribert, die Taschen und Tüten ins Haus zu tragen, Justus wollte ihr gleich den Mantel ausziehen, und Frau Möricke schüttelte ihr herzlich zur Begrüßung die Hand. Sophie folgte Justus wie eine Puppe ins Wohnzimmer, dabei nahm er sie an die Hand, und Sophie war selig, die warme kleine Kinderhand in der ihren zu spüren.

Im Wohnzimmer war alles aufgeräumt. Frische Blumen standen auf dem Tisch und Friedrich kündigte mit aufgeregter Stimme an, dass sie auf dem Sofa liegen dürfe und sich den ganzen Tag nur freuen solle. Alle würden sie verwöhnen und jetzt gleich bekäme sie eine Geschichte vorgelesen.

Sie legte sich bereitwillig hin, Justus deckte sie mit einer Wolldecke zu, und Frau Möricke reichte ihr ein Glas Wasser. Sophie war froh, wieder in der Horizontalen zu sein.

Sie lächelte Heribert zu, der ihr andeutete, dass er noch etwas im Arbeitszimmer zu erledigen hatte. Justus suchte an Sophies Seite Unterschlupf, während Friedrich sich hinsetzte und eine Geschichte aus dem Lesebuch vorlas. Sophie schloss die Augen, nahm Justus in den Arm und war überrascht, wie flüssig und gut betont ihr Großer in der Zwischenzeit lesen gelernt hatte. Sie saugte die Atmosphäre in sich auf, wie Pflanzenwurzeln das Gießwasser hochziehen.

Als Friedrich fertig war, blickte er voller Stolz zu ihr. Sie schenkte ihm ein Lächeln und ein dickes Lob, was er voller Freude entgegennahm. Sophie stellte plötzlich fest, dass sie gar nicht genau wusste, an welchem Punkt der Alltag der Kinder stand.

„Sag mal, Friedrich, hast du heute keine Schule?“, wollte sie wissen.

„Nein, Mama, ich hab heute frei bekommen, weil sich alle in meiner Klassen so freuen, dass du heute wieder nach Hause kommst. Frau Möricke hat gesagt, ich hätte das verdient, weil ich sehr fleißig gewesen bin, als du nicht hier warst.“

Justus setzte sich auf und fügte im Brustton der Überzeugung hinzu. „Ich hab auch freibekommen, weil sich im Kindergarten auch alle freuen und ich auch fleißig war.“

Doch dann senkte er den Kopf und murmelte nach einer Pause: „Obwohl ich dich so sehr vermisst hab’ und manchmal heimlich auf dem Klo geweint hab, Mama.“

Sophie streichelte seinen Schopf, und er schmiegte sich sofort wieder an sie, so als wolle er gleich am ersten Tag die vielen Stunden, die er sie vermisst hatte, auf einmal nachholen.

Sie wandte sich wieder Friedrich zu und erkundigte sich: „Und du hast in der Schule alles allein hingekriegt?“

„Ja, Mama. Ich hab’ lauter gute Noten geschrieben. Ich dachte, das freut dich und dann wirst du schneller gesund.“

Sophie hätte ihn knutschen können. „Ich glaube auch, dass es mir geholfen hat. Und dir sicher auch! Es ist doch klasse, wenn man in der Schule gut zurechtkommt, oder nicht?“

„Ja, schon", meinte Friedrich und senkte den Blick. Verlegen spielte er an seinen Fingern herum, und sie überlegte, was er damit ausdrücken wollte. Dann verstand sie und richtete sich zum Sitzen auf. Justus, der aus der bequemen Kuschelstellung aufgeschreckt wurde, motzte. Sophie streckte ihren Arm in Friedrichs Richtung und deutete ihm an, sich neben sie zu setzen. Flink wie ein Wiesel nahm er dieses Angebot an und drückte seinen festen Jungenkörper an ihre Seite. Sie legte die Decke über seine Beine und strich nun auch ihm über das Haar. Sie spürte, wie sehr er es genoss.

So saßen die drei schweigend beieinander und fühlten die gegenseitige Nähe. Sophies Blick wanderte wie so oft in den letzten Wochen zum Fenster hinaus. Die Blätter an den Bäumen färbten sich schon in den schönsten Farben, und bald könnte sie mit den Kindern im Wald Kastanien sammeln.

Während sie die Köpfe der Jungen streichelte, wanderten ihre Gedanken zurück ins Krankenhaus. Sie musste unwillkürlich an Frau Cherny denken und auf einmal waren alle Bilder wieder präsent, so dass Sophie fast glaubte, sie wäre dort. Ihre Hände streichelten wie ferngesteuert weiter, doch die beiden Kinder spürten, dass ihre Mutter nicht mehr bei der Sache war und wurden unruhig. Justus brachte es als Erster auf den Punkt.

„Mama, wo schaust du denn hin und woran denkst du?"
Sophie erschrak und antwortete zögernd. „Ich bin gerade bei den Wolken da draußen, schau doch mal, wie schön sie sich bewegen."

„Das is' doch langweilig", antwortete Justus, „ich will jetzt lieber rumrennen."

„Kannst du doch."
„Du sollst aber mitkommen!"

„Aber rumrennen kann ich noch nicht."
„Aber ich will nicht alleine rumrennen. Du sollst zuschauen!"

„Hm, ich muss mir überlegen, ob ich das auch möchte. Sagt mal, wo ist eigentlich Julika?", fragte Sophie vorsichtig.

Friedrich versuchte überzeugend zu sein.
„Weißt du, Mama, die haben wir bei der Oma gelassen, bis du dich wieder an uns gewöhnt hast. Zu viele Kinder sind ja im Moment für dich noch zu anstrengend, hat Oma gesagt. Und außerdem heult die doch so viel."

„Ach", antworte Sophie mit einem Kratzen in der Stimme. Sie hätte sie zu gerne auch gleich an ihr Herz gedrückt. Die Kinder wollten ihr ihre Zimmer zeigen und Sophie stimmte zu. Sie hoffte dadurch noch stärker zu begreifen, dass sie wirklich zu Hause war.

Heribert versuchte ohne Erfolg Robert zu erreichen. Am Festnetz klingelte es ohne Antwort und sein Handy war abgestellt. Er schrieb eine E-Mail und hoffte inständig bald von ihm zu erfahren, ob er Frau Wünschelmann gestellt hatte.

Als er in seiner Firma anrief, um abzuklären, ob er am nächsten Tag etwas später kommen könnte, erfuhr er von seiner Sekretärin die aktuellste Neuigkeit. Frau Wünschelmann lag im Krankenhaus, weil sie am Abend zuvor an einer Straßenecke nahe ihrer Wohnung überfallen und zusammengeschlagen worden war.

Seine Sekretärin redete wie ein Wasserfall über die Missstände in der Gesellschaft, und dass auch sie oft abends Angst hätte alleine auszugehen. Alle waren empört, und man wolle mit einem großen Blumenstrauß das Mitgefühl der gesamten Firma gegenüber Frau Wünschelmann zum Ausdruck bringen. Seine Sekretärin konnte sich kaum beruhigen und lamentierte über den Zustand der Welt. Früher sei alles besser gewesen. Warum nur konnte es nicht so sein wie früher?

Heribert empfand solche Sprüche als einen Schlag ins Gesicht. Früher war alles besser. Von wegen! Hätten er und Sophie früher gelebt, dann wäre er bald Witwer. Mit solch einem Krebs, wie ihn seine Sophie hatte, wäre sie früher schnell und jämmerlich gestorben. Was ihn aber beunruhigte, war die Vorstellung, dass sein Freund Frau Wünschelmann so zugerichtet haben könnte. Undenkbar! Würde das ans Tageslicht gelangen, wäre das eine Katastrophe, ausgerechnet jetzt, wo er Sophie endlich wieder zu Hause hatte.

Mist, verdammter, dachte er und genehmigte sich entgegen seiner sonstigen Gewohnheit am helllichten Tag einen Schluck Whisky. Der verstärkte sein Gefühl, dass hier irgendetwas in die falsche Richtung gelaufen sein musste. Robert war nicht so ein Typ, das konnte irgendwie nicht sein. Was war passiert? Was nur?

Als Heribert am Abend die Kinder ins Bett gebracht hatte und endlich das Schlafzimmer betrat, fand er Sophie schon tief schlafend im Bett. Wie oft hatte er in den letzten Wochen so an ihrem Bett gestanden und hatte sich gewünscht der Prinz zu sein, der Dornröschen aus dem hundertjährigen Schlaf erwecken konnte.

Doch jetzt war es anders. Sophie lag nicht mehr in einem Krankenhausbett, sondern im gemeinsamen Ehebett, und er fühlte sich genauso hilflos wie die Wochen zuvor. Er küsste sie auf die Stirn, ging noch mal nach unten und ließ alle Rollläden herunter. Dabei dachte er daran, dass heute mit an Sicherheit grenzender Wahrscheinlichkeit niemand im Bambus stehen würde. Frau Wünschelmann konnte nicht unterwegs sein. Von Robert hatte er noch immer kein Lebenszeichen, aber das war ihm jetzt egal. Er wollte nur schnell neben Sophie liegen. Endlich wieder seine Frau im Bett genießen und wenn er sie die halbe Nacht nur anschauen würde! Alles besser als ewig alleine zu sein.

Im Badezimmer angelangt blickte er müde in den Spiegel und putzte sich die Zähne. Dann kam der Moment, auf den er so lange gewartet hatte. Er nahm seine Bettdecke hoch, legte sich vorsichtig darunter und rutschte ganz dicht an Sophie heran. Er spürte ihren warmen Körper und hatte ihren ganz spezifischen Geruch in der Nase. Heribert rückte noch näher an Sophie heran, legte sogar den Arm um sie und stellte sich vor, sie würde erwachen. Sie würden sich endlich wieder küssen und sich so nahe sein, wie es nur Mann und Frau vergönnt war. Seine Hormone hatten ihn völlig im Griff und er konnte sich kaum beherrschen, als sich urplötzlich ein schlechtes Gewissen einstellte. Wie konnte er von seiner Frau die ehelichen Pflichten einfordern, wo sie längst noch nicht gesund war und erst wieder zu Kräften kommen musste? War es womöglich aus medizinischer Sicht schädlich und sogar verboten? Von niemandem hatte er hierzu irgendeine Andeutung erhalten. Heribert schmunzelte. Lag ein solcher Gedanke vielleicht außerhalb der Vorstellungskraft eines Mediziners?

Er streichelte Sophie zärtlich im Gesicht, wovon sie nicht aufwachte. Sie schlief wie ein Stein. Er betrachte sie eine Weile und fand sie schöner denn je. Ihr war kaum anzusehen, welche Strapazen sie hinter sich hatte und er war geneigt alles zu vergessen. Für Sekunden stellte er sich vor, dass alles so wäre wie früher. Seufzend schnappte er sich seinen Roman vom Nachttisch und versuchte sich mit Literatur abzulenken. Dabei wanderte seine Hand immer wieder zu Sophie und fühlte unter der Decke ihren Körper.

In dieser Nacht erwachte Heribert mehrmals, weil Sophie im Schlaf redete. Jedes Mal versuchte er mit ihr zu sprechen, aber sie hörte ihn nicht. Unruhig wälzte sie sich hin und her, stöhnte und murmelte. Schließlich versuchte Sophie aufzustehen und weinte wie ein Kind.

„Was ist denn los?“

„Ich habe Schmerzen im Bauch“, stammelte sie, „und ich habe so schrecklich geträumt.“ Sie setzte sich auf die Bettkante und wirkte mit einem Mal total erbärmlich. Heribert streichelte ihr den Rücken.

„Ich muss ganz schnell auf Toilette. Kannst du mir helfen?“

Mit einem Satz war er aufgestanden und zog sie von der Bettkante hoch. Dabei drückte er sie kurz an sich und führte sie zum Badezimmer. Sogar mitten in der Nacht erwachte sein

Heldengen. Er war der Starke, der zielsicher wusste, wo es lang ging. Er hatte Kraft in den Muskeln und hätte damit Sophie und alle Kinder gleichzeitig über die Türschwelle tragen können. Er wusste immer Rat und hatte genügend Humor, um auch der misslichsten Lage noch etwas Witziges abzugewinnen.

Aber tief in seinem Innersten nagten jetzt doch gehörige Zweifel, und er hatte Schwierigkeiten, seine Ehefrau so verändert und hilflos an seiner Seite zu akzeptieren. In diesem Zustand wirkte sie auf ihn wie eine alte Frau mit Glasknochen, und er traute sich kaum sie beherzt anzufassen. Es schien ihm, als stünde eine Wand unumstößlich zwischen ihnen. Er wagte es nicht, Sophie im Badezimmer alleine zu lassen, und setze sich auf den Rand der Badewanne.

Um irgendetwas zu tun, schielte er aus den Augenwinkeln zu ihr hinüber. Er musste mit ansehen, wie sich seine geliebte Sophie quälte. Das empfand er plötzlich als die härteste Probe, die eine Ehe überhaupt ertragen konnte. Solche Szenen ließen jeden Fitzel an Erotik im Keime ersticken, und er konnte sich nicht vorstellen, jemals mit Sophie wieder ein sinnliches Liebesabenteuer zu wagen. Obwohl er allen Grund gehabt hätte sich vor Ekel geschüttelt abzuwenden, keimte stattdessen in ihm ein tiefes Mitgefühl für Sophie. Auf dem Badewannenrand mitten in der Nacht begriff er, dass er und Sophie dabei waren, ein ganz neues Kapitel ihrer gemeinsamen Geschichte zu schreiben. Liebe musste mehr sein, ging es ihm durch den Kopf, wahrscheinlich das gemeinsame Ertragen von Widrigkeiten, die das Leben auf der Hinterhand einer jeden Beziehung parat hält. Man muss bereit sein, solches auszuhalten, nicht davonzulaufen. Heribert begann zu frieren und streifte sich seinen Bademantel um. Sophie quälte sich noch immer und jammerte.

„Heribert, ich verzweifle, ich kann nicht pinkeln, obwohl der Druck im Bauch so schmerzlich groß ist. Kannst du bitte den Wasserhahn aufdrehen. Das hilft manchmal."

Heribert lauschte dem Rauschen des Wassers im Handwaschbecken und wollte nicht weiter tatenlos herumstehen. Intuitiv begann er ihr vorsichtig den Rücken zu streicheln, was sie sich zu seiner Überraschung gefallen ließ.

Sophie sackte immer wieder in sich zusammen, und Heribert überlegte fieberhaft, wie er ihr noch helfen könnte. Da hörte er das ersehnte Geräusch, und seine Frau atmete erleichtert auf.

Als er ihr beim Aufstehen half und sie sich gegenüber standen, schloss er sie in seine Arme. Er spürte, wie die Spannung in ihrem Körper nachließ und sie sich an ihn schmiegte. Leise flüsterte sie ihm ins Ohr: „Danke, Liebster, bitte halt mich noch eine Weile einfach fest. Es tut mir so gut."

Dann heulte Sophie vor Erleichterung und schluchzte. Heribert hielt sie fest und streichelte ihr den Rücken, bis ihre Tränen versiegten. Sie hob den Kopf und lächelte ihn an, dann berührten sich ihre Lippen und sie näherten sich in einem Strudel zarter Begierde. Als sie wieder im Bett lagen, schmiegten sie sich aneinander und schliefen endlich weiter.

Am nächsten Morgen erwachte Sophie und registrierte mit Enttäuschung das leere Bett neben sich. Es wäre so schön gewesen zusammen aufzuwachen. Sie streckte sich und war glücklich, wieder zu Hause zu sein. Sie lauschte nach den Kindern, aber es war alles still. Ob ich heute Julika holen kann? Ob ich das schon schaffe?

Beim Aufstehen fiel ihr Blick auf das Kopfkissen, Panik überfiel sie: Dort lagen unzählig viele Haare. Einen Moment lang war sie irritiert durch die Kürze der Haare, ach ja, ihre praktische Krankenhausfrisur. Sie fasste sich an den Kopf, weil sie dachte, ihr wären sämtliche Haare über Nacht ausgefallen, aber ihre Hand griff in volles Haar, und sie atmete erleichtert auf. Sie war sich sicher, dass dies der Beginn des vorhergesagten Haarausfalls war und sie wahrscheinlich in wenigen Tagen ganz kahl sein würde. Welch schreckliche Vorstellung, dachte sie, jetzt geht es doch schon los. Ich muss schnell ins Perückengeschäft.

Sie öffnete das Fenster und versuchte die Haare vom Kissen zu schütteln, doch sie klebten so fest, dass Sophie jedes Haar einzeln mit dem Finger vom Bezug abzupfen musste. Sie hielt inne, atmete die frische Herbstluft ein und blickte wehmütig zu den Bäumen. Einzelne Blätter segelten lautlos zu Boden und blieben dort liegen.

‚Hallo, Sophie, was hältst du davon, dich mit einem Baum zu vergleichen?', flüsterte Sophie die Zweite

‚Mit einem Baum?'

‚Ja, ihr habt eines gemeinsam, ihr verliert euren Putz. Der Baum die Blätter und du die Haare. Dieser Wechsel ist in der Natur völlig normal.'

‚Ja schon, aber bei mir ist es nicht normal.'

‚Sicher, aber du könntest so tun, als wäre es völlig normal. Dann würde es dir vielleicht nicht so viel ausmachen.'

Sophie hielt inne und betrachtete die großen stattlichen Bäume, die sich auf den Winter vorbereiteten. Sie warfen ihr Laub ab, um ihre Säfte in den Stamm und die Wurzeln zurückzuziehen und sich gegen die Kälte zu schützen. Diese Ruhezeit war für sie gleichzeitig die Vorbereitung auf den nächsten Frühling. Ohne Winter gab es keinen Frühling.

‚Dann muss ich also auch mein Laub abwerfen und meine Kräfte sammeln. Die Chemotherapie wäre dann der Winter, ohne den ich nicht wieder erblühen kann.'

Dieses Bild gefiel ihr, ja es erinnerte sie sogar an die Geschichte vom Sand, die ihr Gaby neulich erzählt hatte. Ihre Aufgabe war es, der Verwandlung zuzustimmen und sie als Teil einer großen Wechselbeziehung der Natur zu betrachten.

‚Da hab ich ja noch Glück, dass mir die Haare im Herbst ausfallen. Welches Bild können Menschen haben, denen das Desaster mitten im Sommer bevorsteht?'

‚Mach dir mal keinen Kopf. Die werden auch was finden', antwortete Sophie die Zweite in ihrer lässigen Art, ‚solange es dir Kraft gibt, stell es dir einfach so vor.'

Sophie schloss das Fenster, legte ihr Kopfkissen zurück und wunderte sich, dass sich immer noch keines der Kinder bemerkbar gemacht hatte. Trotz der Sehnsucht nach ihnen fand sie es auch schön, den ersten Morgen zu Hause so geruhsam beginnen zu können. Sie fühlte sich deutlich entspannter als im Krankenhaus und die Übelkeit war fast verschwunden. Als sie aus dem Badezimmer trat, stand Heribert mit einem Frühstückstablett vor ihr.

„Oh, du bist ja schon wach. Ich wollte dich überraschen."

„Das kannst du trotzdem", lächelte Sophie ihn an.

„Möchtest du überhaupt im Bett frühstücken?", fragte er einfühlsam.

„Wenn ich ganz ehrlich bin, dann würde ich gerne unten frühstücken. Ich habe jetzt lange genug im Bett gefrühstückt. Aber am meisten wünsche ich mir, dass du mir Gesellschaft leistest."

Beim gemeinsamen Frühstück erzählte er ihr in groben Zügen, was sich in der jüngsten Zeit bei den Kindern ereignet hatte und wie froh er war, dass Frau Möricke sich bereit erklärt hatte, bis auf weiteres einzuspringen. Sie einigten sich darauf, ihr Nesthäkchen noch zwei Tage bei Rosemarie zu lassen, weil sie befürchteten, dass die Kleine, hätte sie Sophie erst gesehen, ihr keine ruhige Minute gönnen würde.

„Heribert, ich möchte unbedingt schnell eine Perücke haben. Mir fallen schon die Haare aus." Sophie griff in ihre Haare und konnte ein Büschel einfach so heraus ziehen. Es tat kein bisschen weh.

„Schatz, das machen wir am Nachmittag, einverstanden? Ich muss jetzt arbeiten."

„Ja, von mir aus. Und ich muss mich heute noch um gar nichts kümmern?", wollte Sophie wissen und wickelte die losen Haare in ein Papiertaschentuch.

„Nein, eigentlich nicht. Sicher werden dir die Kinder heute Mittag von ihren Erlebnissen erzählen, aber ansonsten ist alles geregelt." Heribert küsste sie und verabschiedete sich. Sophie war erleichtert. Die bloße Vorstellung, gleich wieder Wäschekörbe schleppen zu müssen oder Essen zu kochen, trieb ihr den Schweiß auf die Stirn. Trotzdem wollte sie nicht einfach so tatenlos herumhängen, sie verspürte Lust etwas zu tun. Nur was?

Als erstes inspizierte sie das Haus. Sie wanderte von Zimmer zu Zimmer und schaute sich um. Am Bücherregal blieb sie stehen und suchte nach einem Titel, der sie zum Lesen anregte, aber es war keiner dabei. In den Kinderzimmern öffnete sie die Kleiderschränke und betrachtete die Ausstattung für den Winter. Es fehlte einiges, das sah Sophie auf den ersten Blick, aber jetzt war dafür nicht der richtige Moment.

Als sie vor Julikas Schrank stand und die kleinen Söckchen in der Hand hielt, hätte sie am liebsten geheult. Was hatte sie bei ihrer Jüngsten in den letzten Wochen alles verpasst.

‚Komm, sei nicht zu wehleidig', versuchte sie Sophie die Zweite zu korrigieren, ‚wenn du gearbeitet hättest, wäre dir sicher auch manches entgangen.'

‚Das ist ein Unterschied. Ich hätte sie trotzdem jeden Tag gesehen. Aber jetzt fehlen mir gleich ein paar Wochen. Das ist bei einem kleinen Kind sehr viel. Ob sie mich vermisst?'

‚Sicher! Aber sie hat doch ihre Großmutter.'

Sophie sah ein, dass sie trotz allem eine gehörige Portion Glück hatte. Wie viele Kinder verlieren ihre Mütter und landen im Heim? Und all die Kriege, die zahllose Familien auseinander rissen? Ihr kamen viele Details in den Sinn, die das Leben der Kinder in solchen Situationen prägten, und sie taten ihr unendlich Leid. Sie schämte sich für ihr Glück, dieses Privileg, das so vielen anderen nicht zuteil wurde.

‚Sophie die Zweite, darf ich überhaupt glücklich sein?'

‚Warum denn nicht? Wer kann dir das verbieten?'

‚Na ja, ich verfluche mein Schicksal schon. Es hat mir einen gehörigen Strich durch die Rechnung gemacht, und dennoch bin ich glücklich. Es mangelt mir an kaum etwas. Ich lebe! Verstehst du, was ich meine?'

‚Ich denke schon. Ist es nicht das, wovon so viele Schriftsteller schreiben? Die Unfähigkeit, Glück zu empfinden? In etlichen Tragödien geht es doch darum, dass die Helden sich nicht aus ihrem Unglück befreien können.'

‚Du meinst, um dem Unglück über sein missliches Leben zu entrinnen, braucht es einen Moment der Erkenntnis, des Begreifens, lebendig zu sein und darüber glücklich zu sein?'

‚Sophie, mir scheint es ja fast so, als sei an dir eine Philosophin verloren gegangen!'

‚Spar dir deinen Sarkasmus. Wer weiß? Was nicht ist, kann ja noch werden.'

Sophie entschied sich, dem Zwiegespräch ein wenig schöne Musik anzuschließen, und machte sich auf den Weg ins Wohnzimmer. Vorher streifte sie noch durch die Küche und holte sich ein Glas Saft. Frau Möricke war schon dabei, das Mittagessen vorzubereiten. Spaghetti Bolognese. Der Geruch des angebratenen Hackfleischs erinnerte sie daran, dass die Nachwehen der Chemotherapie noch andauerten. Eine Welle der Übelkeit machte sich in ihr breit, und sie ergriff die Flucht.

Am geöffneten Fenster beruhigten sich ihre Geruchsnerven, und kurze Zeit später knallte ein heftiges „Mama" an ihr Ohr. Das konnte nur Justus sein. Intuitiv musste sie lächeln. Dieser Knirps hatte eine unverschämt charmante Art. Die schöne Musik war kaum noch zu hören, als er das Wohnzimmer betrat und drauflos quasselte. Er berichtete ihr, dass sich der ganze Kindergarten freue, dass sie wieder zu Hause war. Die beiden setzten sich aufs Sofa und Justus schmiegte seinen Kopf an Sophies Brust.

„Mama, du kannst gar nicht glauben, wie sehr mein Herz hüpft, weil du endlich wieder da bist!"

Sophie freute sich über die netten Formulierungen ihres Fünfjährigen und überlegte, ob dies der richtige Moment war, ihr Kind darüber aufzuklären, dass es bald mit einer Mutter ohne Haare vorlieb nehmen müsse. Sie dachte an das Gespräch mit der Psychologin und entschied sich, die Kinder langsam an die neue Realität ihrer Familie heranzuführen, indem sie die Informationen in eine Geschichte verpackte. Justus gefiel das sicher, und er schaute sie mit seinen dunklen Augen neugierig an.

„Es waren einmal ein Vater und eine Mutter, die lebten vor vielen Jahren. Sie hatten fünf Kinder, die sie über alles liebten und mit denen sie sehr glücklich waren. Dann kam ein großes Unglück über die Familie. Die Mutter wurde sehr krank, so krank, dass sie gar nichts mehr tun konnte. Alle waren sehr traurig."

Justus starrte sie an. „Mama, das is' ja wie bei uns, aber wir sind drei Kinder. Is' die Mutter in der Geschichte gestorben?"

Sophie schauderte. Sie hatte nicht damit gerechnet, dass Justus so offen seine Ängste zeigte. Jetzt bloß kein falsches Wort, dachte Sophie, sonst verstärkt sich seine Angst. „Die Mutter ist nicht gestorben Justus, weil sie ein Wundermittel bekam. Das Wundermittel war eine besondere Medizin, die die Mutter verwandelte. Sie sah anders aus."

„Wie ein Monster, Mama?"

„Nein, Justus, nicht alle, die sich verwandeln, werden Monster. Sie verlor ihre Haare und hatte dann einen kahlen Kopf!" Sophie atmete erleichtert auf. Jetzt war es raus!

„Ach, die Arme", meinte Justus, „dann war ihr doch sicher kalt auf dem Kopf?"

„Ja, ich glaube schon."

Sie stockte, weil sie noch nicht wusste, wie sie ihrer Geschichte zu einem Happy End verhelfen sollte. Kurzentschlossen erfand sie eine weise Frau, die der Mutter wunderschöne Mützen, Hüte und Kopftücher bastelte, die ihren Kopf wärmten und sie sehr schön aussehen ließen. Sie beendete ihre Geschichte mit den Worten: „Sie lebte mit ihrem Mann und den lieben Kindern glücklich und zufrieden bis an ihr Lebensende."

Sophie blickte aus dem Fenster, während sie auf eine Äußerung ihres Sohnes wartete. Dabei wanderten ihre Gedanken zu Frau Cherny und Lydia, die sie mit ihren kahlen Köpfen so lebendig vor Augen hatte, als würden sie vor ihr stehen. Sie empfand die beiden Frauen als Vorbilder und fragte sich zum wiederholten Male, wie sie selbst wohl kahlköpfig aussehen würde. Sie blickte wieder zu Justus, der entspannt in ihrem Arm lag und sich rekelte wie eine Katze.

Plötzlich sprang er auf, stellte sich vor Sophie und schaute sie mit einem Blick an, der sie wie ein Messer durchbohrte.

„Mama, warum erzählst du mir die Geschichte? Ich finde die dumm!"

Ihr stockte der Atem. Sie hatte es geahnt, sie konnte Justus keinen Bären aufbinden. Jetzt half nur Gradlinigkeit und Vorsicht! Sie setzte sich aufrecht an die Kante des Sofas, nahm seine Hände in die ihren und fixierte ihn genauso eindringlich.

„Justus, es kann sein, dass du meine Geschichte dumm findest, aber deiner Mama geht es genauso. Ich bin krank und bekomme eine Wundermedizin, die mich verwandelt. Ich habe bald keine Haare mehr auf dem Kopf."

Justus senkte seinen Blick und stand für Sekunden wie angewurzelt da. Er löste seine Hände aus denen seiner Mutter und strich sich über die Augen. Mit etwas tapsigen Schritten auf der Stelle versuchte er seine Gedanken zu sammeln und richtete seinen Blick wieder auf Sophie. Seine Stimme klang trocken und in ihr schwang eine kindliche Zärtlichkeit.

„Mamilein, das is' nicht so schlimm!"

Sophie war gerührt, die aufsteigenden Tränen schluckte sie schnell herunter, um Justus nicht zu ängstigen. Sie gab sich einen Ruck und sagte überzeugter, als sie es selbst fühlte: „Ich finde es auch nicht so schlimm. Es ist ja nur für eine Weile. Dann wachsen sie wieder."

Justus nahm wieder neben Sophie Platz und schmiegte sich erneut an sie. In seiner altklugen Art und Weise erklärte er Sophie: „Weißt du, Mama, ich hab dich so lieb, da is' es mir egal, wie du aussiehst. Ich finde dich immer schön."

Dass es so einfach gehen könnte, hätte sie nicht gedacht. Voller Erleichterung drückte sie Justus an sich.

Schon beim Öffnen der Türe hatte Sophie ein mulmiges Gefühl. Am liebsten hätte sie auf dem Absatz kehrt gemacht, doch es war zu spät. Ein Herr mittleren Alters führte sie ohne große Vorrede gleich in ein Zimmer abseits des üblichen Friseurgeschäftes. Dort standen auf Regalen feinsäuberlich nebeneinander aufgereiht mindestens drei Dutzend Styroporköpfe mit dem gleichen farblosen Lächeln, darüber die unterschiedlichsten Zweitfrisuren in allen Haarfarben.

Sophie ärgerte sich, dass sie nicht doch den weiten Weg in Kauf genommen hatte, um das Haarstudio in der Nähe der Klinik aufzusuchen. Der Prospekt, den sie sich beim Verlassen der Klinik noch schnell in die Tasche gesteckt hatte, versprach einfach die ideale Beratung und eine super Frisur. Zu dumm auch, dass ausgerechnet jetzt ihre Friseurin Moni in Urlaub war. So hatte sie sich im Branchenverzeichnis den einzigen Laden hier im Vorort herausgesucht, der Zweitfrisuren anbot.

Herr Kapulek, der Geschäftsinhaber, wirkte auf Sophie im ersten Moment wenig Vertrauen erweckend. Die letzten Strähnen seiner Haarpracht hatte er mit Pomade von einer Seite über den ganzen Kopf gelegt. Sophie fand es nur peinlich, schließlich saß er doch an der Quelle und hätte seine glänzende Plattform am Oberkopf spielend mit einem Toupet verstecken können.

Herr Kapulek kam gleich zur Sache und fragte routiniert ihre Vorstellungen ab. Als er vor den Regalen auf und ab ging, um eine Auswahl zusammenzustellen, starrte Sophie wie versteinert in den Spiegel. Obwohl sie sich geschminkt hatte, wirkte ihr Äußeres wie das einer grauen Maus. Sie empfand ihr Gesicht als ausdruckslos und blass. Heribert saß hinter ihr und zwinkerte ihr im Spiegel zu.

Herr Kapulek schlug als Erstes eine schnittige Kurzhaarfrisur vor, ähnlich der momentanen Haarlänge. Er schüttelte die Perücke und kämmte sie in Form. Dann drehte er sie dreimal auf seiner Hand schwungvoll im Kreis und stülpte sie Sophie über, wie man einem Kleinkind die Mütze aufsetzt. Er zupfte mit den Fingern geschickt an allen möglichen Strähnen herum und blickte schließlich zufrieden und um Bestätigung heischend hinter Sophie stehend in den Spiegel. Sophies innerer Widerstand schmolz langsam dahin. Sie musste zweimal gucken und war überrascht. So schlecht fand sie sich gar nicht.

„Die Farbe ist noch nicht optimal", sagte Herr Kapulek, „aber kein Problem, ich kann sie in wenigen Tagen in der richtigen Farbe liefern lassen."

Um Sophie vom richtigen Farbton zu überzeugen, holte er eine weitere Perücke aus dem Regal und hielt sie ihr ans Gesicht. Schüchtern fragte Sophie ihren Heribert: „Was meinst du?"

„Gut!", gab er spontan zum Besten. „Die Frisur steht dir wirklich prima. Wer es nicht weiß, würde nicht glauben, dass es nicht deine eigenen Haare sind."

Sophie war immer noch skeptisch, dass es so einfach gehen sollte und zögerte. Wie auf Bestellung war Sophie die Zweite zur Stelle und wurde nun noch zur Typberaterin.

‚Sophie, hey komm, mach die Schultern gerade und setz dich selbstbewusster hin. Hier ist dein Typ gefragt! Ich finde dich auch super so, aber wenn du schon mal hier bist, dann fordere dein Schicksal doch heraus! Lass dir doch noch mal ein paar andere Frisuren zeigen! Schließlich hast du jetzt die Chance deines Lebens: Du kannst dir eine Frisur aussuchen, die du schon immer haben wolltest. Und keiner würde blöd darüber reden.'

Stimmt!, dachte Sophie, sie hatte schon immer mal wissen wollen, wie sie als Blondine wirken würde.

„Herr Kapulek, diese Perücke steht mir wirklich gut, finde ich. Aber ich möchte gerne mal eine andere ausprobieren, um zu wissen, welche Möglichkeiten ich noch habe. Haben Sie eine mit langen, blondgelockten Haaren?"

Herr Kapulek stutzte. Er gehörte noch zu der Generation, in der die goldene Regel „der Kunde ist König" oberstes Prinzip war und ließ sich seine Verwunderung nicht anmerken. Beflissen suchte er in seinem Regal nach dem gewünschten Modell. Tatsächlich, rechts oben stand eine, Sophie sah sie sofort. Jetzt spürte sie ein Kribbeln im Bauch, so spannend fand sie die Angelegenheit.

Heribert saß still und dachte ununterbrochen an Robert. Er hatte ihn immer noch nicht erreicht und machte sich langsam Vorwürfe und Sorgen. Sogar in der Zeitung hatte er heute Morgen eine kurze Notiz über den Vorfall gefunden. Zeugen wurden gesucht. Eine Mitarbeiterin der Firma, die Blumen in die Klinik gebracht hatte, berichtete entsetzt, wie schlimm Frau Wünschelmann zugerichtet worden sei. Sie sei nicht wieder zu erkennen, und es würde mit Sicherheit Monate dauern, bis die Spuren einigermaßen verheilt wären. Wenn er nur daran dachte, dass sein Freund und er womöglich damit zu tun hatten, wurde ihm genauso übel wie seiner Frau. War Robert wirklich zu so etwas fähig?

Er grübelte über die letzte Begegnung mit Robert nach und versuchte irgendeinen Hinweis zu finden, der für ein Versehen sprechen würde. Womöglich war es reine Notwehr. Vielleicht hatte Frau Wünschelmann ihn zuerst angegriffen, dreist wie sie war. Nur warum war er dann wie vom Erdboden verschwunden? Das passte einfach nicht zusammen! Ob er zur Polizei gehen und seinen Freund als vermisst melden sollte? Wie sollte er den ganzen Zusammenhang ihrer Aktion plausibel darlegen?

Als er wieder in den Spiegel blickte, wurde er aus seinen trüben Gedanken gerissen. Da saß seine Sophie, blond, mit leicht geröteten Wangen und blinzelte ihm zu. Sie sah einer Schauspielerin zum Verwechseln ähnlich.

„Was hältst du davon, wenn ich dem Namen Zweitfrisur alle Ehre mache und mir zwei Perücken aussuche?", fragte ihn Sophie mit einer charmanten Art, die er schon lange nicht mehr an ihr wahrgenommen hatte.

„Wenn es dir Spaß macht, warum nicht?"

„Hm, gefalle ich dir denn auch mit dieser Frisur?"

„Im Grunde genommen schon", gestand Heribert, „aber ich müsste mich dennoch daran gewöhnen."

„Das kenne ich", seufzte Sophie und ließ sich den blonden Haartraum wieder abnehmen.

Auf dem Nachhauseweg waren sie richtig beschwingt. Sophie hatte zwar noch keine Zweitfrisuren in der Tasche, weil diese erst bestellt werden mussten, aber die Aussicht auf einen sicheren Kopfschutz, wenn es nun mit dem Haarausfall so weitergehen würde, fand sie äußerst beruhigend. Dass sie sogar zwei völlig unterschiedliche Frisuren ausgewählt hatte, um nach Lust und Laune zu wechseln, tröstete sie. Sie würde sich nicht nur in einen Glatzkopf verwandeln, sondern auch in verschiedene Frauentypen. Kurz und frech, wie sie jetzt schon aussah, und weiblich, blond und langgelockt wie nie zuvor in ihrem Leben.

Im Auto wechselte Sophies freudige Erregung in totale Erschöpfung. Sie kurbelte sich die Rückenlehne in Liegeposition und nutze den Heimweg für einen Kurzschlaf. So bemerkte sie den Umweg nicht, den Heribert vorbei an Roberts Wohnung nahm. Da es schon dämmrig geworden war, rechnete er damit, von der Straße aus Licht aus einem der Zimmer zu erspähen. Doch alle Fenster waren stockdunkel, an einem sogar der Rollladen herunter gelassen, als sei sein Freund verreist.

Der langersehnte Tag war endlich gekommen. Als Sophie ihrer Mutter die Haustüre öffnete, spürte sie eine besondere

Form der Aufregung. Es war eine Mischung aus Sehnsucht und absoluter Freude, und sie stellte sich vor, wie ihre kleine Julika freudestrahlend die Ärmchen nach ihr ausstrecken und „Mama, Mama!" rufen würde. Bei dem Szenario wenig später wurde Sophie auf eine harte Probe gestellt.

Julika vergrub ihren Kopf an der Schulter der Großmutter und würdigte sie keines Blickes. Anstalten, vom Arm runterzukommen, machte sie erst recht nicht. Sophie sprach zärtlich mit ihr und streichelte über den Kopf, doch Julika zog sich zurück. Sie wirkte wie ein scheues kleines Tier, dem jegliches Vertrauen in seine Umgebung abhanden gekommen war.

Sophie war am Boden zerstört! Am liebsten hätte sie sich genauso verhalten wie ihr Kind. Doch als Mutter musste sie die Fassung bewahren. Mütter waren erwachsen und trugen Verantwortung. Ihre Aufgabe war es, das kleine Wesen vor den Widrigkeiten des Lebens zu schützen. Sophie hätte in diesem Moment liebend gerne mit Julika getauscht.

Verkrampft und unsicher bat sie ihre Mutter ins Wohnzimmer. Dort hatte die gute Frau Möricke den Tisch gedeckt, Kaffee und etwas Kuchen bereitgestellt. Wenn wenigstens die Brüder da wären, hätte es Julika sicher leichter. Aber die hatten sich mit ihren Freunden verabredet, und Sophie hatte dies befürwortet, denn sie wollte erst mal mit Julika allein sein. Alle Kinder auf einmal waren ihr einfach zu viel. Sie hatte völlig verlernt, auf mehreren Ebenen gleichzeitig in der Verantwortung zu stehen. In der Klinik konnte sie sich bei Überforderung in Gedanken davonstehlen. Für die Kindererziehung war diese Methode jedoch ungeeignet. Sie glaubte, ständig präsent sein zu müssen, aber die Geräuschkulisse einer schnatternden Kinderschar ließ ihr fast das Trommelfell platzen; sie war aus der jüngsten Vergangenheit zu sehr an Stille gewöhnt.

Trotzdem legte sie sich ins Zeug! Mit dem Lieblingsspielzeug versuchte sie Julika zu ermuntern, vom Schoß der Großmutter herunterzuklettern. Umsonst. Auch die heißgeliebten Gummibärchen konnten bei Julika keine Freude auslösen.

In Sophie wuchs die nervliche Anspannung. Enttäuschung und Überforderung steigerten sich ins Unermessliche und sie hatte keine Reserven mehr frei, um ihre Gefühle in Schach zu halten. So tapfer, wie sie in den vergangenen Wochen ihres Lebens gewesen war, so verzweifelt war sie jetzt. Tränenbäche stürzten plötzlich aus ihren Augen und ein Schluchzen packte sie. Auch ihre Mutter, die selten die Fassung verlor, wurde unsicher. Sie streichelte mit der einen Hand das Kind und legte ihrer Tochter die andere Hand tröstend auf die Schulter, aber an diesem Tag wollte nichts funktionieren. Vom Weinen angesteckt begann nun auch Julika in den höchsten Tönen zu brüllen und ließ sich nicht beruhigen.

Das Wohnzimmer der Familie Krebs hatte sich schlagartig in ein Jammertal verwandelt, sogar Rosemarie war drauf und dran in den Kanon einzustimmen.

Als Heribert eintrat, machte er laut räuspernd auf sich aufmerksam. Schlagartig hörten alle auf zu weinen wie nach einer Beruhigungsspritze. Er legte den Arm um Sophie und als Julika ihren Vater erspähte, kam ihr ein befreiendes „Babaaaa" über die Lippen. Sogar die kleinen Augen bekamen wieder einen Glanz, was Sophie neidvoll wahrnahm, dann aber auch auf ihr Gesicht ein Lächeln zauberte. Heribert versuchte der Lage Herr zu werden, indem er witzelte.

„Ist das hier die Generalprobe für ein Melodram?"
Ihm fiel ein Stein vom Herzen, als Sophie langsam ihre Fassung zurückgewann. Sie schniefte noch etwas und lehnte sich erleichtert an seine Schulter.

„Ach, ihr seid schon beim Kaffee? Da komme ich ja gerade richtig, den kann ich gut gebrauchen!", meinte er und ließ sich am Tisch nieder. Wie auf Kommando setzte Rosemarie die Kleine ihrem Vater auf den Schoß und schenkte Kaffee ein. Sophie rückte näher zu Heribert und schielte aus dem Augenwinkel zu ihrer Tochter.

‚Hui, das war ein schwerer Moment', meldete sich Sophie die Zweite, ‚aber du schaffst das. Mach dir keine Vorwürfe!'

‚Wenn das so einfach wäre. Mir tut mein Kind so Leid, ich kann nicht anders, meine Nerven sind so dünn.'

‚Sie wird das schon verkraften. Sie meint es nicht böse, wenn sie dich nicht anschaut, sie kann halt nicht anders.'

‚Meinst du wirklich? Machen das Kinder in dem Alter so, wenn ihre Vertrauensperson lange weg war?'

‚Ich denke schon. Jeder aus der Familie hat sein Päckchen mit dem Krebs zu tragen. Und für Julika bedeutet es zu lernen, dass Mama ab und zu weg ist und liebe Menschen sie versorgen.'

‚Ach, zweite Sophie, es zerreißt mir fast das Herz, sie so weinen zu hören. Es ist das Schlimmste für eine Mutter, wenn sie ihr Küken nicht versorgen kann. Alleine das zu akzeptieren ist fast so schwer wie die Diagnose Krebs', machte sie ihrer Seele Luft.

‚Ja, das glaube ich', sagte Sophie die Zweite in sanftem Ton, ‚aber jetzt genieße doch, dass du neben ihr sitzt. Die taut schon wieder auf. Garantiert!'

Sophie schlürfte genussvoll ihren Tee und beobachtete ihre Kleine weiterhin nur von der Seite. Sie sah, wie Julika vorsichtig bei Heribert im Gesicht rumfummelte und an seiner Krawatte spielte. Immer wieder brabbelte sie leise vor sich hin: „Babbaa, babbaa, daaaa." Ihre Mutter plauderte währenddessen angeregt über die wichtigsten Veränderungen bei Julika und befragte Sophie einfühlsam nach dem Fortgang ihrer Therapie.

Derweilen kam sich Heribert vor wie zu Gast im eigenen Haus. Er saß hier am Kaffeetisch, aber in Gedanken war er weit weg, bei Robert. Auf dem Heimweg war er wieder bei ihm zu Hause vorbeigefahren, hatte geklingelt und geklopft, aber niemand hatte geöffnet. Aus seinem Briefkasten quoll die Post. Es sah aus, als wäre er vom Erdboden verschluckt worden. Warum hatte er ihm nicht Bescheid gegeben, so wie es vereinbart war?

Das Ganze war total verzwickt! Auch deshalb, weil er auf keinen Fall wollte, dass Sophie irgendetwas davon erfuhr. Sie hatte im Moment genug Sorgen. Eine solche Geschmacklosigkeit, dass diese Frau sich anbiederte und so tat, als sei Sophie schon gestorben, würde ihr den Rest geben. Wie gut, dass seine Jüngste auf seinem Schoss saß. Sie schmiegte sich an ihn und gab ihm das wunderbare Gefühl, gebraucht zu werden. Es würde alles gut werden, dachte er, dafür war er bereit alles zu geben!

Sophie lehnte sich an seine Schulter und auf einmal geschah das kleine Wunder. Julika streckte ihre zarte Kinderhand in Sophies Richtung und berührte ihr Gesicht. Scheu blickte sie zu ihrer Mutter. Sophie schielte vorsichtig in ihre Richtung bis sich ihre Augen trafen. Für einen Moment hatte Heribert den Eindruck, die Zeit wäre eingefroren. Plötzlich tauchte auf dem Gesicht von Julika ein kleines wartendes Lächeln auf. Sophie erwiderte es und wieder schienen Minuten zu vergehen, bis eine weitere Regung Platz hatte. Julika lächelte stärker und Sophie konnte ihr nicht widerstehen, sie schmolz dahin. Es war der Moment, in dem Julika ihre Ärmchen ausstreckte und „Mamaaaa“ hauchte.

Dann ging alles ganz schnell. Julika ließ sich ohne Widerstand von Sophie auf den Schoß nehmen und vergrub ihren Kopf an ihrem Hals. Sophie küsste voller Hingabe den kleinen Kinderkopf. Tränen der Erleichterung tropften auf Julikas Haar, die Heribert zärtlich abtupfte. Er legte seinen Arm um Sophie und verstand sich als die äußere Schutzhülle dieser zarten Liebe. Seine Aufgabe war es, die beiden zu halten und im Innern die Liebe für seine zwei Frauen zu genießen.

Am Ende dieses aufregenden Tages schlich er mit Sophie durch die Kinderzimmer und fühlte sich unglaublich erleichtert. Endlich musste er nicht mehr dauernd an Robert denken.

Endlich hatte er wieder alle seine Lieben unter einem Dach! Sie hielten sich fest an den Händen, gingen an jedes Kinderbett und strichen über die Köpfe. Heute wusste er ganz sicher, dass es ein großes Glück war. Draußen im Flur drückte er überwältigt Sophie an sich und küsste sie in einer Innigkeit, die ihm neu und genauso zart erschien wie das Lächeln von Julika am Nachmittag.

Heribert schien alles drum herum vergessen zu haben, er wurde von einer Lust erfasst, die seinen sonst so scharfen Verstand urplötzlich lahm legte. Seine Finger suchten den Nacken von Sophie und ertasteten ihren Haaransatz. Voller Begehren strich er an ihrem Hals entlang nach vorne zu ihrem Kinn, und sein Mund umschloss den ihren. Ihre Zungenspitzen trafen sich vorsichtig und doch stürmisch. Seine Hände glitten weiter nach unten und fühlten Sophies Brüste. Mein Gott, dachte er, wie sehr liebe ich diese Frau. Ich muss sie haben!

Zu seiner großen Überraschung hatte Sophie bereits nachgegeben. Küssend und streichelnd bewegten sie sich ins Schlafzimmer. Mit dem letzten Rest Verstand drehte Heribert den Schlüssel im Schloss herum. Sophies Hände umfassten seine Schultern. Wie wild drückte sie ihren Körper an den seinen und ließ es geschehen, dass Heribert sie aufs Bett legte und zärtlich entkleidete. Er liebkoste sie leidenschaftlich und gab sich alle Mühe, zart und behutsam zu sein. Sophie schmolz unter seinen Fingern dahin wie eine Verdurstende, der Wasser gereicht wurde. Ihre Lust steigerte sich ins Unermessliche und fand in der Verschmelzung beider Körper ihren Weg. Sie schrie vor Freude, doch während die Wellen der Erregung langsam abebbten, wurde ihr Körper von einem heftigen Weinen ergriffen. Das gehört wohl zu ihrer Verfassung, dachte Heribert, hielt sie in seinen Armen und ließ sie gewähren. Nach einer Weile stieg ein Lachen aus der Tiefe ihres Bauches auf, und Sophie wurde heiter und entspannt. Danach versank sie in Heriberts Armen in einen hypnotischen Kurzschlaf.

Beim Erwachen kam sie sich vor, als wäre sie gerade einem Jungbrunnen entstiegen. Völlig verliebt zwirbelte sie seine Brusthaare zwischen ihren Fingern und streichelte ihn zärtlich mit den Fingerkuppen. Wie berauscht fühlte sie sich von der Liebe, und in unverblümter Weise erschien ihr die sexuelle Erfüllung ein kostbares Geschenk an sie persönlich. Liebevoll flüstere sie Heribert ins Ohr: „Danke! Es war wundervoll. Ich wusste nicht, dass es so schön sein kann. Fast hätte ich es vergessen." Das konnte er so nicht stehen lassen.

„Danke, dass du bereit warst. Schließlich hättest du mich auch abwehren können."

Beide mussten lachen. Es war ein besonderes Lachen. Das Lachen zweier Menschen, die ein Geheimnis teilten und sich dabei im Herzen getroffen hatten.

Heribert schlich in die Küche, um für jeden ein Gläschen Wein zu holen. Sophie staunte über sich selbst. In ihrem Kopf existierte bisher die Vorstellung, dass Sex für Gesunde reserviert war. Doch ihr Körper schien gerade eine andere Dimension entdeckt zu haben. Er hatte sich offensichtlich eine ganz gesunde Kraftquelle bewahrt.

„Oh, nein!", sagte sie entsetzt zu Heribert, als er die Weingläser auf dem Nachttisch platzierte. „Guck dir das an. Alles voller Haare!"

„Das kann man doch wieder wegmachen!", sagte er tröstend, „Du fusselst eben."

Am Morgen danach blieb Heribert nur der Toilettentrick übrig, um ungestört die Tageszeitung nach Neuigkeiten im Fall Wünschelmann zu durchforsten. Von Robert war nun schon seit Tagen nicht die geringste Information zu kriegen. Er überlegte, eine weitere Person einzuweihen, ja vielleicht wirklich die Polizei einzuschalten.

Er hatte ein ungutes Gefühl, was Robert betraf, Angst, dass ihm womöglich etwas zugestoßen sei, und er könnte daran indirekt schuld sein. Womöglich hatte Robert den Tod seiner

Frau nicht überwunden und sich in Gefahr begeben! Mittlerweile kamen ihm Zweifel, ob er Roberts Belastbarkeit richtig eingeschätzt hatte. Wen um alles in der Welt könnte er noch fragen?

Ein Schauer durchfuhr ihn, als er auf Seite 10 das grobkörnige Schwarz-Weiß-Foto eines Mannes entdeckte, der Robert irritierend ähnlich sah. Sie hatten ihn! Nein, es war das Fahndungsfoto eines wohnsitzlosen, vorbestraften Serientäters, der immer nach dem gleichen Muster seine Opfer überfiel. In mehreren Städten im Umkreis von bis zu 200 Kilometern waren drei ähnliche Fälle in letzter Zeit geschehen. Er belauerte seine Opfer und stellte ihnen im Alltag nach, um sie dann bei angehender Dunkelheit, vornehmlich in dunklen Hauseingängen, zu überfallen, zu knebeln und in der eigenen Wohnung zu missbrauchen. Das letzte Opfer habe ihn, so hieß es, durch heftige Gegenwehr von seinem Vorhaben abgebracht. Der mutmaßliche Täter sei noch auf freiem Fuß, die Polizei vermute aber, dass es sich um den beschriebenen Mann handle. Zeugen wurden gebeten, sich sofort mit der Polizei in Verbindung zu setzen. Kam er als Zeuge in Frage?

Im Haus war es noch still, und Heribert schlich mit der Zeitung in sein Arbeitszimmer. Mit einer Lupe betrachtete er das Fahndungsfoto und studierte den Gesichtsausdruck; er hatte tatsächlich Ähnlichkeiten mit Robert. Aber wohnungslos und vorbestraft war er ja nicht, oder hatte er ihm etwas verschwiegen? Wie gut kannte er ihn überhaupt?

Lange starrte er durch die Lupe und sah, wie die einzelnen Bildpunkte vor seinen Augen verschwammen. Sein Gefühl sagte ihm, dass Robert nichts damit zu tun hatte, aber wo war er dann? Und warum meldete er sich nicht?

Wieder stiegen in ihm die wildesten Fantasien hoch. Er sah seinen Freund tot im Bett liegen, weil die Rohre der Gasheizung ein Leck hatten. Im Schlaf sanft gestorben. Ein schöner Tod, aber nein, ermahnte er sich, genauso gut könne er nach einem Unfall in irgendeinem Kühlhaus liegen, weil die Polizei keinen Angehörigen ausfindig machen konnte. Aber von einem Verkehrsunfall hier in der Gegend hätte er doch erfahren? Also doch die Gasvariante? Sollte er zur Polizei gehen und darum bitten die Wohnungstür aufzubrechen, um sich endlich Klarheit zu verschaffen?

Heribert, sagte er zu sich selbst, warte noch ab! Du bist selbst in einer sehr angespannten Lage. Robert ist doch erwachsen! Kümmere dich jetzt um das Naheliegende!

Ein Blick auf die Uhr ließ ihn hochschrecken, gleichzeitig klingelte es an der Haustür. Frau Möricke stand mit ihrem frischen Lächeln draußen und wollte erneut helfen, den Alltag zu sortieren. Warum um alles in der Welt war noch kein Kind zu sehen? Die kamen doch sonst auch früh herunter?

Als er die Treppe nach oben stieg, hörte er die vertrauten Stimmen. Sie saßen alle neben Sophie im Bett und erzählten wild durcheinander die verrücktesten Geschichten. Sie genoss es offensichtlich, obwohl sie um die Augen sehr blass wirkte.

„Jetzt aber in die Klamotten, Jungs!“, donnerte er etwas kräftiger, als es der Situation angemessen war. „Wir haben doch nicht Sonntag. Los, Schule und Kindergarten beginnen!“

„Oohh, das is’ gemein. Es is’ so schön bei Mama“, tönten Friedrich und Justus im Chor.

Selbst Julika bezog grinsend Stellung. „Zsssöhn bei Mama.“ Sophie gab ihm Recht. Die beiden Großen trollten sich und waren blitzschnell unten bei Frau Möricke. Heribert wechselte Julika die Windel und bat Frau Möricke, sie mit zum Kindergarten zu nehmen. Er war erstaunt, dass Julika mit der ihr noch wenig vertrauten Frau Möricke mitging. Offensichtlich reichte es, den Bruder in der Nähe zu wissen.

Für Heribert wurde es nun auch langsam Zeit. Trotzdem legte er sich neben Sophie ins Bett und nahm sie liebvoll in den Arm. Sophie war entspannt und zog ihn körperlich sehr stark an; er hätte sie am liebsten erneut verführt.

Es klingelte schon wieder an der Haustür: heute stand Hausarzt Dr. Meier auf dem Programm. Eine Blutbildkontrolle war fällig.

Bevor Heribert die Garage öffnete, durchsuchte er argwöhnisch den Bambus. In der Mitte waren die festen Rohre feinsäuberlich abgeschnitten und plattgetreten. Er fand ein Taschentuch und versteckte es im Werkzeugschrank in der Garage. Solange er nicht wusste, was es mit der Frau im Bambus auf sich hatte, ging er lieber auf Nummer sicher.

Sophie war guter Dinge. Das Leben mit ihrer Familie gefiel ihr, und sie war erstaunt, dass sie sich so gut darauf einlassen konnte. Heute wollte sie einen Schönheitstag einlegen. Im Wald spazieren gehen, sich pflegen, vielleicht ergab sich noch ein Telefonat mit Gaby. Eine gute Freundin zum Gespräch wäre jetzt genau das Richtige, dachte sie auf dem Weg ins Bad. Beim Haarwaschen kippte ihre Stimmung: büschelweise Haare im Ausguss.

Als sie in gewohnter Weise ihre Haare trocken rieb, klebten unzählige braune Haare am Frotteehandtuch und als sie vorm Spiegel in ihre Haare griff, konnte sie sie mit vollen Händen abnehmen. Haare wie welke Blattstängel. Das war kein witziges Fusseln, nein, hier handelte es sich um den kompletten unausweichlichen und angekündigten Kahlschlag!

Sie schlüpfte in den Bademantel und lief ins Schlafzimmer. Am Fenster blieb sie atemlos stehen und sah, wie es draußen stürmte. Die meisten Bäume zeigten an den Ästen nur noch Restbestände von Blattwerk, und ihre Baumkronen wirkten winterlich kahl vor dem grauen Himmel. Die abgefallenen Blätter wurden vom Wind herumgewirbelt. In der Ferne erspähte sie einen Straßenkehrer, der versuchte die Blättermassen zusammenzufegen.

Sophie holte sich eine Plastiktüte und verschwand wieder im Badezimmer. Jetzt oder nie, dachte sie. Ihr Spiegelbild erinnerte sie an das eines gerupften Huhnes, und sie war entschlossen, etwas für ihre Schönheit zu tun. Ihr jetziger Anblick war unerträglich, die Perücke noch nicht fertig, also Augen zu und durch. Mit energischen Handgriffen packte sie ihre Haare und rupfte die herunter, die sich freiwillig lösten. In der Tüte kam ein richtiger Batzen zusammen.

Verdammt, dachte sie, wie viele Haare hat der Mensch nur auf seinem Kopf? Ich muss es doch bald geschafft haben? Die meisten Stellen auf ihrem Kopf waren schon komplett kahl und sie staunte, wie zart sich die darunter liegende Kopfhaut anfühlte. Doch einige Haare ließen sich tatsächlich noch nicht lösen. Überall um sie herum, wohin sie auch sah, erblickte sie lose braune Haare. Kurzentschlossen griff sie zur Schere und schnitt die übriggebliebenen Reste einfach ab.

Ein Blick in den Spiegel ließ sie erstarren. Sie glich jetzt den jungen Leuten, die mit Ohr- und Nasenringen in Großstädten herumlungerten, abgewetzte Lederjacken trugen, mit ihren riesigen Hunden spielten und nebenbei noch ein Schluck aus der Pulle nahmen. Ihr taten diese jungen Leute Leid, aber sie wollte um keinen Preis so aussehen! Sophie war verzweifelt und grübelte, wie sie sich aus diesem Dilemma befreien konnte. Da! Heriberts Rasierapparat! Mit zittrigen Fingern zog sie ihn aus der Wandhalterung und rasierte alle Stellen ratzekahl.

Es dauerte ewig, bis sie um ihren ganzen Kopf herum kam, denn hinten konnte sie nur mit Hilfe des dreigeteilten Spiegels agieren und ihre Arme wurden schon müde. Erschöpft blickte sie diesem fremdartigen Glatzkopf entgegen und heulte, was das Zeug hielt. Was würde Heribert sagen? Würde er sie mit Glatze noch begehren? Und die Kinder? Wie gut, dass sie rechtzeitig angefangen hatte darüber zu sprechen. Doch wie sollte sie es Julika beibringen?

Sophie die Zweite kannte sich auch in Schönheitsfragen aus und wusste Rat: ‚Komm, jetzt creme dir erst mal deine Glatze ein, damit die Haut auch was Gutes kriegt, und dann suchst du dir ein Tuch und wickelst es um den Kopf. Im Krankenhaus hast du doch gelernt, wie es geht!'

Sophie beruhigt sich, sachlich denken half. Die Glatze eincremen, natürlich. Das ist doch auch Haut. Sie nahm eine Portion ihrer Tagescreme und massierte sie in die Kopfhaut. Das war richtig angenehm. Ihre Finger lernten einen Körperteil kennen, den sie bisher nicht geschätzt hatte. Die meisten Stellen fühlten sich an wie ein zarter Kinderpopo, einige rau wie Heriberts unrasiertes Kinn am Wochenende. Insgesamt schien ihr die Fläche riesig groß.

Sie starrte in den Spiegel und versuchte es mit ihrer Lächelübung, doch dabei standen ihre Ohren noch weiter in den Raum. Wie lange mochte es dauern, bis sie sich mit diesem Kopf würde lieben können?

Aber es half nichts. Hier musste sie durch, am besten ganz ohne große Aufregung. ‚Lass dir Zeit!', empfahl Sophie die Zweite und hatte damit wahrhaftig Recht. Langsam begann Sophie zu frieren und sie machte sich auf die Suche nach etwas Hübschem in ihrem Kleiderschrank. Sie hatte so stark abgenommen, dass alle Kleider an ihr hingen wie an einer Vogelscheuche. Bei nächster Gelegenheit musste sie also eine Garnitur neuer Klamotten erstehen, die ihren abgemagerten Zustand überspielten. Auch das noch. Die Hose krempelte sie am Hosenbund einmal um, damit gelang es ihr die Weite akzeptabel zu regulieren, und darüber zog sie einen ehemals engen Pulli. Das ging gerade.

Als Nächstes stöberte sie in einer Schublade mit bunten Tüchern. Wahre Massen kamen hier zu Tage, aber es waren nur drei dabei, die auch von der Größe in Frage kamen. Die ersten Versuche scheiterten, das Tuch rutschte immer wieder herunter.

Sie hockte sich entmutigt auf ihr Bett und stellte entsetzt fest, dass es schon fast Mittag geworden war. Früher ging Duschen in dreißig Minuten, jetzt hatte sie die vierfache Zeit gebraucht und sie fühlte sich so erschöpft, als hätte sie Holz gehackt.

Ein Gedankenblitz befähigte sie aufzustehen, in ihrer Handtasche zu wühlen und zum Telefon zu greifen. Als sie Lydias Stimme am anderen Ende hörte, ging es ihr besser, und sie erfuhr, dass auch ihre Leidensgenossin sich mit dem Alltag plagte. Lydia berichtete ihr von einem sehr anstrengenden Einkaufstrip, bei dem sie auf dem Heimweg wegen ihrer Glatze angepöbelt worden war. Ein alter Mann habe ihr im Bus, als sie sich um einen Sitzplatz bemühte, unmissverständlich klar gemacht, dass sie zum Abschaum der Gesellschaft gehöre, so wie sie aussehe. Sie sollte lieber arbeiten, als den ganzen Tag dem Staat auf der Tasche zu liegen, habe er gepoltert. Unerhört, fand Sophie.

„Wenn ich Springerstiefel und 'ne schwarzen Bomberjacke angehabt hätte“, ereiferte sich Lydia, „hätte ich's ja noch kapiert. Aber ich seh' doch völlig harmlos aus, halt nur ohne Haare! Ich hätt' größte Lust den Punk zu machen, aber dazu fehlt mir leider die nötige Power.“

Sophie pflichtete ihr bei. Dann bat sie um Hilfe bei der Turbantechnik, stellte das Telefon auf Lauthören und versuchte nach den Anweisungen von Lydia ihre Kopfbedeckung zu binden. Der dritte Versuch klappte, Sophie war erleichtert. Sie versprachen sich in Kontakt zu bleiben.

Dann prüfte Sophie in aller Ruhe ihr neues Outfit. Ungewohnt, sehr fremd, fand sie. Zweimal lächeln war besser als nichts und sie legte sich noch ein leichtes Make-up auf. Beim Wimperntuschen entdeckte sie, dass sie offensichtlich auch an den Augen fusselte. Ihre Wimpern waren dünn geworden.

Jetzt knurrte der Magen, und von unten stieg ihr der Duft des Essens in die Nase. Sie hatte sich etwas ganz Einfaches gewünscht. Butterkartoffeln mit etwas Salz. Aber richtig gekocht, nicht so vermatscht wie in der Klinik. Für frische Pellkartoffeln konnte sie jedes Menü stehen lassen.

Am Geräuschpegel stellte sie fest, dass die Kinder zurück waren, und sie tauchte beim Betreten der Küche nahtlos in ihre Welt ein.

„Mama, wie siehst du denn aus?“, entfuhr es Friedrich, der gerade seinen Schulranzen in die Ecke knallte. „Justus hat mir alles erzählt, aber nicht, dass du dann bunt auf dem Kopf bist!“

Sophie schluckte. Natürlich war es ihr sonnenklar, dass ihr Sohn es nicht böse meinte. Er reagierte in seiner kindlichen Art spontan. Es traf sie trotzdem! Sie befand sich in einem instabilen Gleichgewicht, das durch solche kindlichen Äußerungen heftig gestört wurde.

‚Das wird dir in der nächsten Zeit immer wieder passieren!‘, meldete sich Sophie die Zweite. ‚Die Kinder meinen es nicht so, sie können nicht anders! Auch Erwachsene reagieren oft spontan zu direkt.‘

‚Und warum tun sie das? Können sie sich nicht vorstellen, wie beschissen ich mich fühle?‘ Sophie spürte wieder diesen riesigen Klumpen Wut in ihrem Bauch. Sie hatte so viel geschluckt in der letzten Zeit. War sie denn jetzt ein Mensch zweiter Klasse, nur weil sie Krebs und einen kahlen Kopf hatte?

‚Wer ist denn hier schwächer? Ich oder die edlen Gesunden?‘, beschwerte sich Sophie bei ihrem Coach.

‚Sieh es doch mal so: Du bist körperlich schwach, aber im Kampf gegen den Krebs stark. Alleine deine Anwesenheit löst bei etlichen netten Mitmenschen Ängste aus. Du konfrontierst sie mit ihrer eigenen Sterblichkeit. Das wollen sie dir natürlich nicht zeigen, das passt nicht in unsere tolle Welt. Sterben können die im armen Afrika, aber nicht wir hier, in unserer Wohlstandwelt!‘

‚Oh, zweite Sophie, am liebsten würde ich abhauen, mich in einem Erdloch vergraben und Winterschlaf halten, bis alles vorbei ist! Ich find’s so gemein und schrecklich. Ich spiel doch auch nur die Heldenrolle, sonst würde ich verzweifeln.‘

‚Genau, du spielst diese Rolle eben. In deinem Drehbuch steht jetzt der Teil: Lege nicht alles auf die Goldwaage und ertrage, was unveränderbar ist.'

Der Gedanke war schwer, aber er half ihr, wieder ins reale Leben zu wechseln. Mittagessen und neugierige Kinder waren angesagt. Sophie erklärte ihren beiden Jungs, was es mit dem Tuch auf sich hatte. Justus legte seinen Forscherdrang an den Tag und wollte unmissverständlich wissen, wie Sophie ohne Tuch aussah. Doch diesmal wollte sie es ihnen nicht so leicht machen.

„Ich kann euch gerne zeigen, wie ich aussehe, aber ich habe eine Bitte. Wenn ihr euch erschreckt oder ich euch nicht gefalle, dann versucht mir das ein bisschen nett zu sagen. Ich bin nämlich krank und schutzbedürftig!"

Als sie das Tuch abgenommen hatte, sagten die beiden gar nichts. Mit großen Augen glotzten sie auf Sophies Kopf, und es schmerzte sie mehr als jedes Wort!

Friedrich, an Taktgefühl schon etwas geschult, fragte vorsichtig: „Mama, darf ich mal anfassen?"

„Ja", sagte Sophie, „ganz zart."

Die Kinderhand auf ihrem Kopf tat gut. Friedrich strich vorsichtig hin und her und meinte ganz trocken: „Mama, du siehst aus wie ein Baby auf dem Kopf."

„Das hast du schön gesagt, Friedrich. Ich sehe am Kopf aus wie manches Baby. Und weißt du, manchmal fühle ich mich auch so. Ich muss viel schlafen und brauche jetzt jede Menge Hilfe, weil ich wenig Kraft habe."

Justus lief jetzt zu Hochform auf. „Mama, wir beschützen dich und helfen dir ganz viel. Ich versuche immer brav zu sein, ehrlich."

Gehörte zur Kindererziehung nicht auch die Rücksichtnahme auf Schwächere? Die konnten doch jetzt alle hervorragend üben. Kaum hatte sie ihren Gedanken beendet, zeigte ihr Justus, dass seine Worte noch keine Taten waren, denn er fragte charmant: „Mama, kann ich auch mal kurz ein bisschen Baby sein? Ich will auf deinem Schoß sitzen!“

Gegen eine Schmuserunde hatte sie nichts einzuwenden. Im Gegenteil, die tat auch ihr gut. Sie vergaß dabei total, dass ihr Tuch verknäult auf dem Stuhl lag.

Heribert betrat nach der Telefonkonferenz mit dem amerikanischen Mutterhaus sein Büro und genehmigte sich eine kleine Verschnaufpause. Am liebsten hätte er die Beine auf den Tisch gelegt, er sehnte sich nach Entspannung und lockerte seinen zu fest gezogen Krawattenknoten. Da spürte er den Vibrationsalarm seines Mobiltelefons in der Hosentasche und dachte sofort an eine Hiobsbotschaft der Kinder, weil es Sophie schlecht ging.

Zu seiner Überraschung erkannte er auf dem Display die Mobilnummer von Robert und er drückte hektisch den grünen Knopf. Endlich, der längst fällige Anruf!

Er erwartete Roberts Stimme, die ihm alles haarklein erläuterte, doch stattdessen vernahm er nur laute Knackgeräusche in der Leitung. Im Hintergrund rauschte ein undefinierbares Geräusch und er konzentrierte sich um irgendetwas zu verstehen. Das war nicht Roberts Stimme, ganz klar, sondern eine helle Frauenstimme, die munter redete, dazwischen sogar lachte. Alles war so gedämpft und schien weit entfernt, so dass er kein Wort verstehen konnte.

Augenblicklich übermannten ihn die wildesten Vorstellungen: Robert, von verrückten Weibern entführt, versuchte heimlich, ihn zu benachrichtigen. Oder er hatte sein Handy bei der Verfolgung verloren und jetzt probierten irgendwelche Kinder alle Telefonnummern durch? In was für eine blöde Situation hatte Robert sich nur gebracht?

Was jetzt?, fragte sich Heribert mit dem rauschenden Telefon am Ohr, als seine Sekretärin den Raum betrat und ihm zwei Briefe zur Unterschrift vorlegte. Schnell schaltete er aus, überflog die Blätter und knallte sein H. Krebs darunter.

Die Sekretärin erzählte ihm schon wieder von Frau Wünschelmann, die jetzt in eine Spezialklinik verlegt worden sei und sich im Moment einer mehrstündigen gesichtschirurgischen Operation unterziehen musste.

„Die Arme. Ist das nicht furchtbar, Herr Krebs?"

„Ja, schon, aber ich habe zu tun", antwortete er knapp und komplimentierte sie nach draußen.

Komisch, wie sich alle in der Firma in Mitgefühl für die Wünschelmann ergingen. Keiner machte sich mehr über sie lustig. Sie hatte offensichtlich an Sympathiepunkten bei den Mitarbeitern gewonnen, was für ihn die ganze Angelegenheit noch unerträglicher machte. Er hasste sie mehr denn je, schließlich war sie es doch, die mit ihrem anfänglichen Verhalten die ganze Überwachungsaktion ausgelöst hatte! Sie war Schuld an Roberts Verschwinden.

Kaum war er allein, wählte er Roberts Nummer und wartete gespannt darauf, dass er abnahm, doch es meldete sich wieder nur die elektronische Frauenstimme, die seine Abwesenheit verkündete. Er lief ans Fenster, zählte bis zehn und startete einen weiteren Versuch, doch jetzt war nichts, absolut nichts zu hören.

„Mist", murmelte er vor sich hin und steckte das Handy in die Tasche, doch im selben Moment vibrierte das Ding und er stellte hektisch die Verbindung her. Erneut leuchtete Roberts Nummer auf dem Display, und das Knacken und Rauschen in der Leitung war lauter als eben. Heribert hielt das winzige Telefon einen halben Meter von sich weg, konzentrierte sich auf Worte, vernahm aber nur ein Stöhnen, dann einen lang gezogenen Schrei, und die Verbindung brach ab.

Auf seiner Stirn bildeten sich kleine Schweißperlen, und er starrte auf die Dächerlandschaft vor seinem Fenster. „Hier ist doch irgendwas vollkommen aus dem Ruder gelaufen!", sagte er zu sich selbst. „Mensch Robert, wenn ich nur wüsste, was mit dir los ist."

Wieder und wieder spielte er alle möglichen Varianten im Geiste durch und war drauf und dran, die Polizei zu verständigen. Das Telefon auf seinem Schreibtisch mischte sich aufdringlich laut in seine Gedanken.

„Das ist ja der reinste Telefonterror!", schnaubte er und nahm ab.

„Herr Krebs, darf ich Sie an die Besprechung in zehn Minuten erinnern? Die Herren Pott und Junker sind schon in Raum drei und erwarten Sie."

„Ja, danke. Ich komme."

Er konnte nichts tun, er musste den Dingen ihren Lauf lassen und aus der Distanz versuchen, sich irgendeinen Reim darauf zu machen. Lange würde er dieses Spiel nicht mehr aushalten. Schnellen Schrittes suchte er die Herrentoilette auf. Er beugte sich übers Waschbecken und kühlte sich das Gesicht. Dann rückte er seine Krawatte zurecht und betrachtete nachdenklich die grauen Schatten unter seinen Augen. Langsam war er reif für die Insel.

Drei Tage später erhielt Sophie den ersehnten Anruf von Herrn Kapulek zur Endanprobe. Heribert konnte sie nicht begleiten, zu viel Arbeit war zu erledigen. Glücklicherweise hatte Freundin Gaby Zeit. Sophie freute sich schon auf das Treffen, sie wollte mal wieder von Frau zu Frau quatschen. Das hatte ihr gefehlt!

Außerdem konnte sie schon mal üben, sich außerhalb der vertrauten häuslichen Umgebung mit Glatze zu bewegen. Sie hoffte inständig darauf, dass es ihr nicht so gehen würde wie vor ein paar Tagen mit den Kindern. Erwachsene überspielten ihre Unsicherheit manchmal viel offensichtlicher. Sie kannte diesen gewissen Gesichtsausdruck schon und auch an der Stimme merkte sie, wenn die Menschen ihren Schreck zu verbergen suchten.

Am Vortag zum Beispiel stand völlig überraschend eine Dame an der Haustüre. Mit Blumen in der Hand erzählte sie,

sie komme vom Besuchsdienst der Kirchengemeinde. Sophie kannte Frau Klerck nur entfernt und wusste gar nichts mir ihr anzufangen. Sie fand es zwar rührend, dass man sich um sie kümmerte, aber dafür musste sie sich eine volle Stunde lang anhören, welche Erfahrungen Frau Klerck im Zusammenhang mit Krebs gemacht hatte. Schrecklich! Sie fragte Sophie kein einziges Mal, wie es ihr ginge, sondern redete nur von Gottes Güte, der Zuversicht und vom Krebs ihrer Schwiegermutter, ihrer Tante und von fünf weiteren Frauen aus der Gemeinde. Sophie hegte schon die Befürchtung nun auch noch einem biblischen Hauskreis für krebskranke Frauen beitreten zu müssen. Gott bewahre!, flehte sie innerlich. Das klingelnde Telefon kam wie die Taube vom Himmel und zwang Frau Klerck aufzubrechen.

Sophie war anschließend fix und fertig und überlegte, wie sie sich in Zukunft solche Besuche vom Hals halten konnte. Für sie hatte das Gespräch keine Spur mit gelebtem Glauben zu tun. Es raubte ihre wenige Kraft bis aufs Letzte. Sie schwor sich, in Zukunft schneller und deutlicher auf ihre Bedürfnisse aufmerksam zu machen und sich weniger hinter höflichen Floskeln der Langeweile zu verschanzen.

Gaby ließ auf sich warten. Sophie saß schon gestiefelt und gespornt im Flur, als sich am Telefon eine Kollegin aus der Kanzlei mit Neuigkeiten meldete. Ausgerechnet jetzt, dachte sie, aber auch dort musste etliches geregelt werden. Zum Glück hatte sie ein gutes Verhältnis zu ihren Kollegen, und alle waren bemüht die optimale Lösung zu finden. Zu Sophies Erleichterung hatte das Team einen Vertretungsvorschlag ausgearbeitet, der für mindestens sechs Monate angedacht war. Diese Abwechslung bot völlig neue Gedanken. Trotz der langen Auszeit war Sophie erstaunt, dass sie sich wie auf Knopfdruck in ihrer Arbeitswelt wiederfand. Am liebsten wäre sie sofort wieder in die Kanzlei gegangen, hätte die Ärmel hochgekrempelt und losgelegt, wie früher.

Dass diese Vorstellung völlig utopisch war, merkte Sophie sofort, nachdem sie das Telefonat beendet hatte. Obwohl sie nur dagesessen, zugehört und geredet hatte, war sie plötzlich hundemüde. Ihre ganze Energie war in der Telefonleitung verschwunden. Wie abgesaugt. Am liebsten hätte sie sich ins Bett gelegt und die Decke über den Kopf gezogen.

Siedendheiß kam ihr der Gedanke, dass die Geschwüre womöglich wieder gewachsen sein könnten, denn die nächste Behandlung stand in wenigen Tagen auf dem Therapieplan. Was sie hier zu Hause hatte, war nur eine Verschnaufpause bis zum nächsten chemischen Keulenschlag gegen die Krankheit. Die nackte Verzweiflung überfiel sie und sie konnte gar nicht glauben, dass sie es in den letzten Tagen geschafft hatte so zu tun, als sei nichts gewesen. Wo war jetzt diese wunderbare Leichtigkeit, die sie immer wieder in sich verspürt hatte?

Mühsam schleppte sie sich in die Küche, bereitete sich einen Vitamindrink zu und starrte auf die Uhr. Wo steckte nur Gaby? In wenigen Minuten sollte sie im Perückenladen sitzen! Sollte sie absagen? Aber sie brauchte doch diese Teile! Wie sollte sie jetzt vorgehen? Wenn sie doch nicht so weiche Knie hätte! Sophie die Zweite zischte sie plötzlich an.

‚Mensch, mach nicht so rum! Ruf dir ein Taxi und fahr da hin. Das wirst du doch schaffen, oder?' Ja, warum eigentlich nicht? Früher wäre sie selbst auf diese Idee gekommen.

Neben dem rauchenden Taxifahrer blitzte ihr die Idee mit der Reise durch den Kopf. Es war tatsächlich ein bisschen wie damals während ihrer Tunesienreise, nur dass sie heute den Zigarettenqualm kaum ertragen konnte. Taxifahren war dort alltäglich, weil es verhältnismäßig preiswert war. Heribert und Sophie hatten sich oft zum Basar fahren lassen, um dort das Handeln mit den Einheimischen zu wagen. Jedes Mal waren sie stolz, wenn es ihnen gelungen war, den zunächst vorgegebenen Preis runterzuhandeln und sich von den Geschichtchen nicht beeinflussen zu lassen, welche die Händler jedem Urlauber mit atemberaubendem Wehklagen vortrugen.

Sophie wurde erst durch das heftige Bremsen klar, dass sie am Ziel angekommen waren, und sie stieg erleichtert aus dem verqualmten Auto. Sie präparierte sich gedanklich, setzte ein höfliches Lächeln auf und betrat den Friseurladen.

Dreißig Minuten später kam sie mit einer dicken Tüte und schicken Kurzhaarfrisur heraus. Das Gefühl auf dem Kopf war zwar komisch, es kratzte und drückte hinter dem rechten Ohr, aber es war warm am Kopf wie unter einer Mütze. Verstohlen betrachtete sie sich im nächsten Schaufenster und war zufrieden, sie sah wieder aus wie ein ganz normaler Mensch.

Sie kramte in ihrer Tasche und suchte eine Banane, die sie seit neustem immer mit sich trug. Bananen schmeckten ihr gut und verursachten keine Übelkeit. Wie ihre Tochter musste sie zwischendurch kleine Mahlzeiten einschieben, um ihre Kraftreserven aufzufüllen

Kaum hatte sie die Schale in einen Mülleimer geworfen, klingelte ihr Handy: „Hallo?"

„Mensch Sophie, wo steckst du denn? Ich stehe hier vor deiner Haustüre und läute Sturm!"

„Ich stehe in der Stadt und habe schon alles hinter mir."

„Hää? Das musst du mir erklären. Wir hatten uns für siebzehn Uhr verabredet, oder nicht?" Ein typischer Fall von Missverständnis. Gaby hatte sich wohl die falsche Zeit notiert.

„Weißt du, dann hole ich dich jetzt ab. Ich bin gleich da!"

„Einverstanden."

Sophies Laune war spitze, doch ihre Beine meldeten urplötzlich die totale Erschöpfung. Sie knickten beim Warten in den Kniekehlen ständig nach vorne, und Sophie sehnte sich nach einem Stuhl. Womit das nur zusammen hing? Doch Ursachenforschung war nicht angesagt, sie musste sich schnell hinsetzen, sie fürchtete sonst umzukippen.

Ratlos blickte sie sich um. Kein Café weit und breit. Nur der Friseur, daneben eine Metzgerei, eine Boutique mit Billigklamotten für Teenies, sonst keine offenen Türen. Sie entschied sich für das Naheliegendste und fragte im Friseurladen nach einem Stuhl. Herr Kapulek führte sie mit übergroßer Hilfsbereitschaft zu einem dunkelblauen, schon etwas abgewetzten Ledersofa, neben dem ein Tisch mit Zeitschriften stand, wohl der Wartebereich. Außerdem brachte er ein Glas Wasser und lächelte Sophie an.

„Kann ich denn sonst noch etwas für Sie tun?“, fragte er routiniert höflich.

Sie hielt ihm ihr Handy hin und wählte Gabys Nummer. „Wären Sie so nett und würden meine Freundin Frau Wolter anrufen und ihr sagen, wo sie mich findet. Sie ist gerade unterwegs, um mich abzuholen.“

Sophie schloss die Augen, es drehte sich alles in ihrem Kopf. Sie atmete flach und kam sich vor wie eine Luftmatratze, aus der man den Stöpsel gezogen hatte. Schlapp und wabbelig hing sie hier auf dem Sofa. Ihre Perücke kratzte immer noch. Am liebsten hätte sie sie herunter genommen. Herr Kapulek setzte sich neben Sophie auf das Sofa und hielt wortlos ihre Hand. Sophie nahm diese Geste ohne Gegenwehr an. Es tat einfach gut, egal, was andere denken würden. Die Wärme seiner Hand, die auch schon ihren Kopf berührt hatte, wirkte wie ein Blasebalg. Langsam aber stetig gelangte wieder Energie in ihren Körper. Innerlich richteten sich ihre in sich gefallenen Körperteile auf, als würden sie mit Luft gefüllt. Sie atmete tief ein, öffnete die Augen und versuchte ein Lächeln.

„Danke“, sagte sie zu Herrn Kapulek. Der stand auf, verbeugte sich leicht mit dem Oberkörper und verschwand.

Sophie war gerührt! Wieder eine Situation, die Teil einer neuen Realität war. Wie durch ein Wunder traf sie in den unmöglichsten Situationen auf diese oder jene Person, die eine ganz bestimmte Fähigkeit besaß. In ihr formierten sich neue Bewertungen für scheinbar altmodische Begriffe wie den der Dankbarkeit und der Gnade. Der Krebs ließ sie das Leben neu und auf eine Weise erfahren, die für kein Geld der Welt zu kaufen war.

Schweigend saß sie auf dem Heimweg neben Gaby. Ihre Freundin wirkte verunsichert, doch sie begriff, dass ihr Zustand nicht gekünstelt war. Gaby, sonst ein Temperamentsbolzen, ließ Sophie in Ruhe. In der Zwischenzeit war es dunkel geworden. Die Kälte des Herbstabends kroch durch die Kleider, und Sophie fröstelte. Als die beiden vor der Haustüre ankamen, stolperten sie fast über eine kleine Kiste. Gaby hob sie auf und hielt sie Sophie vor die Nase.

Sie blickte auf einen in Alufolie gewickelten Kuchen, an dem ein gelbes Zettelchen klebte. „*Gute Besserung und guten Appetit, Marc und Familie*" stand in kindlicher Schrift darauf. Noch eine Begebenheit wie vorhin im Friseurladen. Waren das moderne Engel? Schützende Momente, die ihr die Botschaft gaben, bloß nicht aufzugeben und schnell wieder gesund zu werden?

Egal, es tat unglaublich gut. Im Stillen schickte sie einen Dank durch den Äther und war sicher, es würde dort ankommen, wo es hingehörte. Vielleicht auch verpackt als ein Ereignis besonderer Art, was wiederum durch einen anderen Menschen zustande kam. Ein köstliches Gefühl, fand Sophie.

Heribert hatte keine Gelegenheit ausgelassen, bei Roberts Wohnung vorbeizufahren. Es bot sich jedes Mal das gleiche Bild: Verrammelte Rollläden, ein überquellender Briefkasten und Totenstille. Es war makaber, aber er rechnete mittlerweile mit dem Schlimmsten. In seiner Fantasie sah er seinen Freund tot auf dem Wohnzimmerboden liegen. Ihm lief ein Schauer über den Rücken und ihn quälte der Druck, endlich die Polizei einschalten zu müssen. Nur welche Erklärung könnte er parat halten, um jeden Verdacht auszuschalten, der ihn komplett blamieren würde?

Schließlich hielt er es nicht mehr aus. Früher mochte er, bärenstark und männlich wie er war, diese Gedanken lässig beiseite geschoben haben – jetzt konnte er es nicht. Sophies Krankheit hatte ihn für Ängste sensibilisiert, die er vorher nicht gekannt hatte. Er musste endlich handeln, egal, was mit ihm geschehen würde. Hier ging es um seinen Freund und er würde sich bittere Vorwürfe machen, würden sich seine Befürchtungen bewahrheiten.

Nachdem er sich davon überzeugt hatte, dass mit Sophie und den Kindern alles geregelt war, ging er zur Polizei. Dort konnte er den zuständigen Beamten von der Version überzeugen, dass sein Freund sich etwas angetan haben könnte, aus Trauer um den Tod seiner Frau. Zusammen machten sie sich auf den Weg, um nach dem Rechten zu sehen. Beim Eintreffen an Roberts Wohnung war schon ein Mann vom Schlüsseldienst zur Stelle, der im Handumdrehen die Türe öffnete. Erleichtert registrierte Heribert beim Betreten der Wohnung einen duftigen Geruch, der ihn an Duschgel und Rasierwasser erinnerte. Eine Tür öffnete sich, und heraus trat Robert mit einem überraschten Gesicht und dermaßen schick gekleidet, dass Heribert nur herausbrachte: „Robert, endlich!"

Die beiden Männer fielen sich in die Arme und Robert flüsterte: „Es tut mir so Leid, aber ich konnte nicht anders."

„Was soll das denn heißen?"

Der Beamte räusperte sich und machte deutlich, dass sein Einsatz erfolgreich verlaufen war. „Muss ich noch irgendetwas zu Protokoll nehmen?"

Heribert errötete: „Nein, nicht wirklich. Ich bin heilfroh, dass sich mein Verdacht nicht bestätigt hat."

„Dann wünsche ich noch einen schönen Tag. Sie haben sich ja sicher einiges zu erzählen. Auf Wiedersehen."

Der Herr vom Schlüsseldienst hielt sofort die Rechnung in der Hand und übergab sie Heribert.

Als sich die beiden Männer im Flur gegenüberstanden, drängte Heribert: „Jetzt klär mich doch bitte auf, was geschehen ist. Ich bin fast gestorben vor Angst um dich! Frau Wünschelmann liegt schwer verletzt im Krankenhaus und in der Zeitung suchen sie nach dem Täter!"

„Was? Wie bitte? Oh Gott!", entfuhr es Robert. „Das wusste ich doch nicht!"

„Aber wieso denn nicht, du müsstest doch Zeuge des Überfalls gewesen sein!

„Überfall? Ich stehe völlig auf dem Schlauch!"

Es herrschte verblüffte Stille zwischen den beiden. Heribert hörte in einiger Entfernung einen tropfenden Wasserhahn und draußen das Quietschen der vorbeifahrenden Straßenbahn. Neben der riesigen Erleichterung darüber, dass sein Freund nichts mit dem Überfall auf Frau Wünschelmann zu tun hatte, taten sich neue Fragen auf: Wer hatte ihn belästigt? Und was hatte diese andere Person in seinem Bambus zu suchen, und warum hatte sie stundenlang in sein Wohnzimmer gestarrt? Wer hatte ihn nachts angerufen? Etwa doch Frau Wünschelmann? Er war völlig durcheinander. Er starrte Robert an, der erstaunlich gelassen wirkte.

„Heribert, ich kann dir alles erklären. Es ist eine total verrückte Geschichte. Nur jetzt habe ich absolut keine Zeit."

Heribert platzte heraus: „Bist du wahnsinnig, mich jetzt so stehen zu lassen? Ich habe wirklich gedacht, du hast dir was angetan oder du wärst in einen Unfall verwickelt oder womöglich aus welchen Gründen auch immer in die Lage gekommen, Frau Wünschelmann krankenhausreif zu schlagen. Du kannst mich doch jetzt nicht einfach wegschicken!"

Robert räusperte sich verlegen und trat von einem Bein auf das andere.

„Hör mal, was sich in den letzten Tagen abgespielt hat, gäbe den Stoff für ein Märchen. Sei sicher, es ist alles komplett anders, als wir dachten. Lass uns morgen in aller Ruhe drüber reden, dann erzähle ich dir haarklein, was wirklich geschah. Bitte, aber jetzt muss ich los."

Die beiden verließen die Wohnung und Heribert fühlte sich hundeelend. Er verstand gar nichts mehr und hatte wie so oft in den letzten Wochen den Eindruck, im falschen Film gelandet zu sein. Waren denn alle um ihn herum verrückt geworden? Oder war er es selbst, der reif für die Psychiatrie war? Persönlichkeitsspaltung und schwerer Verfolgungswahn?

Robert verabschiedete sich und stieg in sein Auto. Mit heruntergelassener Scheibe rief er beim Anfahren zu Heribert: „Danke, dass du dich so um mich bemüht hast!"

Heribert blickte den Rücklichtern im Dunkeln nach, schlug seinen Kragen hoch und machte sich auf den Weg nach Hause. Bevor er die Treppe zur Haustüre müde hochstieg, warf er erneut einen Blick in den Bambus. Es war eindeutig, dass hier ein Mensch gestanden hatte, um sich zu verstecken. Er war also völlig normal.

Heriberts Freude auf einen ruhigen Abend mit seiner Frau zerplatzte wie eine Seifenblase. Aufgedreht rannte ihm Julika entgegen und rief ihm mit hochroten Bäckchen zu: „Mama Haare weg!" Im Wohnzimmer stolzierte Justus mit langen blondgelockten Haaren herum und Friedrich kokettierte mit einer dunklen weiblichen Kurzhaarfrisur. Sophie trug ein buntes Tuch auf dem Kopf, und Heribert fühlte sich im ersten Moment an die türkische Putzfrau seiner Firma erinnert.

„Liebling, bitte setz dich erst mal!", bat sie Heribert. „Wir spielen hier Verwandlungskünstler. Ich dachte mir, es ist am besten, wenn die Kinder spielerisch damit umgehen."

„Aber warum sind sie noch nicht im Bett? Es ist doch längst Zeit!"

„Als ich vom Perückenladen zurückkam, war ich so kaputt. Gaby war den Nachmittag über hier und hat die Kinder beschäftigt. Ich musste mich erst ausruhen, und jetzt wollten sie unbedingt meine Perücken ausprobieren. Komm, setz dich doch zu mir!"

Heribert ließ sich auf dem Sofa nieder. Julika krähte immer wieder „Mama Haare weg“ und lief aufgeregt den Großen hinterher, die mit den Perücken herumalberten. Heribert kam sich vor wie auf dem Kinderfasching.

In diesem Durcheinander fiel kaum auf, dass er versuchte die Aktion mit der Polizei und Robert zu verdauen. Unmut und Neugier darauf, welche Geschichte ihm Robert wohl auftischen würde, beschäftigten ihn. Irgendeinen guten Grund musste es ja geben. Bald würde er mehr erfahren. Zugleich war er heilfroh, dass Sophie bisher keinerlei Verdacht geschöpft hatte. Am liebsten hätte er ihr alles erzählt, aber er kannte noch zu wenige Details. Stattdessen stierte er sie unentwegt von der Seite an und betrachtete ihre Kopfform unter dem Tuch. Komisch, dass der Haarausfall so schnell gekommen war. Sophie wirkte geschafft.

„Schatz, ich bin hundemüde, können wir jetzt die Kinder zu Bett bringen?“

Endlich, dachte Heribert und schnappte sich Julika, doch die setzte mit einem Geschrei an, als wolle er sie abstechen. Sie streckte ihre Hände zu Sophie und schrie nach Leibeskräften immer und immer wieder. „Mamaaaaaa!“

Wie ein Käfer zappelte sie in Heriberts Armen. Er gab auf. „Los, alle Jungs zu mir!“, rief er und übergab das schreiende Mädchen ihrer Mutter.

Sophie bat Friedrich und Justus die Perücken wieder auf die dafür vorgesehenen Styroporköpfe zu stülpen und nach oben ins Badezimmer zu tragen. Erschöpft stieg sie mit ihrer Jüngsten auf dem Arm die Treppen hoch und spürte deutlich, dass Julika mächtig zugelegt hatte. Bevor Sophie ins Krankenhaus gekommen war, war ihre Tochter zierlich gewesen. Jetzt, durch Omas gutes Essen, hatte sie sich in ein speckiges Kleinkind verwandelt.

Beim Wickeln nahm sie sich Zeit für eine Schmuseeinheit extra. Sie küsste Julika auf ihren kleinen Bauch und diese krähte vor Wonne. Dabei fasste die Kleine mit beiden Händen das Kopftuch und zupfte es herunter. Sophie erschrak, es war ihr peinlich. Sie schämte sich vor Julika. Doch die brabbelte immer noch ihr Haare-weg-Sprüchlein vor sich her und strich Sophie über die Glatze. Sophie hielt still, liebkoste Julikas Bauch und fand es rührend, wie die kleinen drallen Hände ihre Kopfhaut bearbeiteten.

Nachdem alle mit Gute-Nacht-Küssen und Geschichten bedacht waren, wollte Sophie nur schlafen. Heribert war noch längst nicht müde und setzte sich zu Sophie ans Bett. Seine Frau kam ihm plötzlich fremd vor. Er unterdrückte diese Regung und streichelte unbeholfen über ihren Kopf, was bei Sophie unvermittelt eine Tränenflut auslöste. Ihre Erschöpfung mündete in letzter Zeit immer wieder in Heulattacken, vergleichbar einem Staudamm, der überlief.

Heribert hatte sich mittlerweile daran gewöhnt. Er wusste, wenn Sophie die Tränen aus den Augen schossen, half nur Abwarten und Teetrinken.

Schniefend tauchte Sophie aus ihrem Jammertal auf: „Heribert, ich habe einen Wunsch. Ich möchte diesen Herbst Tulpenzwiebeln im Garten pflanzen. Immer wieder muss ich daran denken, wie diese braunen Knollen den ganzen Winter in der Erde liegen und dennoch im Frühling blühen. Sie haben eine riesige Kraft in sich, obwohl sie so nichtssagend aussehen. Ich komme mir vor, als wäre ich eine solche Knolle und säße in der kalten dunklen Erde. Dabei konzentriere ich meine ganze Kraft auf den nächsten Frühling. Wenn ich alles überstanden habe, sollen in unserem Garten Tulpen blühen, als gutes Omen für uns alle. Kannst du mir bitte welche besorgen?“

„Das ist meine leichteste Übung. Und nun schlaf gut.“ Gedankenverloren stieg er die Treppe hinunter und setzte sich an seinen Schreibtisch.

Es war schon wieder Zeit, die angefallenen Arztrechnungen zu prüfen und bei der Krankenkasse einzureichen. Sophie war nicht nur die wertvollste Frau seines Lebens, sondern mittlerweile auch die teuerste. Wie gut, dachte er, dass wir eine reibungslos funktionierende Krankenversicherung haben, die bisher alle Kosten erstattet hat. In anderen Ländern gab es keine vergleichbare Solidargemeinschaft, dort hätte er wahrscheinlich das Haus verkaufen müssen, um genug Geld zusammenzukratzen. Ihm graute bei der Vorstellung.

Mit unbestimmbarem Appetit schlich er in die Küche. Sein Magen knurrte, hatte er doch bei der ganzen Hektik keine Zeit zum vernünftigen Essen gefunden. Er holte sich ein Bier und wärmte sich in der Mikrowelle einen Rest Lasagne. Beim ersten Bissen fiel sein Blick auf einen großen Zettel.

Lieber Herr Krebs,
gestern habe ich mit meinem Mann über Ihre Situation gesprochen und wir wollten Ihnen sagen, dass wir Ihnen gerne weiterhin aushelfen. Unsere Kinder sind aus dem Haus und ich habe genug Zeit. Ich mag Ihre Drei von Herzen gerne und möchte Ihnen vorschlagen, Ihnen so lange im Haushalt zu helfen, bis Ihre Frau alles überstanden hat.
Bis morgen, herzlichst
Ihre Vroni Möricke

Welch ein Lichtblick am chaotischen Alltagshimmel! Die Krankenkasse hatte ihm eine Haushaltshilfe genehmigt, vielleicht konnte er ja einen Teil davon auf Frau Möricke umlegen. Ein weiterer Lichtblick wäre, wenn ihm endlich sein Freund Rede und Antwort stehen würde.

Diese Warterei nervte ihn, und er empfand urplötzlich eine abgrundtiefe Wut. Wie konnte er ihm das nur antun? Obwohl er mittlerweile die nötige Bettschwere hatte, konnte er so nicht schlafen gehen. Er war versucht, seine Wut mit einem Whisky zu ertränken, doch in letzter Minute kam ihm eine bessere Idee. Er ging in den Hobbyraum und vermöbelte dort den Boxsack nach Strich und Faden. Er hörte erst auf, als ihm der Schweiß in Strömen die Stirn herunter lief. Eine innere Befreiung durchströmte seinen Körper.

Wenig später, unter der Dusche, hörte er ein winselndes Geräusch. Er schenkte ihm keine Bedeutung und genoss den heftigen Wasserstrahl, doch beim Abtrocknen wurde es immer lauter. Schnell stieg er in seinen Schlafanzug und ortete das Gewinsel. Es führte ihn an Friedrichs Bett, wo dieser heulend inmitten des erbrochenen Abendessens saß und von schrecklichen Bauchschmerzen geplagt wurde.

Oh nein, nicht doch!, durchfuhr es Heribert und er musste bei dem strengen Geruch an sich halten. Instinktiv wollte er nach Sophie rufen, aber sie brauchte ihren Schlaf. Kurzentschlossen zog er den zitternden Friedrich aus dem Bett und stellte ihn in die Dusche. Der heulte wie ein Schlosshund und konnte vor Schmerzen kaum gerade stehen. Was tat ihm der kleine Kerl Leid. Schnell zog er ihm einen frischen Schlafanzug an und legte ihn in sein eigenes Bett. Sophie schlief tief und merkte nicht das Geringste.

Danach schlich er ins Kinderzimmer und kämpfte mit dem übel riechenden Bettzeug. Als er endlich fertig war, war es fast Mitternacht geworden, und Friedrich wimmerte weiterhin. Er hatte eine verdächtig heiße Stirn. Was war jetzt die richtige Entscheidung? Sollte er Sophie doch wecken? Müde und des Kämpfens überdrüssig legte er sich wie schon so manche Nacht neben seinen Sohn. Im Halbschlaf beruhigte er immer wieder das fiebernde Kind.

Das Chaos nahm seinen Lauf. Heribert kam sich vor wie im Sog einer Welle. Um mit heiler Haut wieder am Strand ausgespuckt zu werden, war Stillhalten angesagt. Bloß nicht zu tief hineintauchen!

Sophies zweite Therapieeinheit kam schneller als erwartet, und in den Tagen davor drehte sich alles nur um Friedrich. Es war ein Hin und Her, Dr. Meier hatte zum Abwarten geraten.

Friedrichs Bauchschmerzen hatten sich als akute Blinddarmentzündung entpuppt, und Heribert musste ihn unverzüglich zur Operation in die Kinderklinik bringen. Freundin Gaby war mit Sophie zur Tagesklinik unterwegs. Glücklicherweise kümmerte sich Frau Möricke um Justus und Julika.

Heribert lief wie ein eingesperrter Wolf in den Gängen des Operationsbereiches auf und ab. Immer wieder fiel sein Blick auf die grünen Buchstaben: EINTRITT VERBOTEN – OP. Hinter diesen Türen lag sein Ältester und war dem Können der Anästhesisten und Chirurgen ausgeliefert. Plötzlich wurde ihm flau im Magen, und er flüchtete nach draußen.

Die frische Winterluft tat ihm gut; sein Kopf wurde allmählich klarer und ihm kam die Idee Robert anzurufen. Er war überrascht, dass Robert sofort abnahm.

„Hallo, ich bin's, Heribert. Ich falle schon wieder mit der Tür ins Haus, entschuldige, aber ich brauche jetzt auf der Stelle deine Hilfe. Bitte, wenn du kannst, komm sofort!"

Wenig später saßen die beiden Freunde auf den Wartebänken im Flur vor dem Operationsbereich. Heribert war über den freundschaftlichen Beistand erleichtert und lauschte fasziniert den Erzählungen Roberts. Endlich erfuhr er den wahren Grund für dessen mysteriöses Verschwinden!

„Heribert, du musst mir eines versprechen."

„Ja, was denn?", unterbrach er ungeduldig seinen Freund.

„Du musst mir einfach glauben, was ich dir erzähle. Alles ist absolut wahr, auch wenn es wie ein Märchen klingt. Es ist die schönste Lovestory der Welt!"

Heribert konnte seine Unruhe kaum aushalten und er war drauf und dran aufzustehen, doch Robert hielt ihn mit einer Hand zurück.

„Heribert, als ich die Frau aus dem Bambus an dem bewussten Abend endlich eingeholt hatte – sie rannte nämlich verdammt schnell – blieb mir nichts anderes übrig, als sie mit beiden Armen festzuhalten. Ich hielt ihren starren Körper umklammert und spürte nur das Rasen ihres Herzens. Zu meiner großen Überraschung löste sich ihre Starre und wir standen eng aneinandergeschmiegt im Dunkeln. Und da geschah in mir eine seltsame Verwandlung."

Robert räusperte sich und blickte unsicher zu Heribert, der spöttisch eine Augenbraue hochzog.

„Jetzt mach's nicht so spannend. Hast du sie geküsst?"

„Ja! Du kannst dir das nicht vorstellen. Es war, als hätten unsere Seelen nur auf diesen Moment gewartet."

Mit verklärtem Blick, als würde er sie gerade küssen, saß Robert schweigend neben ihm, den Blick in weiter Ferne.

„Ja, weiter!", drängte Heribert. „Und dann seid ihr Döner essen gegangen, oder was? Sei mir nicht böse, aber ich habe echt Mühe mitzukommen. Du wirst sie doch nicht in der ersten Nacht schon verführt haben!"

Heribert konnte die Verwandlung seines Freundes nicht nachvollziehen. Mit völlig verträumtem Blick erzählte Robert, dass er noch in derselben Nacht mit ihr geschlafen habe.

„Nicht dass du denkst, ich hätte jede Frau ins Bett gezogen, weil ich Monate lang auf Entzug war. Es ging von uns beiden aus. Es war eine unbeschreibliche Energie zwischen uns. Ich habe so was noch nie erlebt."

Danach herrschte Schweigen zwischen ihnen. Heribert lief ein paar Schritte zu der großen Glasfront und blickte ins Freie. Sein Schädel brummte. Robert stand auf einmal neben ihm und setzte seine Erzählung fort.

„Wir schwebten beide auf Wolke sieben und sind am nächsten Morgen einfach abgehauen. Der Welt den Rücken kehren und abtauchen, ohne Verstand! Versteh mich nicht falsch: Ich hatte auch eine schöne Zeit mit Ulrike, aber dass ich mich jemals wieder so verlieben könnte, habe ich in meinen kühnsten Träumen nicht für möglich gehalten."

Nachdenklich meinte Heribert: „Und wohin seid ihr abgetaucht?"

„Naja, nach Paris, in die Stadt der Liebe. Ich musste einfach mal wieder nur an mich denken. Das ist das Geheimnis."

Kaum hatte Robert den Satz beendet, öffnete sich die Tür und zwei Schwestern schoben einen schlafenden Friedrich an ihnen vorbei. Heribert fuhr herum wie von einer Tarantel gestochen.

„Moment mal, das ist doch mein Sohn. Hat er alles gut überstanden?"

„Sie sind der Vater?", fragte die eine Schwester streng über den Rand der Brille blickend.

„Natürlich, ich sitze hier schon die ganze Zeit. Man hat mir gesagt, ich solle warten."

„Dann kommen Sie bitte mit, wir bringen Ihren Sohn jetzt auf die Kinderstation. Dort können Sie dann bei ihm wachen, bis der Arzt kommt und Ihnen alles erklärt."

Das hörte sich so an, als sei etwas Erklärungsbedürftiges passiert. Angstvoll deutete Heribert Robert an, ihm zu folgen. Im Eilschritt hängten sie sich an die Karawane und waren nach einigen Minuten im Zimmer gelandet. Dort lagen zwei weitere Kinder schlafend mit Tropf am Arm. Kaum hatten die beiden Schwestern das Zimmer verlassen, breitete sich eine eigentümliche Stille aus.

Heribert und Robert zogen sich Stühle neben das Bett und Heribert nahm flüsternd, den Blick auf Friedrich gerichtet, das Gespräch wieder auf.

„Ich kapier nur eines noch nicht. Wer ist diese Person, in die du verknallt bist und die nicht Frau Wünschelmann ist? Und warum hat sie mich in dieser seltsamen Verkleidung beschattet? Was sollte das Ganze?"

Friedrich warf den Kopf hin und her und stöhnte leise vor sich hin. Heribert hielt seine kleine Hand fest in seiner.

„Das ist eine lange Geschichte", murmelte Robert ausweichend, „und genauso seltsam, wie alles andere, was ich dir bisher schon aufgetischt habe."

„Mensch, spann mich doch nicht so auf die Folter!", beschwerte sich Heribert bei seinem Freund. Bei diesem Satz flog die Türe auf und ein Weißkittel platzte herein. Robert ergriff die Flucht und verabschiedete sich mit den Worten: „Ich rufe dich später an, wir können uns ja heute Abend bei dir treffen, okay?"

Heribert grummelte ein knappes „okay" und stellte sich dem Arzt als Vater des Frischoperierten vor. Mit arrogantem Ton berichtete der Chirurg über den Beinahe-Durchbruch des Blinddarms. Die Operation war in allerletzter Minute erfolgt. Beim Hinausgehen sagte er noch, wenn es Komplikationen gäbe, solle Heribert sich an den Dienst habenden Arzt wenden. Damit ließ man ihn wieder mit seinem Sohn alleine.

Der Abend war in Windeseile hereingebrochen. Heribert war zum Umfallen müde. Etwas verkrampft hielt er die Hand seines Kindes. Nach einigen Minuten legte er seinen Kopf auf das Bett und schlief im Sitzen ein.

Als wenig später die Krankenschwester das Zimmer betrat, um den Gesundheitszustand ihrer kleinen Patienten zu überprüfen, stellte sie fest, dass es Friedrich richtig schlecht ging. Er war vom hohen Fieber schweißgebadet und ruderte vor Schmerzen unruhig im Bett hin und her. Nachdem sie ihm eine weitere Infusion angehängt hatte, legte sie Wadenwickel an. Während dieser Prozedur konnte Heribert mal schnell verschwinden.

In der Cafeteria kaute er ein latschiges Wurstbrötchen und kippte eine Flasche Cola herunter. Zurück im Zimmer, hatte ihm die Schwester eine Klappliege mit Bettzeug bereitgestellt. Sie bat ihn, diese Nacht neben seinem Kind zu verbringen. Schicksalsergeben stopfte er das Bettzeug in die Bettwäsche und legte sich brav auf die unbequeme Campingliege. Neben ihm röchelten drei kranke Kinder und wieder spürte er eine gespenstische Ruhe im Raum.

Er starrte an die Decke und sah Robert mit irgendeiner Frau Händchen haltend die Champs-Elysées herunterlaufen und verliebt den Eifelturm erklimmen. Neid stieg in ihm hoch, obwohl er Robert seine neue Liebe gönnte. Die Beziehung zu Sophie hatte sich seit der Erkrankung verändert. Seine Verliebtheit und seine Begierde musste er ständig in Zaum halten. Der Krebs stand zwischen ihnen, und er hatte Rücksicht zu nehmen. Er musste Sophie teilen, das machte ihn rasend vor Eifersucht.

Fast schon im Schlaf murmelte er leise vor sich hin.

„Verdammter Krebs. Aber warte, ich gewinne. Diese Frau gehört mir!"

Sophie kehrte völlig überdreht und mit irren Kopfschmerzen am frühen Abend von ihrer Odyssee der zweiten Chemotherapie zurück. Gaby musste sie die Treppe zur Haustür hoch stützen, so schwach war sie auf den Beinen. Großmutter Rosemarie hatte am späten Nachmittag Frau Möricke abgelöst und wartete mit Julika und Justus. Als Julika ihre Mutter erblickte, schrie sie nach Leibeskräften.

In den letzten Tagen hatte sie ein völlig neues Verhalten gezeigt: Sobald sie Sophie erspähte, ließ sie sich nur von ihr anfassen und klammerte sich wie ein Äffchen an ihr fest. Obwohl Sophie speiübel war, nahm sie als erstes Julika auf den Schoss, in der Hoffnung das Geschrei abstellen zu können. Doch Julika brüllte weiter.

Sophie sehnte sich nur danach, schnell in ihr Bett zu gelangen und schleppte sich mit dem heulenden Kleinkind nach oben. Langsam beruhigte sich Julika neben ihr. Von Übelkeit übermannt rannte Sophie ins Bad und schaffte es gerade noch, den Toilettendeckel nach oben zu klappen. Schreiend verfolgte Julika ihre Mutter und starrte wenig später schluchzend auf sie, die sich mehrmals hintereinander übergeben musste.

Rosemarie machte ihr klar, dass sie Julika und Justus mit zu sich nehmen würde. Völlig erschlagen willigte Sophie ein. Ihre Mutter packte die schreiende Julika und verließ hastig das Haus. Justus lief heulend hinter her. Das war zu viel!

Sophie hielt sich die Ohren zu und zitterte wie Espenlaub. Ihr Kopf schien vor Schmerzen zu zerspringen. Eine neue Welle der Übelkeit überfiel sie und raubte ihr fast den Verstand. Gaby entschied sich, Hausarzt Dr. Maier zu rufen, der wenig später eintraf und Sophie eine Spritze verpasste.

Die Wirkung war grandios. Sie wurde schläfrig und träumte sich in eine heile Welt, eine Welt, wie sie sie aus der Zeit vor ihrer Erkrankung kannte. Gaby hielt geduldig Wache.

Draußen war es dunkel, als Sophie wieder zu sich kam. Sie brauchte eine Weile, bis sie registrierte, dass sie in ihrem eigenen Bett lag und nicht im Krankenhaus. Wie beim ersten Mal fühlte sie sich ringsum zwei Zentimeter dicker. Alles war aufgedunsen, ihre Finger so stark aufgeschwemmt, dass sich ihr Tastsinn veränderte. Ihre Augenlider waren geschwollen und sogar die Lippen. Sophie spürte regelrecht, wie sich das Gift in allen Zellen ausgebreitet hatte, und sie bemühte sich, an das Gold in ihren Adern zu denken.

Mit offenen Augen starrte sie an die Decke, und in ihrem Inneren überfluteten sie die Eindrücke dieses Tages. Obwohl sie vor kurzem noch Furcht verspürt hatte vor dem Gedanken, sich aus der als so sicher empfundenen Krankenhauswelt in den Alltag zurück zu begeben, empfand sie jetzt geradezu das Gegenteil: Die in sich geschlossene Klinikwelt wirkte wie ein Gefängnis auf sie, in dem sie zum Glück nur kurz verweilen musste.

Sie blickte sich um und sah, dass Gaby unweit des Bettes saß und in einer Zeitschrift blätterte. Sophie räusperte sich, und ihre Freundin blickte auf.

„Gaby, ich sehe gerade wieder die Patienten vor mir, die wir getroffen haben“, sagte sie in den Raum, „und sie erscheinen mir wie Monster. Sehen wir Kahlköpfe wirklich so schrecklich aus oder finde nur ich das?“

Gaby legte die Zeitschrift beiseite und setzte sich näher an Sophies Bett.

„Erst muss ich wissen, ob es dir wieder besser geht", sagte sie wie eine strenge Krankenschwester. „Und überhaupt musst du jetzt sehr viel trinken, damit die Überreste der Giftstoffe aus deinem Gewebe geschwemmt werden können."

„Ja", antwortete sie ergeben, „ich weiß. Also her mit dem Wasser, ich versuche es."

Als der erste Schluck ihre Kehle hinunterfloss, merkte Sophie, wie durstig sie war. Gleichzeitig drohte der Brechreiz wieder zu erwachen. Je weniger sie sich beim Schlucken verkrampfte, umso leichter ging es. Trinken war in diesem Zustand Schwerstarbeit.

Dann musste sie noch einen Moment warten, bis sie sprechen konnte, denn auch das konnte im schlimmsten Fall Übelkeit hervorrufen. Sie atmete flach und nach innen gekehrt, streckte ihre müden Glieder unter der Bettdecke aus und starrte zur Decke.

Endlich meldete sich Sophie die Zweite.

‚Hallo, meine Liebe. Ich glaube, du kannst eine Portion Lob vertragen. Wie viel soll es sein?'

‚Tausend Gramm, bitte schön!', antwortete Sophie und freute sich über die Heiterkeit.

‚Genehmigt. Ich finde, du bist großartig. So ruhig und gelassen, wie du diesmal an alles rangegangen bist, bewundernswert. Eigentlich könnte sich jeder Manager eine Scheibe bei dir abschneiden!'

‚Du meinst, wie ich mich mental auf die zweite Etappe eingestellt habe?'

‚Ein heißer Tipp aus dem Training für Spitzensportler oder Manager!', flötete Sophie die Zweite jetzt. ‚Mentales Training, hast du mit Sicherheit schon mal gehört. Sportler und Manager orientieren sich am Erfolg und arbeiten auf ein Ziel hin. Du musst die einzelnen Erfolgsschritte als solche wahrnehmen, sonst geht die mentale Wirkung auf dem Weg zum großen Ziel verloren!'

Sophies Stirn kräuselte sich. Sie rutschte sich in ihrem Bett bequemer zurecht. Erfolg zu haben bedeutete in ihrer Situation, die vielen kleinen Abschnitte der Behandlung bewusst als Erfolg für die Heilung wahrzunehmen.

‚Und was mache ich, wenn es mir ganz schlecht geht?'

‚Na ja, das klingt jetzt etwas nach Guter-Mensch-Allüren, aber genaugenommen ist es hier wie bei den positiven Teilen. Sie zählen auch als Erfolg für die Heilung.'

‚Puh, jetzt verlangst du aber viel von mir.'

Sophie spürte, dass diese Krankheit die härteste Geduldsprobe darstellte, die sie bisher zu bestehen gehabt hatte. Sich vorzunehmen, wie ein Spitzensportler mental auf alle Teile des Wettkampfs eingestellt zu sein und damit die schweren Stunden einzuplanen, schien ihr unmöglich. Bei diesen Gedanken verdüsterte sich ihr Gesichtsausdruck.

Für Gaby war es schrecklich, so untätig herumzusitzen, während Sophie offensichtlich unglücklich war. Es kam ihr unendlich lange vor, bis Sophie sich aus ihrer nachdenklichen Starre löste und wieder den Mund aufmachte.

„Gaby", sagte sie ernst, „ich muss lernen, das Schreckliche, das Schwere und den Gedanken an den Tod zu ertragen und nichts, aber auch gar nichts daran umzudeuten. Meine Lage anzunehmen, wie sie ist, ist das Allerschwerste. Ich möchte es einfach nicht wahrhaben."

Gaby entdeckte auf einmal an Sophie eine Seite, die sie nie an ihr wahrgenommen hatte. Mit ihrem kahlen Kopf sah sie aus wie ein Kind, aber innerlich war sie ungeheuer gereift. Sie hatte großes Mitleid mit ihr und fasste ihre Hand. Gleichzeitig war sie beeindruckt von Sophies Stärke.

„Bitte", flüsterte Sophie, „erzähle mir die Geschichte vom Sand. Ich möchte sie noch mal hören. Vielleicht kann ich meiner Verwandlung besser zustimmen und die schweren Stunden leichter annehmen."

Gabys erfüllte ihr diesen Wunsch gern; ihre Stimme beruhigte Sophie. An der Stelle, als sich der Bach in die geöffnete

Arme des Windes begab, um sich über die Wüste tragen zu lassen, saß Sophie plötzlich senkrecht im Bett.

„Jetzt reicht's. Gaby, jetzt brauche ich was zu essen. Das hilft mir bei der Verwandlung und steigert den Erfolg." Gaby war überrascht über den schnellen Stimmungswechsel ihrer Freundin und mimte die Lustige. „Was darf's denn sein?"

„Eine Banane bitte!"

Gaby ging in die Küche und kam mit der Banane zurück, die sie wie ein dreigängiges Menü auf einem silbernen Tablett drapierte hatte. Beide lachten.

„Es schmeckt sogar, obwohl ich irgendwie gar nicht schmecke, was ich esse. Aber ich weiß ja noch, wie Bananen schmecken. Das hilft!", ulkte Sophie, doch unvermittelt blickte sie wieder ernster.

„Hey, was denkst du denn jetzt schon wieder?", wollte Gaby wissen.

„Ich sehe wieder die Patienten vor mir. Hast du auch die in der Ecke vor dem Eingang gesehen? Alle mit Infusionsständern und den orangefarbenen Beuteln. Das waren mit Sicherheit Krebspatienten."

„Ja, ich erinner' mich, fast alle mit Zigaretten in der Hand."

„Genau! Findest du es nicht völligen Wahnsinn, an der Chemo zu hängen und gleichzeitig zu rauchen?", fragte Sophie mit Erregung in der Stimme. „Dass denen nicht kotzübel ist, kapiere ich nicht."

„Vielleicht kriegen die eine andere Chemo. Es gibt doch mittlerweile so viele verschiedene Medikamente", versuchte Gaby ihrer Freundin zu erklären.

„Hmm, schon möglich, aber die orangefarbenen Beutel kriege ich auch", meinte Sophie und griff nach ihrem Wasserglas. Es ging ihr von Minute zu Minute ein bisschen besser, trotzdem musste sie eine kleine Redepause einlegen, die Sophie die Zweite für ein Statement nutzte.

‚Die Leute, die rauchen, sind bekloppt. Denen reicht ein Krebs wohl nicht! Die schaufeln kräftig mit an ihrem Grab. Auch 'ne Lebensaufgabe.'

Sie verspürte plötzlich eine unbändige Lust, dagegen Position zu beziehen und mit Sophie der Zweiten zu streiten.

‚Ich hab nie geraucht und trotzdem Krebs gekriegt. Das ist doch alles Quatsch mit der gesunden Ernährung und dem Rauchen. Die brauchen sicher ein Ventil, um mit allem klarzukommen. Vielleicht rauchen die und sagen sich, was schert mich mein Überleben.'

‚Schön und gut, aber bekloppt sind sie trotzdem. Jede Zigarette schadet der Lunge, das ist doch nun hinlänglich bewiesen!'

Die Diskussion war ihr auf einmal zuviel. Gefahren hier, Schäden dort – sie brauchte Abstand zu solchen Gedanken. Intuitiv legte sie sich die Hand auf die Glatze und legte sich wieder zurück. Von ihrer Hand breitete sich eine beruhigende Wirkung auf ihren Körper aus. Sie schloss die Augen, atmete ruhig ein und aus und klopfte sanft mit den Fingerspitzen auf ihren Kopf. Sie atmete tief in den Bauch und entspannte sich.

Sophie begann, ihre Glatze zu mögen, ein weiterer kleiner Erfolg ihrer Umwandlung. Sie fühlte sich auf einmal leicht an und dachte wieder an den Wind, der sie trug. Von Ferne hörte sie das Klingeln an der Haustüre. Dann kam Gaby mit einem bunten Blumenstrauß die Treppe herauf.

„Hast du einen Verehrer?“, wollte Gaby wissen.

„Nicht dass ich wüsste.“

„Vor der Haustüre stand ein ziemlich gut aussehender Mann in unserem Alter, der erst nach Heribert fragte und so wirkte, als sei er mit ihm verabredet. Als er hörte, dass er nicht zu Hause ist, gab er mir diese Blumen und bat mich, sie dir mit den besten Genesungswünschen zu überreichen.“

„Seltsam. Hat er auch gesagt, wie er heißt?“

„Robert Ludewig.“

„Hm, kenne ich nicht.“

Gaby verstaute die Blumen in einer Vase, doch Sophie wollte sie trotz ihrer Farbenpracht nicht im Schlafzimmer haben. Der Geruch war zu stark.

„Apropos Heribert. Hast du eine Ahnung, wie es Friedrich geht und ob Heribert noch bei ihm ist?"

„Nein, leider nicht, aber ich geh davon aus, dass er bei ihm geblieben ist. Heutzutage können Eltern doch in der Kinderklinik übernachten, und bei einem frischoperierten Kind ist das naheliegend."

„Hm, meinst du, ich soll ihn auf dem Handy anrufen?"

„Weiß nicht, ist es nicht schon zu spät?"

„So wie ich Heribert kenne, hätte er sich gemeldet, wenn irgendwas Wichtiges wäre. No news are good news", und sie gähnte herzhaft.

Dann überkam sie unvermittelt eine Mischung aus innerer Unruhe und Müdigkeit. Das Kribbeln in den Beinen war lästig, aber ihr Schlafbedürfnis erwies sich als stärker. Gaby schaltete das Licht aus und knipste die kleine Leuchte auf dem Frisiertisch an. Sophie schob sich ein Kissen unter die Knie.

„Gaby, kannst du heute hier schlafen? Ich kann jetzt nicht alleine sein. Ich fühle mich so ... ich kann's nicht beschreiben, aber es wäre schön, dich bei mir zu haben."

„Ja, das hab ich mir auch schon gedacht. Ist schon okay."

Sophie rutschte tiefer unter die Decke. „Gaby, kannst du mir bitte deine Hände auf den Kopf legen. Das beruhigt mich so schön."

Gabi setzte sich an die Bettkante. Es dauerte keine drei Minuten und Sophie war eingeschlafen.

Heribert hatte in der Firma kurz entschlossen eine Woche Urlaub eingereicht, was von seinem Team zähneknirschend hingenommen wurde. An eine Verabredung mit Robert war nicht im Geringsten zu denken. Er musste Friedrich versorgen und das Tag und Nacht. Der Junge erholte sich nach seiner Blinddarmoperation nur langsam, war äußerst weinerlich und ließ seinen Vater nicht aus den Augen. Sobald es ihm besser ging, musste Heribert mit ihm Schach spielen oder auf dem bunten Flur der Kinderstation auf und abgehen.

Manchmal hockten sie in einem Spielzimmer, wo es meist turbulent zuging. Beide fühlten sich zwischen nörgelnden Kleinkindern und müden Müttern absolut fehl am Platz. Heribert hatte Rückenschmerzen von der Klappliege, war nur notdürftig rasiert und hatte seit Tagen die gleichen Kleider am Leib.

In der Teeküche auf Station, die eigens für Eltern eingerichtet war, suchte er Zuflucht. Dort war es verhältnismäßig ruhig; er stand am Fenster und stierte in das trübe Novemberlicht. Er konnte verstehen, Friedrich brauchte ihn. Dieser war von der Operation sehr mitgenommen, und manche Kinderkrankenschwestern kannten keine Gnade. Sie waren hart und ruppig, was ihn übermäßig einschüchterte.

Trotzdem wurde Heribert allmählich ungeduldig. Ihm dauerte das alles viel zu lang.

Am dritten Tag landete ihre Stimmung auf dem Nullpunkt. Draußen schüttete es wie aus Eimern. Heribert versuchte seinen Sohn zu motivieren, etwas für seine Genesung zu tun, und schlug vor, auf dem Flur Ausdauertraining im Gehen zu veranstalten. Friedrich willigte mürrisch ein.

Als sie an der Toilette vorbeischlurften, begegnete ihnen ein Junge, der seinen Infusionsständer vor sich herschob und eine Glatze hatte. Seine Augen stachen aus dem blassen Gesicht wie kalte schwarze Steine hervor, und er wirkte wie ein uralter Mann. Friedrich blieb wie gelähmt stehen und starrte ihn unablässig an.

„Papa", flüsterte er, „der sieht ja aus wie Mama, nur in klein. Können Kinder auch schon so krank werden, dass ihnen die Haare ausgehen?"

Heribert antwortete mit einem Kloß in der Kehle: „Ja, das kommt vor."

„Papa, wie heißt diese Krankheit?"

Heribert hatte überhaupt keine Lust, jetzt den Aufklärer spielen zu müssen.

„Papa, warum sagst du nichts?“, bohrte Friedrich hellwach. Heribert flüchtete sich in die kühle Sachlichkeit. „Es gibt verschiedene Namen, aber der Überbegriff der Krankheit lautet Krebs.“

„So wie wir heißen? Heißt Mamas Krankheit auch Krebs und hat sie die, weil wir so heißen?“, brach es entsetzt aus dem Jungen heraus.

„Nein, Friedrich, das hat damit überhaupt nichts zu tun! Auch Müllers und Schneiders und Fritsches, jeder kann diese Krankheit bekommen. Komm, lass uns weiter gehen, dann erklär ich dir das.“

Während die beiden bedächtig den Flur entlang schritten, erklärte Heribert seinem Sohn die Geschichte, die er immer auf Lager hatte, von Hippokrates, dem alten Griechenland, den Fischern am Hafen und den Geschwüren. Friedrich dachte angestrengt nach. Plötzlich blieb er stehen.

„Papa, hab ich auch Krebs?“

„Nein“, erwiderte Heribert entschieden und bemühte sich, seinen Schreck nicht mitklingen zu lassen. „Du hattest eine Blinddarmentzündung. Bald darfst du wieder nach Hause.“

Er versuchte den Jungen auf andere Gedanken zu bringen und schlug eine Partie Schach vor.

Als er wenig später das Krankenhaus verließ, war er überrascht, dass Friedrich ihn bereitwillig hatte gehen lassen. Der Vater eines anderen Jungen hatte eine Spielrunde übernommen, und Heribert musste sein Ehrenwort geben, bis zur Schlafenszeit zurück zu sein. Er hastete zum Auto und fuhr schnurstracks zu Robert; sein Freund war ihm noch eine Antwort schuldig. Zusammen zogen sie auf einen Feierabendschoppen in die nächstbeste Kneipe.

Der Bericht der Ereignisse klang für Heribert zunächst völlig chaotisch: Die Frau in Schwarz, die seinen Bambus als

Unterschlupf genutzt hatte, hieß Verena Treusch und war dreiundzwanzig Jahre alt. Sie kam aus geordneten Verhältnissen, alles normal. Doch dann hatte ihr Vater die Familie über Nacht verlassen und sich nicht mehr um ihre Mutter, Verena und ihre beiden Geschwister gekümmert. Der Schock saß tief, besonders bei ihr. Verena hatte die Spannungen innerhalb der Familie mit 18 nicht mehr ausgehalten und war abgehauen. Ein Jahr später wurde sie ungewollt schwanger, verfiel nach der Geburt in Depressionen und konnte sich nicht aufraffen, ihre kleine Familie in den Griff zu bekommen. Das Jugendamt entzog ihr das Sorgerecht für ihre dreijährige Tochter wegen Vernachlässigung.

Kein Wunder, dachte Heribert, wenn sie stundenlang bei uns im Bambus steht, statt sich um ihr Kind zu kümmern!

Allerdings war der Vater des Kindes unauffindbar. Er hatte sich nach der Zeugung aus dem Staub gemacht. Das Kind wurde provisorisch in einem Kinderheim untergebracht. Als Verena das Sorgerecht zurückerhalten wollte, erhielt sie vom Jugendamt die Auflage, sich einer psychotherapeutischen Behandlung zu unterziehen. Zähneknirschend habe sie sich gebeugt, obwohl sie von derlei Methoden nichts hielt.

Die Therapie habe sie zwar gut gemeistert, zumindest empfand sie es so, aber das Gutachten ihres Therapeuten war für das Jugendamt nicht überzeugend. Sie musste sich weiteren Tests und Gesprächen unterziehen, und noch immer sei nicht klar, ob sie das Sorgerecht für ihre Tochter zurückbekommen würde.

„Vor lauter Verzweiflung, und weil sie nicht verstehen kann, weshalb man ihr eine depressive Phase, die sie aus eigenem Antrieb zu überwinden gedachte, anscheinend als psychischen Schaden ausgelegt und ihr das Sorgerecht entzogen hat, stand sie zuletzt kurz vor dem Selbstmord!"

Während er das erzählte, war Robert sichtlich ergriffen und empört. Heribert konnte sich nur all zu gut vorstellen, wie aufwühlend eine solche Geschichte war, wenn sie einem nahe stehenden Menschen widerfuhr. Er stellte sich für einen Moment vor, Sophies Erkrankung sei nicht physisch, sondern ausschließlich psychisch behandelbar – ihn gruselte dabei. Er war da mehr der konkrete Typ, her mit den Medikamenten. Stattdessen sah er sich nun zu einer höflichen Anteilnahme am Schicksal dieser Fremden gezwungen.

„Das tut mir leid, Robert. Aber warum stand sie bei uns im Garten?"

„Sie hatte sich innerlich von der Welt verabschiedet und war wie in einer Trauerstarre eingefroren. Von dir wollte sie nichts. Sie wusste ja auch nichts von Sophies Situation. Sie wollte nur die Kinder sehen und sich an eurer anscheinend heilen Welt erfreuen. Kannst du das nicht verstehen?"

„Ehrlich gesagt, nur schwer."

Heribert nahm einen großen Schluck aus seinem Glas und warf einen Blick auf die Uhr. Noch dreißig Minuten, dann musste er wieder zurück zu Friedrich.

„Bliebe nur noch zu klären, warum mich die Wünschelmann mit obszönen Anrufen belästigt hat", meinte er, „aber das spielt jetzt auch keine Rolle mehr."

Die beiden Männer saßen sich schweigend gegenüber. Robert traute sich in dieser Situation nicht, Heribert noch mehr von seiner jungen Liebe zu berichten. Er befürchtete ihn damit zu überfordern. Sein neues Glück stand in krassem Gegensatz zu den Sorgen, die Heribert zurzeit plagten.

Doch er hatte sich geirrt, denn genau das wollte Heribert unbedingt wissen. „Und du bist jetzt total verliebt, oder wie?"

„Ja, Heribert. Wir sind im siebten Himmel! Wenn ich mir vorstelle, was sie und auch ich hinter uns haben, dann grenzt es an ein Wunder, dass es uns gelingt alles wegzuschieben, sobald wir uns sehen. Zusammen können wir vergessen und uns sogar einen neuen Anfang vorstellen."

Heribert schmunzelte vor sich hin.

„Was ich mit ihr erlebe, ist einfach das Größte!", schwärmte Robert und fügte zögerlich hinzu: „Wenn du verstehst, was ich meine."

Und ob Heribert verstand! Er hatte ja neulich erst Ähnliches mit Sophie erlebt. Dass sie gemeinsam den ersten großen Schritt ihrer Krankheit überstanden hatten, ließ ihre Liebe auf überraschende Weise gestärkt und verwandelt aufleben, ein bisschen wie der Phönix aus der Asche. Sehnsüchtig dachte er an sie, an ihren Körper, ihre Zartheit, ihre Hingabefähigkeit, und spürte, wie sich der Stoff an seinem Reißverschluss leicht spannte. Er wandte sich wieder Robert zu.

„Und wie geht es jetzt mit euch weiter?"

„Gute Frage. Darüber haben wir kaum gesprochen. Klar ist nur, dass wir füreinander bestimmt sind."

„Der Altersunterschied zwischen euch spielt keine Rolle?", wollte Heribert noch wissen.

„Ehrlich gesagt, nein. Früher hätte ich das auch nicht für möglich gehalten, aber Verena hat schon soviel in ihren jungen Jahren erlebt. Sie ist daran gereift. Wir treffen uns einfach in der Mitte. Bei ihr spüre ich immer, dass ich im Innersten jung geblieben bin."

Heribert nickte verständig. Dann fiel sein Blick wieder auf die Uhr; er musste los. Er konnte sein Versprechen unmöglich brechen. Ein gegenseitiges aufmunterndes Schulterklopfen gab ihm die Zuversicht, dass er es bald geschafft hatte.

„Ich freue mich schon auf den Tag, an dem bei uns wieder so viel Normalität herrscht und ich dich endlich Sophie vorstellen kann und du uns Verena."

Robert lachte, und es war ihm deutlich anzumerken, dass auch er sich freute.

Als Heribert schon im Auto saß, klopfte er noch mal an die Scheibe. Heribert ließ sie herunter und blickte seinen Freund fragend an, worauf Robert zurückgab: „Wenn du mal wieder Unterstützung brauchst, lass es mich wissen. Ich bin für dich da."

In der darauffolgenden Woche hätte Sophie eine Arie anstimmen können, um ihr Glück zu besingen. Die Übelkeit war gewichen, und langsam spielte sich eine Form der Normalität ein. Das spürte sie an den Reaktionen der Kinder. Julika schrie nur noch gelegentlich und ließ sich auch von anderen versorgen. Justus schlüpfte immer wieder bei Frau Möricke unter und fand es klasse, dort wie ein Einzelkind der geballten Aufmerksamkeit zweier Erwachsener sicher zu sein. Friedrich holte sich seine Portion Zuwendung bei Sophie und wurde von Tag zu Tag kräftiger. Sophies Mutter kümmerte sich immer wieder um die Kleine oder überprüfte mit Engelsgeduld Friedrichs Hausaufgaben.

Langsam hatte Sophie den Dreh heraus, wie sie ihre mickrigen körperlichen Kraftreserven einigermaßen sinnvoll über den Tag verteilen musste, um nicht ständig völlig erschöpft neben sich zu stehen. Das Wichtigste waren regelmäßige Ruhephasen, am besten im warmen Bett oder auf dem Sofa. Gaby begleitete sie gelegentlich zu einem Waldspaziergang oder unternahm einen Einkaufsbummel mit ihr.

Bei einer ihrer Touren hatte Sophie neben passenden Klamotten auch einen wunderschön warmen, königsblauen Filzhut gefunden. Mit dem fühlte sie sich wohler als mit der kratzenden Perücke und empfand ihn als die absolute Neuentdeckung des Winters. Aus den Rückmeldungen der Kanzlei wurde ihr deutlich, dass ihre Arbeitskollegen mittlerweile gut ohne sie zurechtkamen, und sie fand sich langsam mit dieser Pause ab.

Ein Gärtner hatte den Garten winterfest gemacht, und der Advent stand vor der Tür. Heribert und Sophie hatten beschlossen, die Vorweihnachtszeit so stimmungsvoll wie immer zu gestalten und es den Kindern an nichts mangeln zu lassen. Gaby bastelte in diesem Jahr die Adventskette, Frau Möricke kümmerte sich um den Nikolaus, Sophies Mutter erledigte die Weihnachtsgeschenke, und Sophie blätterte zwischendurch in allen möglichen Katalogen, aus denen sie eifrig Kinderkleidung und Spielzeug, Haushaltsartikel und Büromaterial bestellte.

Obwohl die Pflanzzeit schon vorbei war, hatte sich Sophie in den Kopf gesetzt, vor dem ersten Frost noch ihre Tulpenzwiebeln in der Erde zu vergraben. Das Kraftwerk Zwiebel und der dazu nötige kalte Winter beflügelten sie immer wieder sich daran zu erinnern, wie viel Kraft in ihr steckte, die sich erst vollends zeigen würde, wenn für sie der Frühling wiederkehren würde.

Jetzt standen Friedrich, Justus und Julika in Gummistiefeln neben ihr im Garten. Für die Pflanzaktion hatte sie sich wieder eine kleine Geschichte zurechtgelegt. Erst suchten sie zusammen einen schönen Platz aus. Justus buddelte voller Eifer ein großes Loch.

Dann fischte Sophie die Plastiktüte aus ihrer Manteltasche, in der sie ihre Haare gesammelt hatte, und erklärte ihnen, die Haare wären ein warmes Bett für die Tulpenzwiebeln, weil die Natur nichts wegschmeißt.

Zusammen mit Sophie legte Friedrich sie feierlich in die kalte und feuchte Erde. Jedes Kind suchte fünf Tulpenzwiebeln aus und bettete sie auf das Haar. Justus und Friedrich füllten anschließend Erde darüber. Sophie hatte ein kleines Schild mit einer Tulpe gebastelt, welches Julika in die Erde bohrte.

In der Hocke, auf Augenhöhe mit ihren Kindern, erklärte sie ihnen mit feierlicher Stimme: „Jetzt kommt bald das Christkind, dann feiern wir das Neue Jahr, und im Frühling, wenn die Vögel wieder singen, werden diese Tulpen blühen. Dann bin ich wieder gesund und meine Haare beginnen zu wachsen."

Die Kinder standen andächtig staunend im Garten. Julika beendete diese Aktion mit verschwörerischer Miene und flüsterte einen ihrer rührenden Dreiwortsätze.

„Mama Haare wieder!"

Als Sophie am Abend Heribert davon erzählte, hielt er sie zärtlich im Arm. „Ich finde, du machst das wunderbar mit den Kindern."

„Danke, eine solche Bestätigung kann ich gut gebrauchen. Ich bringe es nicht übers Herz, in ihrem Beisein zu klagen oder mich hängen zu lassen. Sie sind so feinfühlig und jedes auf seine Weise lieb zu mir."

Später im Bad machte Sophie eine erschreckende Entdeckung. Ihre Schamhaare waren gänzlich verschwunden. Auch an den Beinen, die sie sonst immer rasiert hatte, war alles glatt. Komisch, dass ihr das jetzt erst auffiel. Sie kam sich vor wie ein Mädchen und genierte sich plötzlich vor sich selbst. Ihr Selbstbewusstsein als Frau war in diesem Moment wie ausradiert. Unmöglich! Es konnte doch nicht nur an gekringelten Haaren hängen. Sicher würden ihre Kinder jetzt unverblümt kommentieren, dass Mama auch am Po eine Glatze hatte.

„Popoglatze", sagte sie zu sich selbst und zog schnell ihren Schlüpfer an.

Dann kuschelte sie sich zu Heribert ins Bett. Er war in sein Buch vertieft. Mit Küssen versuchte sie ihn dazu zu bewegen, seine Lektüre zu beenden. Sie raunte ihm die Neuigkeit von ihrer totalen Nacktheit zu und gestand, dass sie sich schäme. Gleichzeitig spürte sie eine leise Erregung zwischen ihren Schenkeln.

Heribert streichelte sie lächelnd am Hals und murmelte schelmisch: „Ich schlage vor, wir machen das Licht aus."

„Du bist genial", kicherte sie und gab sich ganz ihrer stärker werdenden Begierde hin.

In der Dunkelheit tasteten sie ihre Körper ab. Seine Bewegungen an ihrem Körper erregten sie immer stärker. Als Heriberts Hand auf ihrem Kopf landete, zuckte Sophie noch kurz zusammen. Seine Fingerkuppen bezogen ihren Kopf liebevoll und vorsichtig in die Tastorgie ein, und Sophie entspannte sich mehr und mehr. Hinter ihren Ohren und am oberen Halsansatz fühlte sie ein prickelndes Verlangen. Als er ihre Ohrläppchen küsste, tanzten ihre Gefühle zwischen Scham und gleichzeitiger Lust, zwischen Hingabe und innerer Abwehr. Die Hingabe siegte. Genau in dem Moment, in dem sich Liebende am nächsten sind, wurde Sophie von einem unermesslichen Glücksgefühl erfasst. Sie schwebte in grenzenloser Leichtigkeit vereint mit ihrem Heribert und glaubte alle Hüllen der Not und Verzweiflung abzustreifen.

Nach ihrem Höhepunkt wurde Sophies von einem Weinen geschüttelt. Salziges Wasser brach den Staudamm ihrer verborgenen Anspannung. Die Tränen wirkten erlösend, und sie fühlte sich wie neugeboren.

Immer wieder zog es Sophie in den Wald. Die frische klare Luft reinigte nicht nur ihre Atemorgane, sondern auch ihre Gedanken. Voller Verehrung blickte sie auf die kahlen Bäume, die majestätisch ihren Weg säumten. Manches Mal, wenn sie im Wind ächzten und knarrten, glaubte sie ein Stöhnen zu hören. Sophie bewunderte, wie sie geduldig standen und den nahenden Winter als Teil ihrer Geschichte hinnahmen. Sie erwischte sich immer wieder dabei, wie sie sich wünschte, alles wäre schnell vorbei. Ja, ihr Winter müsse gar nicht existieren. Sie sehnte sich nach Dauerfrühling, sie wollte blühen und ihre Haare im Wind wehen lassen.

Sophie die Zweite begleitet sie oft auf ihren Spaziergängen und erinnerte sie an ihr großes Ziel. Sie überlegte, gegen die Ungeduld im Wald noch ein paar Tulpenzwiebeln zu vergraben. So müsste sie das Frühjahr abwarten und das Werden der schönen Blüte und ihr Gesunden dem Lauf der Natur überlassen. Bei jedem Spaziergang könnte sie dann prüfen, wie weit die Natur gekommen war, vorausgesetzt, kein Tier würde sich über die saftigen Knollen hermachen.

Sophie pflanzte weitere Zwiebeln entlang ihres Lieblingsweges, erzählte jedoch niemandem davon. Im kommenden

Frühjahr wollte sie ihre Lieben bei einem Spaziergang damit überraschen.

Da sie die abgelegenen Wege bevorzugte, wurde sie bei ihrer Pflanzaktion von keinem Spaziergänger gestört. Auf dem Heimweg begegneten ihr dann Horden von Joggern, darunter auch eine Gruppe drahtiger schwitzender Männer, die ihre schlafenden Kinder in geländegängigen dreirädrigen Wagen lässig vor sich herschoben.

Der Anblick weckte in ihr urplötzlich das Bedürfnis nach sportlicher Betätigung. Ohne lange nachzudenken begann sie zu laufen. Schnaufend, schwindelig und mit zittrigen Knien gab sie nach fünfzig Metern auf.

‚Sophie', wurde sie von ihrer inneren Begleiterin ermahnt, ‚jetzt nimm's doch an, wie es ist und frustriere dich nicht selbst!'

Atemlos formulierte sie ihre Verteidigung: ‚Wenn es so leicht wäre, würde ich es ja tun. Aber ich musste es ausprobieren, um es wirklich zu begreifen.'

Zu Hause flirrte die Luft. Die Kinder wuselten wie aufgescheuchte Ameisen an ihr vorbei und verstauten ihre Kuscheltiere in Tüten. Nicht einmal Julika nahm keine Notiz von ihr. Justus rannte mit seinem kleinen Koffer in die Diele und verkündete fröhlich: „Mama, wir haben eine Überraschung für dich. Wir verreisen für ein paar Tage!"

„Wie bitte?", entfuhr es Sophie beleidigt. „Ich kriege hier ja wohl gar nichts mehr mit! Nehmt ihr mich etwa nicht mit?"

„Nein", erwiderte Justus knochentrocken, „du musst erst ganz gesund werden!"

Sophie hätte bei dieser Antwort am liebsten geheult. Ihre Mutter nahm sie in den Arm und führte sie beiseite.

„Sophie, hör zu, er meint es nicht so, aber für die Kinder geht das Leben ganz normal weiter. Freu dich, dass sie so ehrlich und gut beieinander sind. Ich war vorhin mit Friedrich zur Nachuntersuchung beim Arzt und der meinte, eine kleine

Luftveränderung würde dem Jungen gut tun. Hartmut und ich haben uns daher kurzfristig entschlossen, mit allen dreien eine Woche wegzufahren. Heribert weiß Bescheid. Ich hoffe, wir haben dich jetzt nicht zu sehr überrumpelt. Entschuldige, dass ich dich nicht vorher gefragt habe."

Von der Spontaneität überrascht, fand sie dann doch die Idee und die Tatkraft ihrer Mutter bewunderswert. Es war für sie tatsächlich nicht mehr möglich, alle Fäden selbst in der Hand zu halten. Die Dinge entwickelten eben eine gewisse Eigendynamik, die Sophie langsam annahm. Rosemarie hatte Recht. Das Leben der Kinder ging weiter, und es war wichtig, dass sie eine gewisse Normalität spürten. Sogar die kleine Julika war voller Freude, solange sie im Schlepptau ihrer Brüder unterwegs war.

„Und du kannst in aller Ruhe deine nächste Chemotherapie über dich ergehen lassen. Nach unserer Rückkehr feiern wir alle zusammen das schönste Weihnachtsfest."

„Das hast du schön gesagt, Mama. Wann wollt ihr los?"

„In zehn Minuten."

Friedrich trat mit halb offener Hose aus der Toilette und stopfte diverse Hemdschichten in den Hosenbund. Er hatte wohl das Gespräch mitangehört und versuchte Sophie zu trösten: „Mama, denk dran, wenn unsere Tulpen blühen, ist alles wieder gut."

Die plötzliche Stille im Haus machte ihr zu schaffen. Gedankenverloren schlenderte sie ins Wohnzimmer und verscheuchte die unangenehme Ruhe mit dem Vierten Violinkonzert von Mozart. Die Musik entfachte in Sophie ein Feuerwerk der Empfindungen. Bei den hohen Tönen der Geige fühlte sie ihr Herz vor Dankbarkeit fast zerspringen. Die Freude, am Leben zu sein, durchströmte jede Zelle ihres Körpers. Dass es ihr vergönnt sein würde, das nahende Weihnachtsfest in besserer Gesundheit mit ihren Lieben zu feiern, steigerte die Freude.

Weihnachten läutete für sie Halbzeit ein. Die Hälfte der Chemo wäre geschafft! Ihr Ziel rückte in greifbare Nähe. Es folgte eine Passage tiefer Geigentöne, die Sophie für kurze Zeit melancholisch stimmten. Unwillkürlich tauchte Frau Cherny in ihren Gedanken auf. Weihnachten war für sie womöglich Endzeit. Die letzten Wochen ihres Lebens? Alles hat seine Zeit, dachte sie, und die Musik scheuchte ihre Traurigkeit fort, ja, Sophie wagte einige Drehungen und tanzte vor Freude im Raum.

Als das Sinfonieorchester beim Allegro im ersten Satz seine ganze Fülle in den Raum ergoss und Sophie am ganzen Körper vibrierte, bedeckte Heribert mit beiden Händen ihre Augen. Sophie quietschte vor Schreck, und er küsste sie zärtlich am Hals. Beim Adagio bewegten sie sich eng umschlungen. Die Perücke verrutschte. Mit einem Griff befreite sich Sophie von den kratzenden Kunsthaaren und feuerte sie hinter das Sofa. Heribert küsste ihre warme zarte Kopfhaut, und Sophie genoss es. Ihre Scham über den unbedeckten Schädel war verschwunden. Heribert zog sie an sich und setzte sich mit ihr auf das Sofa.

„Liebling, ich hab' dir was mitgebracht!", flüsterte er in ihr Ohr. Umständlich zog er ein kleines Päckchen aus der Tasche seines Jacketts. Staunend betrachtete sie ein Stück blauen Stoff, auf dem sich kleine Pinguine tummelten.

„Was ist denn das?", fragte sie lachend.

„Eine Schlafmütze", antwortete Heribert voller Stolz, „ich fand sie im Schaufenster eines noblen Herrengeschäftes. Die musste ich dir einfach kaufen, damit du nachts nicht mehr am Kopf frierst."

Sophie stülpte sich ihr Geschenk über den Kopf und rannte zum Spiegel. Lachend kam sie zurück. Sie sah wirklich lustig aus, und es war wunderbar warm und weich am Kopf.

Sie alberten herum und bereiteten sich dann ein gemütliches Abendessen bei Kerzenschein. Es kam ihnen vor wie eine Zeitreise, als tauchten sie erneut in die unbeschwerte

Zeit ein, in der sie sich kennen gelernt hatten. Jetzt war es wie ein Neuanfang.

Zu guter Letzt fischte Heribert etwas aus seiner Hosentasche. Zärtlich nahm er Sophies dünne Hände in die seinen und streifte ihr einen Ring mit einem kleinen Rubin und zwei Brillianten über den Ringfinger der linken Hand.

„Sophie, dieser Ring soll dich beschützen und dir zeigen, wie sehr ich dich liebe und mir wünsche, dass du durchhältst."

Sie schaute ihm in die Augen und versank in seinem Blick. Die Zeit stand still. Auf dem Anrufbeantworter hörten sie aus der Entfernung die Stimme von Rosemarie, die ihnen ihre Ankunft mitteilte. Die Kinder seien guter Dinge.

Dann erzählten sie sich ihre Gedanken und Empfindungen, die jeder in den letzten Wochen für sich abgehandelt hatte. Und Heribert fand nun die lang ersehnte Gelegenheit, Sophie von Robert und seiner neuen Bekanntschaft zu erzählen.

Die beiden lernten in dieser kinderlosen Woche die Kostbarkeit ihrer Zeit völlig neu kennen. Sie betrachteten weniger die Zeit, die noch in der Zukunft lag, als vielmehr die, welche sie unmittelbar zur Verfügung hatten. Heribert schaffte es, die liegen gebliebene Arbeit im Büro rasant zu erledigen, und kam früher nach Hause.

Sophie ihrerseits begann, die Minuten zu wiegen und neu zu bewerten. Die Versuchung war groß, in Grübeleien zu verfallen und ihre Ängste, den Krebs vielleicht nicht besiegen zu können, überhand nehmen zu lassen. Ihre Phantasie nahm gräuliche Gestalten an: Die Haut der Glatze begann sich zu wellen; ihre Beerdigung; schreiende Kinder an ihrem Totenbett; massenweise weiße Kittel um sie herum, die zwanghaft versuchten, sie am Leben zu halten, und mit roher Gewalt die dicksten Spritzennadeln in ihre Adern bohrten; Schläuche über Schläuche fesselten sie an das weiße harte Bett; ihr Gesicht war erstarrt und ihre Schreie verhallten in den langen neonkalten Fluren. Andererseits mischte sich immer wieder ein helles friedliches Licht hinzu, welches Sophie das Gefühl vermittelte, Sterben sei weniger aufreibend als Leiden. Doch wie konnte sie ans Sterben denken, wenn sie die Gesichter ihrer Kinder sah?

In dieser Woche gelang es ihr, mit Hilfe von Sophie der Zweiten eine Art Pakt mit sich selbst zu schließen. Immer dann, wenn ihre Ängste übermächtig wurden, stellte sie sich eine Waage vor, mit der sie ihre Lebenszeit abwog. Dieses innere Bild setzte Sophies Fähigkeit frei, den gegenwärtigen Moment abzuwägen und in Bezug zu ihrer Angst zu setzen. Sie stellte erstaunt fest, dass die momentane Angst weniger wog als die positiven Momente seit Beginn der Therapie. Es gelang ihr von Mal zu Mal schneller, so ihre Angstphantasien in den Griff zu bekommen.

Bisher hatte Sophie immer geglaubt, ein Menschenleben gelte erst dann als erfüllt, wenn es mehr als achtzig Jahre wog. Diese Vorstellung musste sie nun korrigieren: Die Bewertung der einzelnen Stunden, Tage, Monate und Jahre, all das, was einen Menschen in dieser Zeit erfüllte, ergab das spezifische Gewicht eines Lebens.

Für Sophie wog jetzt jeder Tag doppelt, ob der Krebs nun besiegt war oder nicht, ob er womöglich wieder kommen und sie innerlich auffressen würde oder nicht. Sie war es, die ihre Bewertung festlegte; die vielen Kleinigkeiten, für die sie bisher keine Zeit gefunden hatte, erfüllten ihre Stunden.

So kam es, dass Sophie eines Tages vor den Spiegel trat und heftig erschrak; sie hatte noch die Erwartung einer Frau mit langen glänzenden Haaren im Kopf. Dabei sollte sie es doch langsam wissen! Blieb nur die Lächelübung. Die Frau mit der Glatze sah einfach besser aus, wenn sie ein klitzekleines Lächeln drauf hatte.

Sie wog auch hier kurz ab und war verblüfft über das Resultat: Die Stunden, die sie früher damit zugebracht hatte, ihre Haare zu waschen, zu spülen, zu kämmen, zu fönen, zu kneten, in Lockenwickler zu zwingen, mit Haarspray zu verkleben und sich darüber zu ärgern, dass sie sowieso nie so aussahen, wie sie es sich gerade wünschte, hatte sie gespart. Sie hatte ja jetzt viel mehr Lebenszeit zur Verfügung! Abgesehen von den vielen Stunden, die eine Frau beim Friseur verbrachte und in langweiligen Klatschmagazinen blätterte. All das fiel weg. Bei ihr hieß es jetzt duschen, abtrocknen, die Tagescreme auch auf der Glatze verteilen und fertig!

Sophie hatte sich an diesem Morgen auf dem Sofa in eine Decke eingemummelt und telefonierte. Sie vereinbarte einen Termin bei ihrer Kosmetikerin und einen beim Fotografen. Zu ihrer Überraschung gab es keinerlei Wartezeiten, die Welt schien ihr zu Füßen zu liegen. Die Kosmetikerin färbte ihr dezent die verbliebenen Augenbrauen und Wimpern. Außerdem dehnte sie die Gesichtsmassage über den ganzen Kopf aus. Das hatte eine wohltuende und belebende Wirkung. Jetzt verstand Sophie, warum sie bei ihren Kindern so oft die kleinen Köpfe streichelte, ja magisch von diesen angezogen wurde. Die runde Form, die glatte Haut oder der weiche Flaum unter den Fingerkuppen, das Wissen, dass unter den Fingern das Gehirn pulsierte, das jeden Menschen ein Leben lang steuert. Das fühlte sich einfach toll an!

Wenig später saß sie bei Gaby im Auto und fuhr mit ihr zum Fotografen. Sie fühlte sich so gepflegt und gut aussehend wie schon lange nicht mehr. In einer Tasche hatte Sophie all ihre Kopfbedeckungen, die Perücke mit den langen Haaren, ihr Winterfell, wärmte ihren Kopf. Als sie die Perücke abnahm, um sich für ein Foto mit Turban zurechtzumachen, starrte der Fotograf sie im ersten Moment irritiert an. Doch nach einer Schrecksekunde entwickelte er einen Eifer, der Sophie zu unglaublich schönen Bildern verhalf.

Mit jeder Kopfbedeckung kam ihr Gesicht auf eine andere Art zum Leuchten. Es machte riesigen Spaß. Gemeinsam mit Gaby stellte sie sich vor, wie sie in zehn Jahren diese Bilder anschauen und sich genauso amüsieren würden wie über die

Fotos der Konfirmation, auf denen sie in schwarze Kostüme gezwängt mit staksigen Posen die Druckstellen der neuen Schuhe aushielten. Am Ende der Fotosession bat Sophie den Fotografen, noch ein paar Bilder ohne Kopfbedeckung aufzunehmen. Sie fand inzwischen Gefallen an ihrem Aussehen und war froh über ihre schöne Kopfform.

Als Gaby sie nach Hause brachte, war Sophie so müde, dass sie sich sofort ins Bett legte und zwei Stunden schlief. Die himmlische Ruhe im Haus tat das ihre dazu. Nur in der Küche wirkte Frau Möricke, die auch ohne die Kinder, als Haushälterin im Einsatz war. Sie bereitete ein Abendessen vor für die längst fällige Einladung von Robert und Verena.

Heribert war sichtlich nervös. Er lief völlig nutzlos hin und her und bemühte sich, Sophie in ein Gespräch zu verwickeln. Dabei schilderte er sein Wiedersehen mit Robert, damit Sophie sich langsam in diese alte „neue" Freundschaft hineindenken konnte. Er versuchte ihr deutlichzumachen, wie wichtig Robert für ihn geworden war. Ohne ihn hätte er vieles nicht so leicht ertragen, obwohl er durch Roberts Verschwinden auch jede Menge Sorgen auszuhalten gehabt hatte.

Die Sache mit der Frau im Bambus verriet er allerdings noch nicht. Er hatte mit Robert ausgemacht, dass sie ihr Geheimnis gemeinsam lüften wollten. Für ihn barg diese Begegnung einen versteckten Reiz. Er würde zum ersten Mal hinter die Verkleidung von Verena blicken und ihre Ausstrahlung erleben dürfen, von der Robert so schwärmte. Bisher kannte er sie nur als schwarzvermummte Frau vor seinem Grundstück.

Er spürte, dass Sophie ihr Bestes geben wollte. Obwohl sie müde wirkte, zeigte sie einen zielgerichteten Eifer und bemühte sich so zu tun, als sei das Leben völlig normal. Der Krebs hatte heute Hausverbot!

„Liebling, welche Kopfbedeckung hättest du heute gerne an mir?", fragte Sophie kess.

„Eigentlich ist es mir egal. Zieh an, womit du dich am wohlsten fühlst."

Damit wollte sich Sophie nicht zufrieden geben. „Ich weiß. Aber ich möchte trotzdem wissen, wie du mich im Moment am schönsten findest!"

„Hm", zögerte Heribert, während er sich umzog. „Wenn ich ganz ehrlich sein darf, dann gefällst du mir mit den langen blonden Locken im Moment am besten."

„Und am zweitbesten?"

„Dein neuer Hut ist klasse!"

„Und wie ist es, wenn ich Glatze trage?"

„Noch gewöhnungsbedürftig. Obwohl ich finde, dass sie dir steht. Ich hatte es mir viel schlimmer vorgestellt."

„Würdest du dich schämen, wenn ich auch in der Öffentlichkeit Glatze trage?"

„Das hängt davon ab, wo wir hingehen. Im Moment wäre es mir noch ein bisschen unangenehm."

„Danke dir, dass du so ehrlich bist", und sie verschwand im Badezimmer. Kurz danach trat sie ihm blondgelockt und zart geschminkt entgegen. Heribert hatte fast vergessen, dass sie eine Perücke trug. Er fand sie einfach nur schön. Als er sie in den Arm nahm, fühlte er erneut, wie zerbrechlich sie geworden war.

Das Klingeln riss ihn aus seinen Gedanken. Robert und Verena standen mit einem Blumenstrauß und selig verliebtem Lächeln vor ihm. Als er ihre Mäntel entgegennahm, betrachtete er die beiden mit Argusaugen. Immer noch erschien ihm diese Geschichte unwirklich.

Jetzt, wo er Verena zum ersten Mal aus der Nähe betrachten konnte, wurde ihm deutlich, was Robert mit der für ihr Alter ungewöhnlichen Reife meinte. Sie hatte ein zartes und junges Gesicht mit rosigen Wangen, doch ihre Augen hatten einen von Trauer und Schmerz gezeichneten Ausdruck. Sie war sowohl blutjunges Mädchen als auch erfahrene Frau. Das Auffälligste an ihr waren die wunderschön geschwungenen

Lippen. Ihre Statur war grazil und sportlich, ihr Auftreten eher still und zurückhaltend.

Bei der Vorspeise erzählten die beiden Männer abwechselnd von ihrem Wiedersehen, dem geheimnisvollen Plan und der Frau im Bambus. Verena errötete und musste immer wieder schmunzeln, Sophie hingegen hörte zu und staunte. Besonders bei Heriberts Schilderung der unangenehmen Anrufe. Sie war geschockt und gleichzeitig dankbar, dass er sie das nie hatte spüren lassen.

„Wo wir gerade beim Thema Anrufe sind", holte Heribert aus und wandte sich an Robert, „ich möchte zu gerne wissen, warum du mehrmals auf meinem Handy angerufen hast, während ihr abgetaucht wart. Ich bin fast irre geworden an dem Tag. Weißt du, was ich meine?"

Robert wurde verlegen: „Ja, ja, schon ...".
Verena kam ihm zu Hilfe. „Wir waren im Hotel in Paris. Ich bin aus Versehen auf die Taste zur Wahlwiederholung gekommen. Später haben wir gesehen, dass es deine Nummer war. Ja, ähm, und dann befand sich dieses verflixte winzige Ding in Roberts Hemdtasche unter dem Kopfkissen, und Robert lag ohne Hemd auf mir ...". Sie wurde rot.

„Ah ja ...", schmunzelte Heribert und grinste zu Sophie, „jetzt kann ich darüber lachen."

Heribert hatte das so witzig gesagt, dass alle mit schallendem Gelächter zum Hauptgericht übergingen.

Nach dem Essen vertieften sich die beiden Frauen in ein Gespräch, bei dem sie die Männer ausschlossen.

Sophie hörte jetzt von Verenas kleiner Tochter Lucia. Ihr Vater war Italiener, erzählte Verena, und sie habe trotz ihrer Wut auf diesen Mann dem Kind einen Namen geben wollen, der etwas mit ihm zu tun hatte. Schließlich habe sie diesen Mann vormals sehr geliebt. Dass er später, bei der Nachricht ihrer Schwangerschaft, von heute auf morgen verschwunden war, änderte nichts an jenem ersten Gefühl, das sie für ihn empfunden hatte und immer noch in sich trug. Bei jedem Blick auf ihre Tochter konnte es erwachen. Daher war es für sie umso schmerzhafter, dass sie ihr Kind kaum sehen durfte. Bei diesen Worten kamen ihr fast die Tränen.

Sophie erkundigte sich, ob sie schon einen guten Anwalt gefunden habe, und Verena gestand, dass sie noch nicht so weit gekommen sei. Durch die Begegnung mit Robert sei sie vorübergehend völlig abgehoben.

„Robert will mir unbedingt helfen, aber das braucht eben alles seine Zeit", schloss sie ihre Ausführungen mit leicht melancholischer Miene.

„Verstehe", antwortete Sophie. „Vielleicht kann ich dir ja einen meiner Kollegen empfehlen. Wenn ich mich recht entsinne, hat er vor einigen Jahren einen ähnlichen Fall erfolgreich zu Ende geführt. Wenn du möchtest, kann ich ihn mal fragen."

„Ja, bitte, das wäre toll!", erwiderte Verena und ihr Blick hellte sich auf.

Während dieses Gespräches waren Robert und Heribert geheimnisvoll tuschelnd in der Küche verschwunden und kamen nun mit vier Champagnergläsern zurück. Verena rutschte nervös auf ihrem Stuhl hin und her.

Robert überreichte jedem ein Glas und erhob feierlich seine Stimme.

„Lieber Heribert, liebe Sophie. Verena und ich sind sehr glücklich, dass wir uns durch diese bizarre Geschichte begegnet sind. Doch da wir ohne euch einander nie gefunden hätten, möchten wir mit euch unsere Freundschaft besiegeln."

Nach dem die Sektgläser erklungen waren, fuhr Robert mit verschwörerischer Miene fort: „Und nun, liebe Freunde, kommt noch eine Überraschung: Auch wenn noch längst nicht alles so ist, wie wir es gerne hätten, haben Verena und ich uns entschlossen, euch als Ersten mitzuteilen, dass wir heiraten werden."

Heribert machte ein verdutztes Gesicht; ihm ging das alles immer noch zu schnell, doch Sophie entfuhr ein spontanes

„Oh, wie wunderschön! Aber bitte erst, wenn die Tulpen blühen."

Die beiden sahen Sophie fragend an, und sie erzählte von ihrer Pflanzaktion. Verena gefiel der Gedanke, doch Robert und sie konnten ihr diesen Wunsch nicht erfüllen.

„Wir werden mit einer Blitzhochzeit an Weihnachten in Dänemark in unser neues Glück starten", erklärte Robert. „Sobald Verena geordnete Verhältnisse nachweisen kann, wird sie das Sorgerecht für Lucia zurückerhalten. Wir möchten, dass das so schnell wie möglich der Fall ist. Und wer weiß, wie lange der Winter dieses Jahr dauert und wann deine Tulpen blühen. Bis dahin möchten wir schon ein neues Zuhause gefunden haben, und dann wird mit euch und unseren Familien ein großes Fest gefeiert."

Sophie war gerührt von all diesen Neuigkeiten und stellte fest, dass die beiden ein schönes Paar abgaben. Trotz der Ablenkung an diesem Abend überfiel sie wie aus heiterem Himmel eine bleierne Müdigkeit. Es war nicht mehr lange bis zur nächsten Etappe ihres Chemo-Marathons. Jetzt bemerkte sie auch das Jucken unter der Perücke und hätte sie am liebsten sofort abgesetzt, doch das traute sie sich nicht.

Sie versuchte sich abzulenken, indem sie den Tag abwog, während die anderen sich ausgelassen unterhielten. Sophie freute sich über die Fülle der Erlebnisse, auch wenn sie wusste, dass Freud und Leid, Leben und Tod, Leichtigkeit und Schwere für sie nicht mehr voneinander zu trennen waren. Robert und Verena waren der beste Beweis.

Gegen Mitternacht verabschiedeten sich ihre Gäste, und Sophie torkelte zum Umfallen müde nach oben. Im Bett, in Heriberts Arm, fielen ihr die Augen zu.

In der Nacht träumte sie zum wiederholten Male vom Tod, wie er sie sanft wie ein Wind mitnahm, und von ihrer eigenen Beerdigung. Schweißgebadet wachte sie zweimal auf.

Im Morgengrauen fand Sophie keinen Schlaf mehr und schlich aus dem Bett. Heribert schnarchte noch leise vor sich hin. Sie war gerade mit dem Frühstück und der Zeitung fertig, als das Telefon klingelte.

„Hey, Sophie, wie geht's dir?", hörte sie die Stimme von Lydia. Sophie freute sich über diesen Anruf sehr und war erleichtert, dass es um diese Zeit keine Hiobsbotschaft wegen der Kinder war.

„Im Grunde bin ich zufrieden. Und du?"

„Na ja, ich hab schon den Frust."

„Wieso? Erzähl!"

Lydia hatte einen Rückfall. Das Ganze noch mal von vorne! Aller Wahrscheinlichkeit nach könne ihr Krebs nur mit einer Knochenmarktransplantation zurückgedrängt werden.

„Oh nein, wie hältst du das nur aus?", rief Sophie mitleidig und verzweifelt in den Hörer.

„Ich weiß nich', aber ich will um mein Leben kämpfen. Das kann doch nicht schon alles gewesen sein! Ich möcht doch so gern mein Architekturstudium fortsetzen. Sobald ich kann, geh ich zur nächsten Vorlesung. Das kannst du glauben!"

Sophie beneidete sie um ihre Tatkraft. Sie konnte sich nicht vorstellen, dass sie an Lydias Stelle diese Kraft aufgebracht hätte.

„Aber, Sophie, ich hab jetzt keine Lust Trübsal zu blasen. Eigentlich wollte ich dir erzählen, dass ich neulich bei 'ner Selbsthilfegruppe war. Das war echt spitze. Erst mal waren die total nett und ich hab viele Infos gekriegt. Aber am schönsten war, mit anderen Patienten zu quatschen. Dort hab ich welche getroffen, die 'ne Knochenmarktransplantation überstanden haben. Das hat mich hoffnungsvoll gestimmt."

„Klingt klasse", antwortet Sophie in ähnlichem Tonfall wie Lydia. Sie fand den Slang der jungen Frauen irgendwie gut und versuchte die Stimmung widerzuspiegeln. Trotzdem beschlich sie ein ungutes Gefühl. Sie fühlte die Bestätigung, die sie Lydia vermitteln wollte, nicht wirklich. Für sie war Lydias Reaktion unbegreiflich. Wie war es möglich, dass sie in Anbetracht solcher Tatsachen an ein Studium denken konnte?

„Du, ich hab nich' so viel Zeit, ich muss gleich zum Arzt. Ich wollte dir nur sagen, das mit der Selbsthilfegruppe wär' bestimmt auch was für dich. Schau doch mal, ob's in deiner Stadt nich' auch so was gibt."

„Ja, du hast Recht. Das ist eine super Idee. Mach's gut, Lydia, ich denk an dich!"

„Dann mach's mal besser, und vielleicht sehen wir uns ja dann wieder in der Klinik und können über'n Flur latschen. Ich bin nächste Woche wieder drinne."

Nach diesem Gespräch beschloss Sophie, dass ein Studiertag ihr nicht schaden würde. Mit einer Kanne frischem grünen Tee setzte sie sich an den Schreibtisch. Während der PC hochfuhr, musste sie an Lydia und Frau Cherny denken.

Bei ihrer letzten Behandlung hatte sie kurz bei Frau Cherny vorbeigeschaut. Sophie hatte deutlich gespürt, dass diese nicht mehr lange leben würde. Es ging ihr zu schlecht. Frau Cherny lag in einem Einzelzimmer, und schon beim Hereinkommen stieg Sophie ein Geruch in die Nase, der zum Tod passte. Ihre ehemalige Bettnachbarin war stark abgemagert und konnte kaum noch sprechen; ihre Haut war gelblich und trocken. Ihre Augen schienen etwas zu suchen, was sonst keiner sah. Ihr Atem ging sehr schwer, er rasselte regelrecht; ihre Worte waren spärlich und auf das Nötigste bezogen.

Sophie sollte ihr aus ihrem Leben erzählen. Anfänglich genierte sie sich, in Anbetracht dieser Situation von sich selbst zu reden, doch sie bemerkte, dass es das Einzige war, was Frau Cherny tatsächlich wissen wollte. Sie war so gerührt über die Anteilnahme und das Interesse an ihrem Leben, dass ein paar Tränen auf ihre Hand tropften.

Darauf meinte Frau Cherny mit leiser Stimme: „Mir geht es bald gut. Ich sehe schon ein schönes Licht. Es wartet auf mich."

Danach verstummte sie. Sophie drückte ihre knochige Hand, verbeugte sich leicht vor ihr und verabschiedete sich mit dem Gefühl, dass es für immer war. Auf einmal fand sie es gar nicht mehr so schlimm, dass Frau Cherny sterben würde. Es fühlte sich so stimmig an. Immerhin wäre sie dann das schreckliche Leiden und ihren Krebs los. Der Gedanke an ein mögliches Jenseits war irgendwie tröstlich.

Die Begrüßungsmelodie des Computers erinnerte sie an ihr Vorhaben, und Sophie gab das entsprechende Stichwort in der Suchmaschine ein. Ein Riesenangebot an Informationen, Kontaktmöglichkeiten, Terminen mit Themenvorträgen und Erfahrungsberichten tauchte vor ihr auf. Jede Menge weiterführende Verknüpfungen gab es auch. Sie klickte sich durch die Erfahrungsberichte und war erstaunt, wie viele Krebsarten, Verläufe und Therapiemöglichkeiten es gab.

Ein wenig surfte sie noch durch die angegebenen Links, doch plötzlich wurden ihre Augen müde. Sie sehnte sich nach ihrem Bett und nach körperlicher Nähe. Sophie schaltete den PC aus und ging zurück ins Schlafzimmer. Behutsam küsste sie ihren Liebsten wach; verschlafen zog Heribert sie an sich und streichelte sie. Sie räkelte sich in seinen Armen und liebkoste seinen warmen Körper. Seine Erektion steigerte ihre Begierde, und sie konnte es kaum erwarten, dass er in sie drang. Gemeinsam erreichten sie den Höhepunkt, und es war das erste Mal seit ihrer Krankenhauszeit, dass ihr anschließend keine Tränen kamen.

Ein tiefes Lachen kroch aus ihrem Körper empor, sie gluckste und steckte Heribert damit an. Sie gickelten und lachten wie Jungverliebte und konnten nicht aufhören, sich gegenseitig zu necken. Sophies Gedanken an das Jenseits waren wie weggeblasen. Für sie zählten nur diese Momente, und zwar doppelt!

Am späten Nachmittag stand überraschend Gaby vor der Tür und wedelte Sophie mit einem Zeitungsausschnitt vor der Nase herum.

„Hast du das schon gelesen?“, wollte sie wissen. Noch bevor Sophie irgendeine Chance hatte zu antworten, las ihr Gaby von der Selbsthilfegruppe für Krebskranke und ihre Angehörigen vor, die sich just an diesem Abend treffen würde. „Wenn ich mit dir komm, gehst du dann hin?“

„Warum eigentlich nicht. Du bist heute schon die Zweite, die mich darauf aufmerksam macht. Da muss doch irgendwas dran sein.“

„Abgemacht. Ich kaufe noch schnell was ein, dann bin ich wieder hier“, und weg war sie.

Noch auf dem Weg dorthin hatte Sophie Bedenken, ob es wirklich das Richtige für sie wäre. Die Berichte anderer gingen ihr immer so unter die Haut, dass sie befürchtete, wieder schlecht zu träumen. Aber es kam anders.

Die Selbstverständlichkeit, mit der andere Betroffene ihre Erfahrungen vortrugen, faszinierte Sophie. Mit ihrem gewickelten Seidentuch war sie die einzige mit einer Kopfbedeckung. Die anderen sahen auf dem Kopf normal aus, nur eine junge Frau hatte sehr dünnes Haar, das wohl gerade nachwuchs.

Gegen Ende wurde Sophie noch mit Frau Friese bekannt gemacht. Sie leitete die Gruppe und hatte selbst seit vielen Jahren den Krebs überlebt. Sie nahm sich Zeit für Sophies Fragen. Sophie die Zweite kommentierte abschließend.

‚Siehst du! Hat Lydia doch Recht gehabt, mit ihrem Hinweis, dass die Gespräche mit anderen Betroffenen wirklich hilfreich sind.’ Sophie musste ihr da vorbehaltlos zustimmen.

Am Büchertisch stöberte sie in verschiedenen Broschüren und für einen Augenblick kam es ihr so vor, als ob die ganze Welt nur aus dem Thema Krebs bestünde. Ein Video und einen Kugelschreiber schenkte man ihr von einer Pharmafirma, die ein Hormon zur Stimulierung der Blutbildung herstellte. Plötzlich hatte Sophie genug. Sie musste sich hinsetzen.

Das blieb nicht unbemerkt. Frau Friese reichte ihr ein Glas Wasser und tröstete sie, mit diesem Leistungsknick hätten viele zu kämpfen.

Auf der Heimfahrt erzählte Gaby vom bevorstehenden Weihnachtsfest. Sie und ihr Verlobter Oliver wollten es sich in Florida gut gehen lassen.

„Einmal abtauchen und der Kälte entkommen!“, meinte sie.

„Du hast es gut. Aber ich freue mich schon auf die strahlenden Kinderaugen und den geschmückten Weihnachtsbaum.“

„Wenn ich ehrlich bin, beneide ich dich irgendwie darum. Aber bei uns dauert es noch, bis wir eigene Kinder haben werden. Erst die Karriere, dann die Familie.“

Als sie vor ihrem Haus aus Gabys Wagen stieg, schneite es leicht. Es war der erste Schnee in diesem Jahr, und sie dachte sofort an weiße Weihnachten, wie es immer in den Bilderbüchern stand. Gaby verabschiedete sich direkt, und als Sophie langsam die Treppen nach oben gehen wollte, drehte sie sich noch mal auf dem Absatz um. Sie wollte plötzlich in den Bambus schauen.

Die Schneekristalle glitzerten auf dem frischen Grün und hatten schon einen kleinen Flaum hinterlassen. Vorsichtig trennte sie mit ihren Händen die dicken Rohre und sah die plattgetretene Stelle, wo Verena gestanden haben musste. Ein gutes Versteck, fast wie ein Wachhäuschen an der alten Stadtmauer. Diese Geschichte war unglaublich.

Dann kam der große Tag: Weihnachten mit Perücke. Sophie hatte die Kinder gefragt, wie sie ihre Mama denn gerne für den Tag des Christkindes hätten. Aufgeregt rumhüpfend hatten sie sich unisono für die langen Haare ausgesprochen. Justus formulierte es sehr charmant: „An diesem Tag sollst du aussehen wie das Christkind, Mama. Du bist so schön mit den langen blonden Haaren. Ich vergesse dann immer, dass du krank bist."

Sophie hatte die dritte Chemo wenige Tage zuvor gut überstanden. Es war hilfreich gewesen, dass sie mehr Ruhe als sonst gehabt hatte, als die Kinder außer Haus waren. Sie fühlte sich noch schwach, doch zum Glück konnte sie sich an diesem Weihnachtsfest vor Helfern kaum retten. Sie brauchte wie die Kinder nur die Bescherung abzuwarten.

Heimlich dachte sie, dass es auch etwas Gutes hat, wenn man mal nicht kann. So ließ sie die anderen machen und schonte ihre Kräfte.

Sie wollte etwas Festliches anziehen; Hosen, Pullis und Jogginganzüge hatte sie in den letzten Monaten zur Genüge getragen. Doch alles was in ihrem Kleiderschrank hing, war zu groß. Etwas versteckt entdeckte sie noch ein schönes Kleid, das ihr die ganzen Jahre nicht mehr gepasst hatte. Sie drehte sich vorm Spiegel und war selbst überrascht, wie schön sie trotz Krebs aussah.

Eigentlich war der Krebs ja schon deutlich zurückgegangen, bei der letzten Computertomographie war kaum noch etwas zu sehen gewesen. Sie könnte sich doch schon mal daran gewöhnen, zumindest in Gedanken, dass sie Krebs gehabt hatte.

‚Hey, die Idee ist ja spitze!', meldete sich Sophie die Zweite pünktlich zum Fest.

‚Ab wann darf man eigentlich sagen, man hatte Krebs?'

‚Keine Ahnung. Bei Nebenwirkungen fragen Sie Ihren Arzt oder Apotheker, heißt es doch immer. Vielleicht trifft das hier auch zu.'

‚Merkst du was? Hier ist wieder mein Erkennungsmarker für Erfolg! Es ist diesmal ein kleiner Unterschied, der einen großen Unterschied bewirkt.'

‚Hm, stimmt. Fühlst du dich leicht, wenn du darüber nachdenkst?'

‚Total, das ist ein völlig neues Lebensgefühl.'

‚Aber noch musst du vorsichtig sein. Deine Situation ist eine, die nicht einfach glasklar als krank oder gesund definiert werden kann. Du musst dir diese Zeit der Ungewissheit als einen fließenden Übergang vorstellen, wie einen Heilungsprozess. Wenn sich auf einer Wunde Schorf bildet und die Haut sich zu erneuern beginnt, ist oft darunter auch noch was im Gange. Weißt du noch, der Vergoldungsvorgang? An diesen Ablauf muss sich dein Körper erst gewöhnen, die unerwünschten Zellen werden sehr langsam abgebaut. Du bist noch empfindlicher, als du denkst.'

‚Ach, Sophie, wenn ich dich nicht hätte, ich wäre durchgedreht. Heute am Heiligabend tue ich so, als wäre ich schon gesund. Was meinst du?'

‚Mach das, aber du solltest nicht unvernünftig und sauer reagieren, wenn du wieder deine schlappen fünf Minuten kriegst und jegliche Lebensenergie von jetzt auf gleich flöten geht.'

‚Ja, ich pass auf. Mir reicht ja schon der Gedanke. Damit kann ich auch meine Erschöpfung besser ertragen.'

Dieses Jahr war das Haus voll; Rosemarie und Hartmut feierten mit, und Herr und Frau Möricke kamen kurz zur Bescherung rüber. Die strahlenden Augen ihrer Kinder rührten Sophie zu Freudentränen. Es war wunderschön. Sie hätte sich nicht gewundert, wenn vor der Tür ein goldener Schlitten mit Rentieren gehalten hätte und der Weihnachtsmann bei ihnen vorbeigekommen wäre. Es roch so herrlich nach Äpfeln und Nüssen, dass sie sich an Weihnachtsgedichte aus ihrer Kindheit erinnerte.

Beim Blick in den Weihnachtsbaum wanderten ihre Gedanken zu Frau Cherny. Das Licht der Kerzen erinnerte sie daran, dass Frau Cherny von einem schönen Licht gesprochen hatte. Ob sie ihren Körper verlassen hatte und ihre freigewordene Seele jetzt über den Wolken schwebte? Oder kämpfte sie noch mit den Qualen ihrer kranken leiblichen Hülle? Ob solche Gedanken bis zu ihr gelangen würden?

Sie schaute zu ihren Kindern, die inmitten der Geschenkpapiere hockten und vergnügt mit ihren neuen Sachen spielten. Sophie hielt sich scheinbar interessiert ein Buch vor die Nase, damit sie niemand bei ihren Überlegungen störte. Viel bedeutender waren wohl die Kräfte, die einen Menschen an das Leben banden. Sie sah vor ihrem inneren Auge den Ehemann, dem es sicher schwer fiel, seine Frau gehen zu lassen. Der Arme! Ob Herr Cherny auch glauben würde, dass seine Frau dann erlöst wäre? Wie war es eigentlich für die Angehörigen? Wie hielten die den ganzen Wahnsinn aus, der sich Krebstherapie nennt, erfolgreich oder nicht? Heribert hatte letztlich stets versucht, sie zu beschützen, doch seine Sorgen und Ängste hatte er nicht ausgesprochen.

‚Mach dir nicht zu viele Gedanken!', kam da leise die Stimme in ihr. Sie wollte doch nicht gestört werden, sah Sophie die Zweite das nicht?

‚Sophie!', rief es erneut, ‚Findest du nicht, ihr habt es genau richtig gemacht?'

‚Ja, schon, aber ...'

‚Nichts aber! Du musst es anerkennen, dass ihr es richtig gemacht habt. Wenn du einen Erfolg nicht als solchen bemerkst, kann er auch keiner sein!'

‚Okay, ich hab's kapiert.' Genug der Grübelei, dachte sie und freute sich auf das gemeinsame Abendessen. Wenig später wünschten Robert und Verena als Frischvermählte aus Dänemark per Telefon frohe Weihnachten. Ihre Stimmen klangen sehr vergnügt und richtig satt.

Einige Tage später, als draußen so viel Schnee lag, dass die Kinder Schlitten fahren und einen Schneemann im Garten bauen konnten, ging es Sophie aus unerklärlichen Gründen schlechter. Sie war auffällig schlapp, hatte keinen Appetit und leichtes Fieber. Sie wollte diesen Zustand nicht überbewerten und versuchte ihn zu verbergen. Nach der Vogel-Strauß-Politik vergrub sie sich immer öfter in ihr Bett, zog die Bettdecke bis zu den Ohren und betete für eine schnelle Besserung.

Sie wagte noch nicht einmal ihren Hausarzt anzurufen, weil er sie womöglich in die Klinik einweisen würde. Alle anderen Orte der Welt hätte sie bereitwillig aufgesucht, aber nicht ein Krankenhaus und schon gar nicht um diese Zeit. Sie wollte nicht schon wieder von ihrer Familie getrennt sein! Schließlich steckte sie noch in der Fülle des Weihnachtszaubers und schielte schon neugierig auf den Beginn eines neuen Jahres, doch ihre Unsicherheit wuchs von Tag zu Tag.

Wenn sie nachts mit heißem Kopf erwachte und zur Toilette torkelte, überfiel sie unbeschreibliche Angst. Angst vor einer ungewissen Zukunft, davor, dass der Krebs still und heimlich gewachsen war und es ihr genauso wie Lydia gehen könnte. Alles noch einmal von vorne! Sie telefonierte heimlich mit Frau Friese von der Selbsthilfegruppe, die sich besorgt zeigte und Sophie zuredete, sie müsse unbedingt mit ihren Ärzten sprechen oder wenigstens ein Blutbild machen lassen.

Am Tag danach konnte Sophie ihren Zustand nicht mehr geheim halten. Das Fieber war so gestiegen, dass sie nicht mehr alleine aufstehen konnte, und Heribert verfiel in Panik. Er griff zum Telefon, und dann ging alles ganz schnell.

Als Sophie wieder einigermaßen klar denken konnte, fand sie sich in einem weißen, harten Krankenhausbett, mit fünf Infusionen über sich und einer fremden Mitpatientin mit kahlem Kopf und einem so aufgedunsenen Gesicht, dass es ihr schon beim Hinschauen wehtat. Ihr einziger Trost bestand darin, dass sie mal wieder das Bett am Fenster erwischt hatte und jederzeit zum Himmel hinausschauen konnte.

Jeder, der sich ihrem Bett näherte, trug einen Mundschutz in Form einer Minigasmaske, blaue OP-Kleidung und auf dem Kopf ein Mützchen, das die Haare zurückhielt. Sophie verstand gar nichts mehr und fühlte sich, als sei sie im Operationssaal zur Notschlachtung gelandet. Sie war wie versteinert und wollte mit niemandem reden, noch nicht einmal fragen, was hier mit ihr vorging. Das Fieber raubte ihr jeden klaren Gedanken und versetzte sie in einen Dämmerzustand, in dem sie sich innerlich von der Welt zurückgezogen hatte. Ihren Körper spürte sie als Hülle im Bett liegen. Ihre Seele hatte sich zusammengeballt, das Wichtigste ihrer Person auf ein Minimum reduziert, jederzeit bereit sich zu verabschieden. Bei drohender Gefahr würde es sich aus ihrem Körper hinauskatapultieren und abschwirren. Es ängstigte sie kein bisschen, dass dies ihr Ende sein könnte.

In diesem Zustand konnte sie weder an ihre Kinder noch an Heribert denken. Jener Teil ihres Lebens schien Lichtjahre entfernt. Sie fühlte sich auf seltsame Weise losgelöst und glaubte zu schweben. Immer wieder tauchten am Horizont ihrer inneren Bilder Gestalten auf, die lächelnd auf einer grünen Wiese tanzten. Eine davon sah aus wie Frau Cherny. Diese winkte ihr zu und sagte immer wieder zu ihr, dass sie noch nicht so weit sei. Sie müsse zurück.

Jedes Mal, wenn das geschah, riss Sophie ihre Augen auf und starrte auf die Infusionsflaschen. Doch das Fieber wütete unbarmherzig in ihrem Körper. Von weitem hörte sie ein Klingeln. Es wurde lauter und veranlasste Sophie die Augen zu öffnen. Wie in Zeitlupe griff sie zum Telefon auf dem Nachttisch neben ihrem Bett.

„Ja, bitte?“, hauchte sie matt in den Hörer.

„Hallo Klärchen, hörst du mich? Du darfst nicht aufgeben, bitte!“, rief am anderen Ende eine verzweifelte Männerstimme. Sophie verstand nicht.

„Ich heiße Krebs“, bemühte sie sich freundlich zu sagen.

„Wie?“, kam es aus der Leitung, „Krebs? Klärchen, haben sie es dir doch gesagt?“

Sophie dämmerte, dass es sich wohl um eine Verwechslung handeln musste. „Hören Sie. Ich bin nicht Klärchen!“

„Ach, wo ham se se denn hin, mein Klärchen?", drang es aufgeregt an Sophies Ohr, „Entschuldigen Sie vielmals", und ein Klick in der Leitung beendete das Gespräch.

Dieser Anruf hatte so viel Adrenalin freigesetzt, dass sie sich im Bett leicht aufrichten konnte, um sich zu vergewissern, wo sie sich befand und ob Klärchen die Frau im Nebenbett war. Die Nachbarin mit dem aufgeblasenen Gesicht trug jetzt einen Stoffturban auf dem Kopf, der ihr Gesicht noch praller erscheinen ließ. Sie kommentierte trocken: „Das passiert hier öfter. Die ändern die Nummern zurzeit nicht schnell genug."

„Wie meinen Sie?"

„Kriegen Sie keinen Schreck, aber die Frau, die zuvor an Ihrer Stelle lag, wurde wenige Stunden, bevor sie kamen, aus dem Zimmer gerollt. Ich konnte es nicht mehr ertragen, ihr beim Sterben zuzusehen."

Eine Gänsehaut lief Sophie über die heiße, spannende Haut auf dem Rücken. Ihr Mund war völlig ausgetrocknet. Sie nahm einen Schluck Wasser und legte sich mit bleiernen Lidern zurück in die Kissen. Alles war zuviel!

Ihre Umgebung erschien ihr wie ein Lazarett, um sie nur Tote und Kranke, die mit ihren prallen Gesichtern aussahen wie Außerirdische. Sie selbst kam sich wie von einer Granate verstümmelt vor. Die Bilder des Krieges im Nahen Osten, die seit Wochen die ganze Welt bewegten, salutierten nun in ihrem Kopf vorbei. Noch nicht mal Sophie die Zweite gab ein Lebenszeichen von sich. Die schönen Bilder und die Leichtigkeit ihres Fiebertraums waren wie weggeblasen. Ihr tat alles weh. Genau so musste sich ein Mensch fühlen, der in einem Krieg auf offener Straße zerfetzt wurde.

Sie verstand auf einmal, was es hieß, gegen den Krebs zu kämpfen. Krebs war Krieg! Eine Kriegserklärung an den eigenen Körper. Bisher hatte Sophie diese Schlacht gewinnen wollen, doch jetzt wollte sie sich nur noch ergeben.

Die Tränen liefen ihr über das Gesicht, und es wurde in ihrem Kopf ganz still. Wie von weitem vernahm sie ihre eigene Stimme, die stammelte: „Dein Wille geschehe!“ Sie sank in eine unendliche Tiefe.

Sie sank und sank, als wäre sie in einem Fahrstuhl, der unter die Erde fuhr. Es war weder hell noch dunkel um sie herum, ein unbeschreiblicher Nebel hüllte sie ein, und ihr Rücken wurde von einer geheimnisvollen Kraft getragen. Sie kam sich winzig klein vor, wie ein Marienkäfer, der auf einer ausgestreckten Hand auf dem Rücken lag und das Zappeln aufgegeben hatte.

Ihre Augen, von Tränen verklebt, erblickten eine junge Frau, deren Augen über dem Mundschutz wie kleine leuchtende Weihnachtsbaumkugeln strahlten. Sie hielt Sophies Hand und einen kalten Waschlappen auf ihrer Stirn. Sophie hörte sie sagen: „Sie kommt wieder zu sich.“

Dann tauchten zwei weitere grünvermummte Gestalten an ihrem Bett auf. Die eine machte sich an ihrem Fußende zu schaffen und klatschte ihr eiskalte Tücher um die Beine, so dass sie sich nach der Sauna im Tauchbecken wähnte. Trotz der Hitze fröstelte sie, und ihr Unterkiefer klapperte.

Die zweite Gestalt sprach sie an: „Frau Krebs, hören Sie mich? Ich bin's, Doktor Bock. Erkennen Sie mich wieder? Können Sie mich hören?“

Natürlich, kam es Sophie, jetzt wusste sie, wo sie war. „Ja“, sagte sie matt, „ich kenne Sie und höre Sie.“

Dann erklärte Dr. Bock ihr, was passiert war. Ihre weißen Blutkörperchen waren nach der dritten Chemotherapie fast bei Null angelangt. Sie hatte keinerlei Abwehrkräfte mehr. Krankheitskeime konnten sich ungehemmt ausbreiten, und deshalb produzierte ihr Körper dieses Fieber. Sie erinnerte sich an das Gespräch mit Lydia auf dem Flur, bei dem die ihr die Isolation erklärt hatte. Jetzt verstand sie.

„Wir müssen jetzt nur noch rauskriegen, welcher Erreger Sie so krank macht, damit wir das richtige Antibiotikum finden können.“

Er hantierte an ihren Schläuchen herum, hörte mit einem Stethoskop ihre Brust ab und spritzte noch eine weiße Flüssigkeit in den Infusionsschlauch.

„Schwester Renate passt gut auf Sie auf. Sie bleibt an Ihrem Bett. Schlafen Sie sich gesund!"

Sophies Zustand besserte sich nur sehr langsam. Ihre Blutwerte waren weiterhin niedrig, und die Ärzte sprachen von einer schweren Komplikation. Ihr Knochenmark war so geschwächt worden, dass es seine Blut bildende Funktion nicht ausreichend erfüllen konnte.

Sie durfte das Zimmer nur für Untersuchungen verlassen und musste dann auch die Gasmasken ähnlichen Teile tragen, in denen sie sich mit ihrem kahlen Schädel vorkam wie ein Hund mit Maulkorb. Es fehlte nur noch die Leine, und Sophie wäre auf allen Vieren überall hingedackelt. Sie kam sich so wenig wie ein Mensch vor, dass sie, hätte man das von ihr verlangt, zum Pinkeln auch das Bein gehoben hätte. Ständig hingen Infusionsflaschen mit verschiedenen Antibiotika über ihrem Kopf. Rund um die Uhr wurden sie in ihre Adern geschleust, um allen Erregern den Garaus zu machen.

Sie ekelte sich vor sich selbst. Aus jeder Pore kroch ihr Schweiß, der streng nach Medikamenten roch, und auch auf der Toilette schlug ihr jedes Mal dieser Dunst entgegen. Sie konnte sich selbst nicht riechen, das war die härteste Strafe. Hier an Gold in den Adern zu denken, war ihr unmöglich. Der Versuch ihr Lieblingsparfüm aufzutragen, machte die Lage noch unerträglicher. Bei diesem Geruchsmix drehte sich ihr Magen um.

Als Sophie am Waschbecken stand, um sich mühsam die Spuren des Erbrochenen abzuwaschen, blieb ihr Blick im Spiegel hängen. Ihr Gesicht sah fast genauso monströs aus wie das ihrer Mitpatientin. Abermals dachte sie, es wäre das Beste, wenn sich der Boden einfach auftun und sie verschlucken würde. In ihrem weißen Krankenhaushemdchen stand sie vor dem Spiegel, erinnerte sich an ihre Lächelübung und verzog die knallrosa Backen zu einer Grimasse.

Es sah zum Gotterbarmen aus, aber Sophie wiederholte es mehrmals und plötzlich spürte sie dieses winzigkleine Glücksgefühl. Sie lebte! Kein Zustand, war er auch noch so schlimm, konnte ewig dauern. Die Erde drehte sich weiter, egal in welchem Zustand sie war.

‚Hallo Sophie, ich bewundere dich.'

‚Wie bitte? Du bewunderst mich?'

‚Ja, du bist in einer verdammt misslichen Lage und schaffst es immer wieder, dich aus eigener Kraft herauszuheben. Jeder Politiker könnte sich bei dir eine Scheibe abschneiden, und wenn es ein Bundesverdienstkreuz gäbe für Menschen, die durch die moderne Medizin geheilt hervorgehen, dann würde ich dich dafür vorschlagen.'

‚Wirklich?', fragte Sophie ungläubig. ‚Dann sollten Frau Cherny und Lydia und alle anderen es auch kriegen. Denen geht es doch noch schlechter als mir, oder nicht?'

‚Das mag sein. Am besten bekommt es jeder, der lebend eine Krebsstation verlässt.'

Sie versuchte wieder zu lächeln und putzte sich die Zähne, um einen anderen Geschmack in den Mund zu kriegen.

‚Wo wir schon bei den Politikern sind – da kommt mir die Idee, dass alle, die Gesundheitsreformen bestimmen und entscheiden, sich mal in so ein Bett legen und drei Tage aushalten sollten, was ich nun schon monatelang ertrage.'

‚Die Idee ist super, ja ...'

Sophie wurde schwindelig; sie schaffte es gerade noch an der roten Alarmstrippe neben dem Spiegel zu ziehen und sank just in dem Moment zusammen, als Schwester Renate das Badezimmer betrat und sie daran hinderte, sich beim Fallen den Kopf an der Kante der Dusche aufzuschlagen. Die Schwester organisierte Verstärkung, und Sophie wurde von Dr. Bock und einem kräftigen Pfleger in ihr Bett gehievt. Als sie wieder die Augen aufschlug, hörte sie eine Rüge.

„Frau Krebs, bitte seien Sie doch vernünftig und stehen Sie nicht alleine auf! Wir helfen Ihnen gerne."

„Ja", murmelte sie kleinlaut. Dann fügte sie rasch hinzu: „Schwester Renate, ich muss unbedingt wissen, ob Lydia, die junge Frau mit dem Knochenkrebs, wieder auf Station ist und wie es Frau Cherny geht?"

„Das darf ich Ihnen nicht sagen."

„Oh, bitte! Mit Frau Cherny habe ich das Zimmer geteilt. Wir sind uns so nahe gekommen. Sagen Sie mir doch bitte, ob sie noch lebt?"

Sophie erschrak über ihre eigenen Worte und überlegte sofort, ob sie das nicht etwas feiner hätte ausdrücken können, aber als sie sah, dass Schwester Renate ihren Kopf senkte, wusste sie die Antwort. Also war ihr Gefühl richtig gewesen.

„Wann ist es geschehen?"

„Vor vier Tagen."

„Danke, danke für Ihr Vertrauen. Ich möchte jetzt lieber alleine sein, ja?"

„Ist gut, aber nicht aufstehen, das ist strengstens verboten!"

Sophie rechnete sofort nach. Frau Cherny musste tatsächlich an dem Tag gestorben sein, an dem sie mit dem hohen Fieber ins Krankenhaus gekommen war. Am eindrücklichsten erinnerte sie sich an die tanzenden Gestalten auf der schönen Wiese und an die Stimme von Frau Cherny, die ihr sagte, dass sie zurückgehen sollte.

War es ein Traum, so wie vor vielen Wochen, als sie vom Tod geträumt hatte? Nein, sie war felsenfest davon überzeugt, dass es kein Traum gewesen war, sondern dass die Verstorbene zu ihr gesprochen hatte. Womöglich war sie selbst schon fast so weit gewesen, denn sie erinnerte sich, dass sie keinerlei Angst gespürt hatte. Sie war sich jetzt sicher, dass Sterben sich so anfühlte.

Sophie brach der Schweiß aus. Sie schloss für einen Moment die Augen und verbannte jeden Gedanken aus ihrem

Kopf. Dann empfand sie ein friedliches Gefühl von Liebe und Geborgenheit mitten in ihrer Brust. Sie konnte gleichzeitig hier sein und dennoch mit Frau Cherny verbunden. Kein Moment des Zweifels oder der Angst schob sich zwischen sie. Sie war eins mit sich und der Welt und allem was darüber hinaus existierte.

Die nächste Therapie musste verschoben werden, bis sich ihre Blutwerte stabilisiert hatten und das Fieber völlig abgeklungen war. Immer noch war Isolation angeordnet. Heribert durfte sie nicht besuchen, weil er sich eine leichte Grippe eingefangen hatte, und Kinder unter zwölf Jahren hatten sowieso keinen Zutritt. Sophies Mutter war rund um die Uhr im Einsatz, Robert und Verena waren in Dänemark und Gaby noch nicht aus Florida zurück.

Durch hartnäckiges Bohren hatte Sophie erfahren, dass Lydia in eine Spezialklinik verlegt worden war. Außerdem verließ ihre neue Bettnachbarin die Isolation, Sophie war allein. Sie hatte Anordnung, ihr Zimmer nicht zu verlassen.

Als ihr Doktor Bock auch noch mitteilte, dass sie über Silvester nicht nach Hause gehen durfte, überkam sie der Katzenjammer. Die Welt würde ein neues Jahr begrüßen, und sie musste eingesperrt in ihrem Hochsicherheitstrakt ausharren. So einsam hatte sie sich noch nie in ihrem Leben gefühlt.

Am Jahresende fühlte sich Sophie von der ganzen Welt verlassen. Ununterbrochen stellte sie sich vor, wie alle anderen an diesem Silvesterabend feiern würden. Die Sehnsucht zerriss ihr fast das Herz. Sie hatte das Gefühl zu ersticken wie ein Fisch, der an Land getrieben worden war. Sie wollte schreien, doch der Schrei vergrub sich wie ein Kloß in ihrer Kehle.

Am dunklen Himmel in der Ferne sah sie die ersten Raketen aufleuchten. Kurz überlegte sie, ob sie es wagen sollte, das Angebot der Krankenhauspfarrerin Frau Priwell auszuprobieren. Ein Gespräch mit der Seelsorge, nein, das war kein Trost für sie. Sie wollte der Einsamkeit trotzen.

Sie erinnerte sich an den Beginn ihrer Behandlung, als sie das erste Mal durch die riesige Eingangshalle gegangen war und sich vorgestellt hatte, am Flughafen zu sein. Wie sie sich innerlich gestreckt hatte, um selbstbewusster zu wirken, und wie sie ihr Nachthemd gedanklich in eine Bluse verwandelt hatte. Jetzt waren all diese Gedanken wieder so lebendig, dass Sophie sich wie selbstverständlich darin bewegte. Sie kramte in ihrem virtuellen Koffer und beförderte das Kreuz zutage und den Spruch, den ihr Frau Priwell überreicht hatte.

Von guten Mächten wunderbar geborgen,
erwarten wir getrost, was kommen mag,
Gott ist mit uns am Abend und am Morgen
und ganz gewiss an jedem neuen Tag.

Sophie konnte ihn in- und auswendig, und er wurde jetzt durch ihre eigenen Erfahrungen wahrhaftig. Nichts auf der Welt war so bedeutungsvoll für sie wie die Erkenntnis über ihr nacktes Leben. Kein Silvesterknaller oder Sektglas hätten es in dieser Nacht getan. Das Gefühl des Geborgenseins in dieser verzweifelten Situation erfüllte ihr Herz so stark, dass sie sich innerlich vor ihrem Leben verneigte. Unwillkürlich sah sie auf ihren Finger an der linken Hand, an dem der neue Ring funkelte. Heribert war in Gedanken bei ihr, das spürte sie.

Von guten Mächten wunderbar geborgen, ...

Auf einmal sah sie das Gesicht Dietrich Bonhoeffers vor sich, der diese Zeilen zum Abschluss eines Gedichts an seine Verlobte verfasst hatte während seiner Gefangenschaft im Konzentrationslager. Damals war er an Silvester in seiner Gefängniszelle mindestens genauso einsam gewesen, wie sie es jetzt war.

Sophie stellte sich vor, wie es ihm ergangen sein mochte, und sie hatte das Gefühl, ihn genau zu verstehen. Sie schaute auf ihn als ein Vorbild, aus dessen Erfahrung sie jetzt, Jahrzehnte später, noch Mut schöpfen konnte. Zu ihren Gedanken gesellte sich wieder diese besondere Form der Gänsehaut. Zitternd vor Ergriffenheit setzte sie sich in ihrem Bett auf, legte ihre Hände auf die Brust, neigte den Oberkörper nach vorne, schloss die Augen und betete leise und inniglich.

Als sie aus ihrer inneren Zwiesprache wieder aufgetaucht war, leuchtete der Himmel von unzähligen farbigen Mustern, und das Knallen der Raketen drang durch die Nacht. Sophie stellte sich vor, dass das neue Jahr ihr eine Tulpenblüte bescheren würde, wie sie sie noch nie erlebt hatte. Sie sah sich mit ihren Kindern im Frühling Ball spielen und mit Heribert eng umschlungen auf einer Parkbank knutschen. Ihre Haare reichten wieder für die kesse Kurzhaarfrisur und ihre Augen glänzten, dicht umrandet von dunklen Wimpern.

Sie träumte von einem rauschenden Sommerfest, auf dem sie ausgelassen tanzen konnte, und sie sah sich und Heribert am Strand spazieren gehen. Alle Krebse nahmen Reißaus vor ihnen und verschwanden im Meer.

Fünf Jahre später

Sophie drückte den Zipfel eines Handtuches mit den Fingern nach innen, setzte sich auf die Ecke des Koffers und versuchte ihn zu schließen. Nun war er doch so voll geworden. Schließlich musste sie alle Eventualitäten bedenken, die eine Reise in die Sahara mit sich bringen konnte. Am nächsten Morgen sollte es in aller Frühe losgehen. Ihr Ziel, die Erfüllung ihres Traumes, war zum Greifen nahe. Bald würden sie und Heribert mit den Kindern in der Wüste sein.

Letzte Woche hatte sie zusammen mit Heribert in der Sprechstunde von Professor Merlenburg gesessen. Ihr jährlicher Nachsorgetermin war fällig gewesen, und ohne den Segen ihres Professors wäre sie nie gefahren, dazu hatte sie viel zu viel Angst. Um keinen Preis der Welt wollte sie ihre neugewonnene Gesundheit aufs Spiel setzen!

Ihre Blutwerte waren gut, und auch sonst war alles in Ordnung. Sophie war beruhigt.

„Frau Krebs, Sie wissen ja, dass man nach fünf Jahren Remission den Krebs fast vergessen kann."

„Sie meinen, ich habe jetzt wieder das gleiche Erkrankungsrisiko wie alle anderen Menschen auf der Welt?"

Der Professor räusperte sich und suchte eine Sekunde lang nach der treffenden Formulierung. „Nun ja, man ist nie gefeit gegen den Krebs. Aber den, den Sie hatten, bekommen Sie mit ziemlicher Sicherheit nicht mehr."

„Meinen Sie wirklich, ich kann ihn abhaken, und die Angst auch?"

„Ja! Lassen Sie Ihre Ängste in der Wüste und genießen Sie das Leben. Ich bin gespannt, was Sie berichten werden."

Herzlich lachend gab er Sophie und Heribert zum Abschied die Hand. Sophie spürte seinen Händedruck jetzt, auf ihrem Koffer sitzend, noch genauso wie vor einer Woche. Er schien ihr wie ein gutes Omen für das, was sie sich vorgenommen hatten: eine Woche Hotelurlaub, all inclusive, zum Erholen, und drei Tage Wüste pur, mit Kamelen und Kindern.

Ohne Vorwarnung wurde Sophie von bleierner Müdigkeit überfallen. Immer wieder hatte sie in den letzten Jahren von jetzt auf gleich solche Energieeinbrüche in ihrer Tagesverfassung hinnehmen müssen. Sie hatte alles versucht, um sie zu vermeiden oder vorherzusehen, doch zu guter Letzt hatte sie sich damit abgefunden. Es war eines der Zeichen ihres Körpers, das sie regelmäßig daran erinnerte, schwer krank gewesen zu sein.

Anfangs hatte sie sich noch darüber geärgert, doch mittlerweile verstand sie es, daraus etwas Positives zu ziehen. Entweder legte sie sich für ein Stündchen hin oder schaltete für einen Moment mental von der Außenwelt ab und konzentrierte sich auf ihr Inneres. Dabei bündelte sie ihre ganze Aufmerksamkeit auf einen Punkt knapp unter der Schädeldecke. Sie stellte sich vor, wie von dort goldenes Licht ihren Körper durchströmte. Sie sah förmlich die Energie und fühlte sich auf wohlige Weise mit Gott verbunden. Dieses Krafttanken konnte sie auch mit offenen Augen in der Straßenbahn oder beim Metzger in der Warteschlange erleben.

Das waren die kostbaren Momente, in denen sie wieder mit Sophie der Zweiten sprach, denn die war ihr auch in all den Jahren treu geblieben. Sophie konnte sich ein Leben ohne sie nicht mehr vorstellen.

‚Du glaubst gar nicht, wie aufgeregt ich bin. Fast möchte ich zu Hause bleiben. Stell dir doch mal vor, was alles passieren könnte? Ich möchte unser schönes Leben nicht im Geringsten in Gefahr bringen.'

‚Nun mach mal halblang. Natürlich kann alles ganz schlimm werden, aber hast du vergessen, dass dir auch zu Hause ein Ziegel auf den Kopf fallen könnte?'

‚Ja sicher.' Sophie blickte nachdenklich im Zimmer herum, dann schloss sie die Augen und atmete tief durch. ‚Weißt du, ergänzte sie zaghaft, ‚ich hab mir vorgenommen, bei dieser Reise alle meine Gedanken der letzten Jahre zu verabschieden, um endlich wieder frei zu werden für neue Ziele. Schließlich sind wir doch das, was wir denken.'

‚Ja, aber warum so radikal? Geht das nicht ganz von selbst? Jeder Tag, der dich weiter vom Beginn deiner Erkrankung weg bringt, verändert automatisch auch deine Einstellung dazu, oder etwa nicht?'

‚Nicht ganz. Der Krebs war all die Jahre in meinem Kopf und Körper präsent. Jetzt hab ich das Gefühl, so eine Art Häutung wie bei einer Schlange steht für mich noch an.'

‚Na dann, nichts wie los. Unter dieser Perspektive kommt der Ortswechsel doch wie gerufen!'

Sophie streckte sich und ging langsam nach unten. Die Kinder mussten ins Bett, um morgen früh einigermaßen ausgeschlafen zu sein.

Heißer Wüstenwind blies ihnen auf dem Rollfeld entgegen. Sophie sah knallblauen Himmel mit vereinzelten Palmen am Horizont. Ihre Freude über die glückliche Landung ließ sie ihre müden Beine vergessen. Vor ihr liefen die Kinder aufgedreht herum.

Sophie war stolz auf alle drei. Friedrich hatte mit seinen zwölf Jahren ziemlich schlaksige lange Arme und Beine, und seine Stimme wurde gelegentlich schon tiefer. Justus war ein fröhlicher, zehnjähriger Lausbub, immer noch ein begeisterter Fußballer, und die kleine Julika hatte sich zum Schulkind gemausert, das gerade mit Wissbegier die erste Klasse beendet hatte.

Auf der Fahrt zum Hotel erinnerte sich Sophie an den ersten Frühling nach ihrer Erkrankung. Justus war eines Tages völlig außer Atem die Treppe herauf gerannt und hatte durchs Haus gerufen: „Mama, es is' ein Wunder geschehen! Stell dir vor, jetzt bist du wieder gesund. Ich hab eben im Garten die ersten drei Tulpen blühen gesehen, und es werden noch ganz viele! Sie sind gelb und rot.".

Tatsächlich hatten sie ein Tulpenmeer im Garten und freuten sich sehr darüber. Zusätzlich überraschte sie Heribert hier und da mit frischen Tulpen vom Wochenmarkt, die er aus der Stadt nach Feierabend mitbrachte. Er hatte seinen Entschluss, mehr Zeit für sie und die Kinder zu haben, in die Tat umgesetzt. Den letzten Schritt auf der Karriereleiter hatte er einem Jüngeren überlassen, dafür hatte er seine Wochenstunden reduziert und einen Familientag eingerichtet. So war er freitags zu Hause.

Sophie hatte sich durchgerungen, ihre freiberufliche Tätigkeit in der Kanzlei auf ein Minimum zu reduzieren, und arbeitete nur noch einen Tag in der Woche. Sie konnte es kaum aushalten, von ihren Lieben getrennt zu sein, und genoss die Zeit mit Heribert und den Kindern mehr als je zuvor.

Ihre früher perfekte Beziehung mit Heribert hatte allerdings einen Knick bekommen. Nach den überstandenen Strapazen war bei ihnen beiden die Luft raus. Sophies Leidensfähigkeit war stark verringert, Heriberts Geduld schneller überreizt, und sie stritten sich oft über Kleinigkeiten. Er sah ihre Gefühlslage sehr mechanistisch und forderte sie dazu auf, doch alles zu vergessen. Sophie dagegen spürte eine immense Veränderung in sich, für die sie keine Worte fand.

Eine Zeit lang lebten sie jeder für sich, gingen sich aus dem Weg und fanden ihre innige Liebe zerrissen. Auf Sophies Drängen hin erklärte sich Heribert schließlich zu einer Paartherapie bereit. Anfangs fand er das Gerede schrecklich, doch im Laufe der Zeit begriff er langsam ihre Lage.

Heute waren sie wieder so verliebt wie am ersten Tag, doch mit einem ordentlichen Polster an Toleranz. Sie waren sich einig, dass ihre Liebe gewachsen war und dennoch gepflegt werden musste, wie die kostbaren Rosen im Lustgärtchen eines Großherzogs.

Der große Tag kam schneller als erwartet. Familie Krebs wurde für ihre Wüstentour von einem Jeep am Hotel abgeholt. Viele Kilometer legten sie über holprige Straßen zurück, bis sie am späten Nachmittag am Rande der Wüste ankamen. In einem Hotel, das an die Beschreibungen aus „Tausendundeine Nacht“ erinnerte, wurden sie einquartiert.

Auf dem Programm für den ersten Abend stand ein Ritt in die Wüste. Ein Einheimischer gab ihnen bunte Tücher zum Schutz vor dem feinen Sand der Wüstenwinde und half ihnen beim Wickeln. Dann trottete die kleine Karawane mit fünf Kamelen los. Heribert, Friedrich, Justus und ihr Führer auf je einem Tier vorneweg und Sophie mit Julika als Schlusslicht.

‚Zweite Sophie, ich könnte schreien vor Glück!', rief Sophie mit ihrer besonderen Gänsehaut auf dem Rücken.

‚Dann tu's doch.'

‚Ich trau mich nicht. Wusstest du, dass Glück in der Brust fast genauso schmerzen kann wie Leid?'

‚Nicht wirklich, aber ich kann's mir ungefähr vorstellen.'

Die Kamele wankten in ihrem schaukelnden Gang gemächlich durch die Dünen, und bald sah Sophie nur noch Sand. Überall Sand in sanft geschwungenen Hügeln und am Horizont ein feuerroter Sonnenball. Eine merkwürdige Stille umgab sie. Sie tauchten in diese unendlichen Weite ein, und Sophie fühlte sich wie in einer großen Kathedrale.

Ein heiliger Moment, dachte sie, und wieder war da der unsagbare Schmerz über ihr Glück, mit heiler Haut davongekommen zu sein.

Nach einer knappen Stunde hielten sie für eine kleine Pause an, und sofort kullerten die Jungs ausgelassen einen Hügel hinunter. Heribert hockte sich mit Julika in den Sand und bestaunte den Sonnenuntergang. Sophie ging ein paar Schritte allein in die Wüste, ein kleines Stückchen abseits hinter eine Sanddüne.

Ergriffen sah auch sie den feuerroten Ball am Horizont und ließ einen Freudenschrei los. Er wurde vom Sand geschluckt, und Sophie schrie noch mehrmals alle Spannung heraus. Mit einem Wonnegefühl kniete sie schließlich nieder und faltete ihre Hände.

„Guter Gott", flüsterte sie, „die Wüste ist so wunderschön. Hier bist du lebendig, genauso wie in meiner Liebe zu Heribert und in unseren Kindern, in den Tulpen und in meiner Gesundheit."

Irgendwann werde ich den Krebs vergessen können, vielleicht schon morgen, dachte Sophie.

ENDE

Dank

Mein Dank richtet sich als Erstes an Holger und Kirsten Caspari, ohne deren Anregung ich nie zu schreiben begonnen hätte.

Ich bedanke mich bei Prof. Dr. Christian Huber, Leiter der Hämatologischen Abteilung der Universitätsklinik in Mainz, und seinem Team für die tiefen Einsichten in die Möglichkeiten der heutigen Krebstherapie.

Dr. Ulrike Holtkamp und Anita Waldmann von der Deutschen Leukämie- & Lymphomhilfe in Bonn danke ich für ihren Einsatz, betroffene Patienten stark und wissend zu machen, um mit dem Krebs und gegen ihn gut leben zu können.

Nach dem Motto „Ohne Moos nix los" danke ich der Merck Pharma GmbH und dem Zentrum für SYS-PT®, Livia Haupter in Darmstadt für die finanzielle Unterstützung.

Für ihr Lektorat, ihre kritische Hartnäckigkeit und Geduld danke ich Dorothee Schmitz aus Bonn.

Beata Stubenrauch danke ich für ihre Ideen zur Covergestaltung und schlussendlich danke ich meinem Ehemann und meiner Familie für die Freiheit, mich dem Schreiben ganz hingeben zu können.

Autorin

Sabine Mehne, geboren 1957 in Nürnberg, lebt in Mühltal bei Darmstadt.

Von Beruf Physiotherapeutin und Familientherapeutin begann sie sich 1996 dem Schreiben zuzuwenden, zunächst in Fachpublikationen und schließlich auch in belletristischer, lyrischer und dramatischer Form.

- 1999: Fingerspitzengefühl, Plädoyer für systemische Medizin am Beispiel der Systemischen Physiotherapie – SYS PT®
- 2002, gemeinsam mit Livia Haupter: Vom Tun und Lassen, Grundlagen der Systemischen Physiotherapie – SYS PT®
- 2000: Weltenwechsel, wenn Eltern alt werden
- 2001: Bis aufs Mark, Theaterstück (Premiere 2001, Hoffart-Theater Darmstadt)
- 2004: Meine Reise durch die Wüste, Erfahrungsbericht